全国看護学校 進学コース
入学試験問題・解答集

メヂカルフレンド社

解答者一覧（解答順）

★専門基礎科目・専門科目

小泉　憲司	愛知医科大学客員教授
秋山久美子	昭和女子大学食健康科学部非常勤講師
宮澤　誠子	東京都立府中療育センター栄養主任技術員
木村　直史	東京都立大学客員教授
矢持　淑子	昭和医科大学医学部臨床病理診断学講座主任教授
辻　　明良	東邦大学名誉教授
大西　潤子	武蔵野中央病院看護部教育顧問
安達　祐子	東京家政大学健康科学部看護学科長・教授
石渡智恵美	帝京科学大学医療科学部看護学科講師
石田　　徹	国際医療福祉大学保健医療学部看護学科准教授
松戸　典文	駒沢女子大学看護学部専任講師
佐野　　望	横浜創英大学看護学部教授
藤塚未奈子	医療法人社団Life Design 城西在宅クリニック・杉並
小池　妙子	前弘前医療福祉大学保健学部看護学科教授
大槻　優子	つくば国際大学医療保健学部看護学科学科長・教授
西田みゆき	順天堂大学保健看護学部教授
榎本　哲郎	国立国際医療研究センター国府台病院精神科医師

★基礎科目

大塚由美子	元東京都立竹早高等学校教諭
佐藤　則夫	元東京都立小松川高等学校校長
荒川　洋子	元神奈川県立横浜清陵高等学校教諭

★編集協力

板橋中央看護専門学校

ま え が き

　２年課程（進学コース）の学校へ進もうと考えているみなさんは，受験に備えて毎日勉強に励んでおられることと思います。でも，時には「受験勉強がはかどらない」「どうやって勉強すればいいのかわからない」といったことで不安を抱くこともあるのではないでしょうか。そんなみなさんのお役に立てるように，私たちはこの問題集を編集しました。

　２年課程の入学試験は，科目だけでなく出題形式，傾向が各学校によって様々です。各科目の全体的な特徴は，それぞれの冒頭に付した「Point」と「Keyword」を読めば理解できますが，実際に出題された問題を解いてみなければ，出題傾向をつかむことはできません。これまで学んできたことを復習し，本書に掲載した多くの問題をこなしていってください。そのうちに，胸に抱いていた不安が自信に変わっていくはずです。
　看護学の各科目の具体的な対策は，准看護師試験対策と大きな違いはありません。各科目のそれぞれについてポイントを押さえ，応用的な問題にも取り組んでいきましょう。
　基礎科目については，例年それほど難解な問題は見当たらないので，とにかく基礎をしっかり固めることが大切となります。
　——以上のようなことに注意して勉強を積み重ねていけば，直前になってあわてることもありません。みなさんが志望どおり合格して２年課程で看護の学びを深めていけるよう，編集部一同，心から祈っています。

　本書は問題とその解答・解説が主体ですが，他に２年課程の特徴や実際を現場の先生に文章とQ&Aでまとめていただきました。

　最後に，入学試験問題をお送りいただきました各学校，およびご解答・ご協力くださいました諸先生方に厚くお礼申しあげます。

2025年４月

メヂカルフレンド社編集部

入学試験問題提供校一覧 （順不同）

小樽看護専門学校

弘前市医師会看護専門学校

篠田看護専門学校

茨城県立中央看護専門学校

水戸市医師会看護専門学院

富岡看護専門学校

前橋市医師会立前橋高等看護学院

太田看護専門学校

桐生市医師会立桐生高等看護学院

朝霞地区看護専門学校

川口市立看護専門学校

飯能看護専門学校

千葉県立野田看護専門学校

板橋中央看護専門学校

東京衛生学園専門学校

上板橋看護専門学校

神奈川県立衛生看護専門学校

川崎看護専門学校

厚木看護専門学校

石川県立総合看護専門学校

甲府看護専門学校

東濃看護専門学校

名古屋市医師会看護専門学校

大垣市医師会看護専門学校

京都府看護専修学校

市立福知山市民病院附属看護学校

藍野大学短期大学部

河﨑会看護専門学校

島根県立松江高等看護学院

広島市立看護専門学校

山陽看護専門学校

山口県鴻城高等学校

八幡医師会看護専門学院

福岡看護専門学校

筑豊看護専門学校

八女筑後看護専門学校

久留米医師会看護専門学校

佐賀市医師会立看護専門学校

伊万里看護学校

医療福祉専門学校緑生館

九州文化学園高等学校

大分市医師会看護専門学校

延岡看護専門学校

たちばな医療専門学校

国際医療看護福祉大学校

山口県立萩看護学校

目　　次

本書の活用のしかた ……………………………………………………… 6
問題を解くときのポイント ……………………………………………… 7
2年課程（進学コース）へSTEP UP！ ……………………………10

入学試験問題・解答　Point & Keyword

専門基礎科目	人体の仕組みと働き ……………………………………………… 16
	栄養 ………………………………………………………………… 32
	薬理 ………………………………………………………………… 37
	疾病の成り立ち …………………………………………………… 44
	保健医療福祉の仕組み …………………………………………… 56
	看護と法律 ………………………………………………………… 62
専門科目	基礎看護／看護概論 ……………………………………………… 68
	基礎看護／基礎看護技術 ………………………………………… 83
	基礎看護／臨床看護概論 …………………………………………104
	成人看護／呼吸器疾患患者の看護 ………………………………115
	成人看護／循環器疾患患者の看護 ………………………………122
	成人看護／消化器疾患患者の看護 ………………………………129
	成人看護／血液・造血器疾患患者の看護 ………………………136
	成人看護／内分泌・代謝疾患患者の看護 ………………………141
	成人看護／腎・泌尿器疾患患者の看護 …………………………146
	成人看護／脳神経疾患患者の看護 ………………………………151
	成人看護／アレルギー疾患・膠原病患者の看護 ………………156
	成人看護／感染症・結核患者の看護 ……………………………160
	成人看護／女性生殖器疾患患者の看護 …………………………164
	成人看護／骨・関節・筋疾患患者の看護 ………………………168
	成人看護／皮膚，眼，耳鼻咽喉，歯・口腔疾患患者の看護 …172
	成人看護／混合問題 ………………………………………………177
	老年看護 ……………………………………………………………183
	母子看護／母性の看護 ……………………………………………191
	母子看護／小児の看護 ……………………………………………199
	精神看護 ……………………………………………………………208
基礎科目	英語 …………………………………………………………………222
	数学 …………………………………………………………………244
	作文 …………………………………………………………………261
	国語 …………………………………………………………………283

本書の活用のしかた

●問題を解くときのポイント

完璧な答案を作成するためのポイントを詳しく解説しました。試験と聞くと身構えてしまう人のために，解答作成のコツをわかりやすくまとめています。

●2年課程（進学コース）へSTEP UP！

自分に合う学校をどうやって選んだらよいのか迷っているという人の強い味方。2年課程の学校の種類と特徴をわかりやすくまとめ，よくある素朴な疑問にはQ＆A形式でお答えします。

●Point・Keyword

各科目の冒頭に掲載した「Point」では，これまでの入学試験問題を徹底分析し，進学コース受験に向けてのアドバイスを示しています。

キーワードをあげ，その内容をわかりやすく簡潔に解説したのが「Keyword」です。ここで取り上げている語句は毎年多くの学校で出題されているので，必ず覚えておくことが大切です。Point→Keyword→既出問題の順に勉強し，ポイントを完全マスターしましょう。

●実際の入試問題から精選された問題

全国の2年課程（進学コース）の入試問題を精選して収載しています。また，問題の文章や形式は原則として原文のまま掲載しているため，じかに問題に触れ，各学校の出題の特徴をそのまま知ることができます。

各科目ごとに，近年実際に出題されたなかから精選した問題を解いてみましょう。難解な問題には解説をつけてありますから，なぜ間違えたのか納得して次に進むことができます。

問題を解くときのポイント

　　入学試験問題の出題形式は，学校によって異なりますが，その形式にはいくつかのパターンがあるので，それぞれの形式の問題を前もって解いておき，慣れておくことが大切です。

　　事前に解いたことのある形式であれば，どんな問題でもあせることなく取り組むことができます。ここにあげた「問題を解くときのポイント」をしっかりおさえ，既出問題で実力アップを図ってください。

●解答を始める前に

　　1問目の問題にすぐ取りかかるのではなく，まずひととおり最後の問題まで目を通してください。全体に目を通すことによって以下のことを確認することができます。

問題数の確認と時間配分
　　単純に「制限時間÷問題数」で1問当たりの時間がわかるだけでなく，難しい問題があった場合はその問題のためにかける時間の調整などが初めからできます。

設問タイプの確認
　　記述式が多いことがわかれば，最初に解いていく順序を変更することもできます（慣れている形式のものから解いていくなど，自分にとって解答しやすいやり方を実践してもいいでしょう）。

解答欄の有無の確認
　　解答欄があれば，問題にだけ〇×をつけてそれを解答欄に書き写すのを忘れないよう注意します。

●設問形式についての注意点

　　近年の出題をみると，設問のタイプは，①〇×式，②選択式，③組合せ式，④穴埋め式，⑤記述式と大きく5つに分類することができます。

〇×式

> 例　以下の文章で正しいものに〇，誤ったものに×を記入しなさい。

・〇か×か明確に記しましょう。あいまいなものは採点の対象外となってしま

7

います。

- ・○だけ記入，もしくは×だけ記入して次の問題に移らないよう注意します。
- ・○×ではなく，「正しいものにA（または1），誤っているものにB（または2）」という形式もあるので注意してください。

選択式

> 例　次の文のうち正しい（誤っている）ものを選びなさい

> 例　次の文章の {　　} のなかから正しいものを選びなさい

- ・正しい（誤っている）文章を選ぶ場合，特に数の指定がない限り答えが1つとは限りません。すべての文章をよく読むことが大切です。
- ・数値を選ぶ場合，数値というのはある程度の幅があるのがふつうであり，今までに勉強していた教科書や参考書の数値が選択肢の中にないことがあります。このような場合は最も近い数値を選ぶとよいでしょう。

組合せ式

> 例　A項に最も関係の深いものをB項から選び，その番号を記入しなさい。

- ・Aの項にBの項が2つ対応したり，対応するものが1つもない問題もあるので，無理に組合せをつくらず内容をよく検討することが大切です。
- ・その反対に「2つ選びなさい」と指定がある場合は，2つ以上当てはまるものがあっても2つ以上は記入しないこと。内容的には正解でも，提示した条件に合っていなければ誤りとなってしまいます。

穴埋め式

（　　）内を語句，数字，記号あるいは文で埋めるものです。

- ・文字は正確に楷書で書くこと。略字やくずし字はいけません。
- ・用語等（解剖学用語，専門用語，疾患名など）が漢字で書けないときは，誤字を書くより平仮名で書くほうがよいのです。しかし，専門職を目指すみなさんは，少なくとも基本的な用語は正しく書けるようにしてほしいものです。
- ・（　　）内に続く文をよく見て，記入すべき語句と重複のない文章として完成させること。

例：「（　　）の三要素は〜」という問題の場合，「（看護<u>の</u>）の三要素は〜」とは記さないこと。

記述式

・記述式の出題もあります。字数や解答欄のスペースに制限があるのがふつうですから，簡潔に記述することが大切です。

・記述式の設問の場合，解答として求められている内容には，必ずいくつかのポイントがあるはずです。たとえば「低出生体重児について記しなさい」という設問の場合，①低出生体重児の定義，②低出生体重児となる原因，③成熟児との比較，④低出生体重児の看護上の留意点（保育上の注意点）などが解答のポイントになるわけで，それらのポイントを答案の裏側にでも書き出して文章をつくり，それを整理して解答欄に記入することが大切です。箇条書きにするのも一つの方法です。

・知っているからといって設問の意図からはずれたことは書かないこと。あくまでも簡潔に記述することが大切です。

*　　*　　*　　*　　*

以上が出題されやすい試験問題の形式の概要です。

ただしこれらはあくまで一例であり，すべての試験問題にあてはまるわけではありません。

さらに学校によっては，英語や数学，国語，作文といった基礎科目を試験に取り入れているところもあります。特に作文は，看護の分野にとどまらない，広い範囲の課題（テーマ）をもとに，規定の文字数で文章を作る必要があるので，苦手意識をもつ人も多いかと思われます。本問題集の「作文」科目では，実際に出題された課題（テーマ）を複数掲載しています。これらを参考に作文の訓練をしておきましょう。

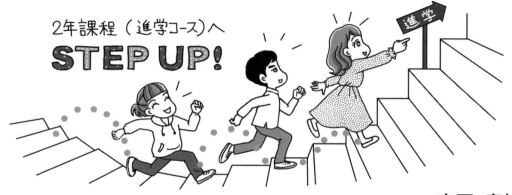

富岡看護専門学校副校長 　吉田　幸枝

　2年課程へ進学を希望する人の多くは看護師資格を取得することが大きな目的になっています。その動機の多くは准看護学生としてまたは准看護師として，臨床においての自分の知識不足や技術の未熟さを自覚して，学習の必要性を実感していることにあります。臨床を知っているからこそ，患者の個に応じた安全で安楽な看護を提供するために自らの資質を高め，意欲的に学ぶ人が多いのです。そんな皆さんが自分の生活や経済状態に応じて，学ぶチャンスをつかみ，看護師へとstep upするために応援ができたらうれしい限りです。

✺ 2年課程にもいろいろある ✺

●種類と特徴

1）看護師養成所：全日制と定時制があり，養成期間も2年と3年があります。そのほか通信制もあります。
2）短期大学：2025年現在，2校となっています（うち1校は通信制）。
3）高等学校専攻科：2002年から高等学校の5年一貫看護師養成が開始されたため，進学できる学校は2025年現在6校となっています。

●進学できる養成所の種類

1）全日制：2年間
2）定時制：3年間（昼間）
3）定時制：3年間（夜間）
4）通信制：2年間（准看護師として7年以上の実務経験が必要。ただし令和8年4月1日から5年以上に変わります）

～マメ知識～　看護師養成所には専修学校と各種学校の2つがあります。専修学校は学校教育法に修業年限や収容人数の条件が定められていて，各種学校はその条件に満たないものをいいます。専修学校の卒業生には専門士の称号が授与されます。この称号は教育課程として，短大，高等専門学校と同等であることを意味します。

●授業時間と実習時期

養成所の種類によって授業時間や実習時間が異なりますが，どの養成所であっても看護師国家試験受験資格を得るために必要な修得単位は68単位になります。特に働きながら資格を取りたい人は受験先の授業や実習時間を確認して，仕事と学業の両立が可能かどうか確認しましょう。また，働きながらの通学や勉強時間の確保に不安のある人は通信制も考えてみましょう。何よりも自分の生活にあった学習スタイルを選択することをお勧めします。

1）全日制の場合，授業は9時～17時頃までです。1年次は講義が中心で2年次に実習が集中しているところが多いです。
2）定時制（昼間の場合）は1，2年次の昼間の時間帯（午前または午後）に4時間程度の講義が入り，実習は3年次に集中しているところが多いです。実習時間は8時30分～17時前後になります。
3）定時制（夜間の場合）に多くみられるのは1，2年次の夜間（17時前後～21時前後）に4時間程度の講義，そして実習は定時制（昼間）と同じように3年次に集中しています。実習時間は8時30分～17時前後になります。
4）通信制も通信学習の他に病院等の見学実習や面接授業があります。特に通信制は放送大学で単位を修得（最大34単位）することで養成所の卒業単位として認定を受けることができます。但し，放送大学での授業科目は養成所によって認定される科目が異なります。そのため，放送大学入学前に入学予定の養成所に科目を確認す

ることが必要です。また，放送大学は養成所入学前であっても（実務経験が足りなくても）あらかじめ単位を修得しておくことができます。

●学校の特色

2年課程の学習内容・時間は保健師助産師看護師学校養成所指定規則に定められている内容を基本としています。そのため，全日制と定時制は修業年限の違いはあっても取得しなくてはならない単位数（65単位以上）は基本的には同じです。しかし，教育理念や教育目的によってそれぞれの学校には特色があり，教育方法も異なっています。通信制の場合も取得しなくてはならない単位数は全日制や定時制と同じですが，演習が多く病院等における実際の実習時間が少なくなっています。学校の特色を知るためには学校案内を取り寄せたり，ホームページの検索，学校見学などは必須です。また，その学校の設置主体や実習病院，看護師国家試験の合格率を知ることも参考になります。

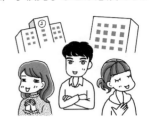

✲受験前から進学後のことも考えておこう✲

今日，2年課程受験生は進学後（在学中）の仕事も考えながら受験校を決める傾向がみられます（特に定時制）。そんな受験生のために，進学後の学業と仕事の両立を考えるうえで参考となる事例を紹介します。

●先輩に学ぶ進学後の様々な働き方

・推薦入試で合格した小学生の子どもがいるAさん。進学後は准看護師として病院で働くことを希望。しかし，毎日日勤をしながら夜間定時制の看護学校へ通うのは厳しい。そこで学校近くの病院で短時間のパートとして働くことを決めました。

・県外から受験し一般入試で合格したBさん。准看護師としての臨床経験から急性期病院で働きながら学ぶことを希望。幸い学校近くの職員寮をもつ急性期病院に臨時職員として採用が内定し，入寮もできることになりました。

・市外に住むCさんは一般入試で夜間定時制に合格した既婚男性。進学後は正規職員として病院で働きながら学ぶことを希望したものの，1，2年時は日勤業務ができても，3年時は実習のため日勤業務はできない状況でした。しかし，3年時は実習終了後に職場へ戻り21時まで勤務し，週末にも働くという条件で，学校近くの病院に正規職員として採用が内定しました。

✲看護師資格で広がる選択肢✲

●保健師養成所，助産師養成所または短期大学への入学資格を獲得

保健師養成所または短期大学（保健師専攻科），助産師養成所または短期大学（助産師専攻科）への入学資格が得られます。1年間学び各国家試験に合格するとそれぞれ保健師，助産師になれます。

●認定看護師を目指す

実務経験5年以上（そのうち特定の看護分野の経験が3年以上）で日本看護協会が認定する"認定看護師"になるための教育課程へ進めます。認定看護師教育課程で約6か月間学び，審査に合格すると認定看護師になれます。今日，救急看護や緩和ケア，がん化学療法看護など21（現行）の認定分野があります。自分の得意分野で専門のスキルを極めていくことができます。

●特定看護師を目指す

おおむね3〜5年以上の実務経験で特定看護師を目指すことができます。高度な知識や技術を特定機関で研修をすることにより，修了認定を受けた特定行為については医師の指示書を基に看護師の判断で行うことができます。現在，特定行為は21区分38行為あります。自分の得意分野で力を発揮したい方は是非挑戦してみてください。

●大学に編入

専修学校の位置づけの看護学校を卒業した人は看護学校で取得した単位を使って大学に編入できます。看護大学はもちろんのこと，ほかの様々な大学に編入が可能です。心理学や社会福祉などを学んで看護の仕事に生かすこともできます。将来大学への編入を考えている人は進学希望校が専修学校であるかどうか確認しておくとよいでしょう。

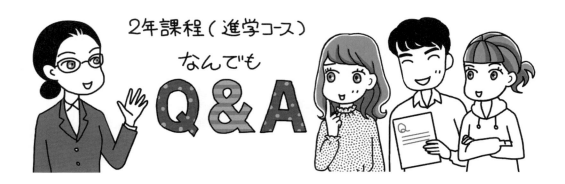

2年課程（進学コース）なんでもQ&A

Q. 2年課程（進学コース）に進むのに必要な条件って何？

A. まずは以下の受験資格があるかどうかを確認しましょう。①准看護師の免許を取得し，実務経験が3年以上あること，②高等学校を卒業し，准看護師の免許を取得していること（この場合，実務経験は必要としない）。さらに，③通信制の場合は准看護師として7年以上の実務経験が必要になります（令和8年4月1日から5年以上になる）。

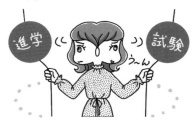

Q. 働きながら，看護師の資格を取りたいのですが，それは可能ですか？

A. 定時制の2年課程なら可能です。2年課程の修業年限は2年間ですが，定時制の場合には3年間になります。定時制には昼間と夜間があります。1，2年次は1日4時間程度の授業が中心ですが，3年次は8時30分〜17時頃の実習になるため，仕事時間の調整が必要になります。

特に3年次はパート程度の仕事で生活が成り立つように1，2年次に生活費の準備をしておくと安心です。また，働きながらの勉学は学習時間の確保が厳しい状況にあります。しかし，学習の場は学校だけではありません。病院や施設において仕事として覚えることも大切な学習の一環として考えていきましょう。職場においてそのつど，自分の行為を教科書や参考書で確認しながらその意味を理解し，思考しながら看護を実践することで，学習時間不足を補うことができます。このように働きながらであっても自律した学習を実践できれば，「わかる」喜びを実感できます。

Q. 通信制への進学を考えていますが，**進学方法**を教えて下さい。

A. 地域によっては通学したくても2年課程の学校が遠方にしかないため，進学が難しい人もいます。自分の生活スタイルを変えずに働きながら看護師を目指したい方には通信制がお勧めです。

通信制に進学するには准看護師資格取得後7年間の実務経験が必要です（令和8年4月1日から5年になります）。この実務経験の期間に放送大学に入学して，看護師資格に関する科目を履修することで単位をあらかじめ修得しておくと良いでしょう。この単位は看護師養成所の卒業単位として認定され，養成所卒業時単位の約半分くらいに該

当します。その後，実務経験年数に達した段階で養成所に入学をします。ただし，放送大学の履修科目で単位を認定してもらえる科目は養成所によって異なるため，入学を予定している養成所に事前確認をしましょう。通信制で看護師資格を目指すのには時間がかかりますが，働きながら計画的に無理なく学習をすることができます。

Q. 学校の種類にはいろいろあるようですが，それによって看護師の試験は違うのですか？

A. どの学校に通っても看護師国家試験は同じものを受験します。最近は，2月第3日曜日に行われることが多く，年に1度のチャンスとなります。

Q. 推薦入試について教えて下さい。

A. 近年は推薦入試を行っている学校が増えています。特に現役生は挑戦してみる価値があります。最近では既卒生であっても応募できる学校があります。それぞれの学校の推薦の条件について，問い合わせてみるといいでしょう。ただし，成績がクラス内で上位でないと厳しいかもしれません。書類審査のほか，論文や面接試験を併用しているところが多くあります。早目に合格を決めて，准看護師試験の勉強に専念したいものですね。

Q. 2年課程の受験科目にはどのようなものがありますか？

A. 受験科目は，学校によって様々ですが，専門科目と基礎科目（教養）があります。専門科目ではほとんどの学校で看護学が出題されています。基礎科目は国語，英語，数学です。難易度は中学校卒業程度から高校1〜2年のレベルくらいと考えてよいでしょう。また，ほとんどの学校で面接試験を実施しています。同じ学校でも推薦入試と一般入試で試験科目が異なる場合があります。

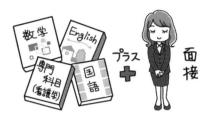

Q. 2年課程の学費はどれくらいですか？

A. 学費としては入学金や授業料，実習費，テキスト代，施設設備費などがあります。授業料が安くても施設設備費が高い場合もあります。養成所により学費は様々なため，希望校のホームページで卒業までにかかる費用を確認しておきましょう。また，学費は公立と私立，全日制と定時制，通信制で異なります。公立の全日制が最も安く，2年間で60万円〜100万円程度，私立の全日制は160万円〜200万円程度です。私立の定時制は3年間で160万円〜300万円程度ですが500万円を超えるところもあります。通信制は2年間で140万円程度ですが，放送大学に入学をして単位修得が必要なため，養成所の学費とは別に25万円〜30万円程度が必要になります。それでも2年課程は大学や3年課程に比べて卒業までの学費は少なくなっています（2025年4月調べ）。

Q. 2年課程にはどのような人が在学していますか？

A. 20～30歳代の人が多く学んでいます。40歳代の方もいます。女性が多く，男性は全体の2～3割程度という学校が多いようですが，その数は年々増えてきています。また，准看護師養成所を卒業すると同時に2年課程に入学する人が多く，准看護師の経験を積んでから入学してくる人は少なくなっています。仕事と子育てをしながら学んでいる人もいます。2年課程の学生はがんばり屋さんが多いです。

Q. 2年課程で受けられる奨学金にはどのようなものがありますか？

A. 雇用保険に加入して2年以上の方は教育訓練給付制度が利用できます。学校に支払う授業料等の50％，条件を満たせばさらに追加で20％が給付されます。そのためには，受験校がその対象校でなくてはなりません。受験前に確認をしましょう。詳細は最寄りの公共職業安定所（ハローワーク）に問い合わせましょう。ただし，准看護学校でこの制度を利用している方は受けられません。2020年から高等教育無償化の制度がスタートしました。住民税非課税世帯，およびそれに準じる世帯からの進学を支援する制度です。給付型奨学金と授業料等の減免があります。専修学校である2年課程であれば対象校になります。在学している准看学校または受験校に問い合わせましょう。そのほか，学生支援機構や各都道府県からの修学金，病院からの修学金等があります。

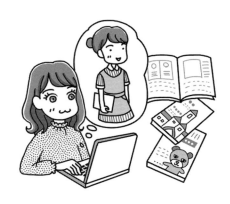

Q. 2年課程へ進学したいのですが，必要な情報はどこを探せばいいでしょうか？

A. 日本看護協会のホームページに「准看護師のための進学特設サイト」があります。進学に必要な情報や奨学金制度などの情報があります。2年課程へ進学を考えている人はぜひ検索してみてください。

入 学 試 験
専門基礎科目

● Point & Keyword ●

● 問題・解答 ●

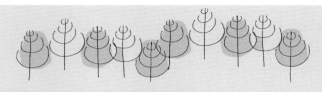

人体の仕組みと働き

Point

骨格系：頭蓋骨，脊柱，胸郭，上肢骨，骨盤および下肢骨を構成する骨。**筋系**：呼吸筋，上腕と大腿の屈曲と伸展，全か無かの法則，筋収縮のエネルギー。**体液**：血液の細胞成分と液体成分の働き，血液凝固の仕組み，血液型。**循環器系**：心臓の構造，肺循環と体循環，門脈系，胎児循環，刺激伝導系，心電図。**呼吸器系**：気管支と肺の構造，外呼吸と内呼吸，肺活量，異常な呼吸の型。**消化器系**：消化管の名称，食道・胃の構造，肝臓の形態と働き。膵臓，胆嚢の働き。消化酵素とその働き。基礎代謝。**体温**：不感蒸泄，体温の産生と調節，発汗。**泌尿生殖器系**：腎臓の構造と働き，尿路。**神経系**：大脳皮質野，髄膜，脳神経および脊髄神経とその働き，自律神経による主要器官の反応。**内分泌系**：内分泌腺と分泌されるホルモンの名称と働き。**感覚器系**：皮膚感覚，聴覚と平衡感覚，味覚，眼球の構造。以上を重点的に勉強しておくとよい。

Keyword

▶ 骨格系

頭蓋骨は15種類23個の骨からなる。**脊柱**には32〜34個の椎骨（頸椎7個，胸椎12個，腰椎5個，仙椎5個［癒合して仙骨］，尾椎3〜5個［癒合して尾骨］）がある。**胸郭**は肋骨12対，胸椎12，胸骨1で構成される。上肢骨は上肢帯骨（肩甲骨，鎖骨）と自由上肢骨（**上腕骨**，母指側の**橈骨**，小指側の**尺骨**，手の骨），下肢骨は下肢帯の**寛骨**（腸骨，恥骨，坐骨が癒合），自由下肢骨は**大腿骨**，**膝蓋骨**，母指側の**脛骨**，小指側の**腓骨**，足の骨からなる。骨盤は左右の**寛骨**と**仙骨**，**尾骨**からなり，性差が著しい。女性骨盤は浅く恥骨下角は大きく，骨盤上口は楕円形である。

▶ 筋系

呼吸筋は**外肋間筋**（吸気筋）と**内肋間筋**（呼気筋）で，これらの筋が主に働くものを胸式呼吸という。**横隔膜**は胸腔と腹腔の境をなす筋で，収縮すると吸気に働く。この筋が働くものを腹式呼吸という。大腿四頭筋は膝関節を伸展させ，大腿二頭筋（ハムストリングス）は膝関節を屈曲させる。上腕二頭筋は肘関節を屈曲させ，上腕三頭筋は肘関節を伸展させる。1本の筋線維，1本の神経線維では，興奮を起こさせる最小の刺激（閾値）以上に強くしても興奮の大きさは一定である。これを**全か無かの法則**という。筋収縮のエネルギー源は**アデノシン3リン酸**（**ATP**）である。

▶ 血液

赤血球（酸素の運搬）は核がなく，主成分は**ヘモグロビン**。**白血球**には**生体防御作用**，血小板には**血液凝固作用**がある。血液凝固は，血漿中のフィブリノゲンがトロンビンの作用でフィブリン（線維素）になり血球を凝集させる。

O型の血液には血球の凝集原がなく血清の凝集素α，βがある。AB型には凝集原A，Bがあるが凝集素はない。腎臓から分泌されるエリスロポエチンは赤血球の産生を促進する。

▶ 循環器系

心臓は左右の**心房**と**心室**からなり，右心房と右心室の間には右房室弁（三尖弁），左心房と左心室の間には左房室弁（**僧帽弁**）がある。右心室の出口に

は**肺動脈弁**，左心室の出口には**大動脈弁**がある。大動脈弓は心臓に近い方から腕頭動脈，左総頸動脈，左鎖骨下動脈の順に３本の太い枝を出す。腹大動脈は腹部臓器に行く無対の３本の枝の腹腔動脈（胃，肝臓，膵臓，脾臓），上腸間膜動脈（小腸），下腸間膜動脈（大腸）を出す。そのほかに有対の腎動脈，精巣動脈（卵巣動脈）がある。門脈は消化管および**脾臓**からの血液を集めて肝臓に運ぶ**静脈**である。

胎児循環の特徴は**動脈管（ボタロー管），卵円孔，静脈管，臍動脈**（２本），**臍静脈**（１本）などである。

刺激伝導系の興奮は，洞房結節（ペースメーカー）に起こり，心房筋を経て房室結節（田原の結節）→ヒス束→左・右脚→プルキンエ線維から心室筋に伝達される。心筋の活動電位を記録したものを**心電図（ECG）**と言い，P（心房の興奮），QRS（心室の興奮），STなどの波がある。

▶ 呼吸器系

気管の長さは約10.5cmで，第４胸椎の高さで左右の気管支に分かれる。右気管支は左に比べ**短く，太く，傾斜が急**である。**右肺は３葉，左肺は２葉**。肺で行われる空気と血液との間のガス交換は**外呼吸**，血液と組織（細胞）との間のガス交換は**内呼吸**。最大呼吸運動で呼出しうる呼出量を**肺活量**といい，男子３〜４L，女子２〜３L。異常な呼吸の型に**チェーン-ストークス呼吸，ビオー呼吸，クスマウル呼吸**などがある。

▶ 消化器系

大唾液腺は**耳下腺，顎下腺，舌下腺**。食道は約25cmで生理的狭窄部位は起始部，気管分岐部，横隔膜貫通部の３か所である。食道に続く胃の入口は**噴門**，出口は**幽門**で十二指腸に続く。胃液に含まれる**塩酸**には殺菌作用がある。小腸は**十二指腸，空腸，回腸**に，大腸は**盲腸**（虫垂がつく），**結腸**（上行結腸，横行結腸，下行結腸，S状結腸），**直腸**に分けられる。

肝臓の働きは糖代謝，脂質代謝，血漿たんぱく質（アルブミン，グロブリン，フィブリノゲン）の合成。その他に胆汁や尿素の生成，解毒作用，ホルモンの破壊，不活性化，血液の貯蔵など。唾液は唾液**アミラーゼ**（プチアリン，炭水化物分解酵素），胃液は**ペプシン**（たんぱく質分解酵素），膵液は膵**アミラーゼ**（糖質分解酵素），**トリプシン**（たんぱく質分解酵素），膵**リパーゼ**（脂肪分解酵素），腸液はエレプシン，マルターゼ（ブドウ糖にまで分解），スクラーゼ，ラクターゼなどの消化酵素を含む。

膵臓は外分泌腺として膵液を分泌するとともに，内分泌腺としての働きがある。膵尾部に多く見られ

るランゲルハンス島の α ［A］細胞から**グルカゴン**（血糖値を上げる），β ［B］細胞から**インスリン**（血糖値を下げる），δ ［D］細胞から**ソマトスタチン**（インスリン，グルカゴンの分泌を抑制する）を分泌する。胆嚢は肝臓で作られた胆汁を一時蓄え濃縮する。

３大栄養素のうち，**糖質は単糖類，たんぱく質はアミノ酸，脂肪は脂肪酸と２-モノグリセリド**に分解されて腸管から吸収される。**基礎代謝**とは生命維持に最小限必要なエネルギー量で，成人の男子約1400kcal，女子約1200kcalである。

▶ 体温

体熱産生量の大きい器官は骨格筋と肝臓。体熱の放散は，放射，伝導，対流と水分の蒸発は全身に分布する**エクリン腺**の発汗によって体温調整が行われる。**不感蒸泄**とは，皮膚や呼吸器から絶えず行われている水分の蒸発（１日約900mL）。

▶ 泌尿器系

泌尿器は**腎臓**と尿路からなる。腎臓は表層の**皮質**，内部の**髄質**からなる。皮質に**腎小体**があり，これは**糸球体**と**ボウマン嚢**からなる。腎単位（**ネフロン**）は腎小体とこれにつながる尿細管からなり，尿生成の基本単位である。糸球体からボウマン嚢腔に濾過された液を**原尿**（１日に約150L）という。尿細管では必要な物質（ブドウ糖，アミノ酸，Na，Clなど）および水分（99%）が再吸収される。

▶ 内分泌系

甲状腺は**サイロキシン，カルシトニン**（血中カルシウム濃度を下げる），上皮小体（副甲状腺）は**パラソルモン**（血中カルシウム濃度を上げる），下垂体前葉は**GH，TSH，ACTH，FSH，LH**，後葉は**ADH，OT**，副腎皮質は**ステロイドホルモン**（糖質コルチコイド，鉱質コルチコイド），髄質は**アドレナリン**と**ノルアドレナリン**を分泌する。

▶ 神経系

神経系は**中枢神経**（脳と脊髄）および**末梢神経**（脳神経，脊髄神経）からなる。脊髄は長さ40〜50cmで，白質が表面近くを，灰白質が内部を占める。大脳皮質は**運動野，感覚野，連合野**に分けられ，連合野には**運動性言語中枢（ブローカの中枢），感覚性言語中枢（ウェルニッケの中枢）**がある。髄膜は外側から**硬膜，クモ膜，軟膜**の３層でクモ膜と軟膜の間をクモ膜下腔（脳脊髄液を入れる）という。末梢神経は，脳神経12対，脊髄神経31対。**延髄**には**呼吸・循環の中枢**が，間脳の**視床下部**には**体温中枢**がある。

問題

解答

1. 骨について，誤っているものを1つ選び，記号で答えなさい。

　a．体内のカルシウムの約99％は骨にある。

　b．第2頸椎は，環状の形をしているので環椎とよばれる。

　c．女性の骨盤は浅く，骨盤上口・下口の諸径が男性より大きい。

　d．下腿には2本の長骨があるが，内側の太いほうを脛骨，外側の細いほうを腓骨という。

b

b：第2頸椎→第1頸椎。第2頸椎は軸椎。

---

2. 呼吸器について，誤っているものを1つ選び，記号で答えなさい。

　a．右気管支は左気管支よりも短く，太く，傾斜角度が急である。

　b．右肺は2葉，左肺は3葉からなる。

　c．大肺胞上皮細胞は界面活性物質（サーファクタント）を分泌している。

　d．横隔膜は，吸気時に収縮する。

b

b：右肺は2葉→右肺は3葉，左肺は3葉→左肺は2葉

---

3. 消化器の構造と機能について，間違っているものを選びなさい。

　1．胃は噴門より上部の胃底部，中央の胃体部，下部の前庭部に分けられる。

　2．小腸は胃に続く6～7mの管で，十二指腸，空腸，回腸に区分される。

　3．肝臓は横隔膜直下上腹部にあり，右葉と左葉に分かれる。

　4．膵臓は胃の後部に存在し，膵頭部と膵尾部と膵体部に分けられる。

3

3：尾状葉，方形葉を含め4葉。

---

4. 人体各部の体位を示す用語について誤っているものを1つ選び，番号で答えなさい。

　①　水平面：地面に平行，垂直面と直角に交わる面で，体を上・下に分ける。

　②　近位と遠位：四肢では体の正中に近いほうと遠いほう。消化管などでは始まりの部位に近いほうと遠いほう。

　③　矢状面：正中面に直角に交わり，体を前後に分ける垂直面。

　④　浅と深：体の表面に近いほうと遠いほう。

③

正中面はからだを左右に等しく分ける面をいう。正中面に並行な無数にある面を矢状面という。体を前後に分ける垂直面を前頭面という。水平面，正中面，前頭面はそれぞれ直角に交差する。

18

人体の仕組みと働き ■

5. 次の文のうち，正しいものに○印を，誤っているものに×
　印をしなさい。

1．骨の構造は，骨膜，骨質，骨髄からなっている。
2．筋は，筋頭，筋腹，筋尾に区別され，筋頭が骨につく部分を起始という。
3．大腿を持ち上げ，股関節を屈曲させる働きをするのが腸腰筋である。
4．上腕筋と上腕三頭筋は，肘関節を屈曲する目的に働く協力筋である。
5．足関節の背屈は，前脛骨筋が行う。
6．肋骨は，左右12対からなり，肋骨はすべて胸骨に連結する。
7．支持組織は，結合組織，軟骨組織，骨組織があり，血液・リンパも支持組織に含まれる。
8．骨格筋は，作用する運動方向によって，協力筋と拮抗筋に区別される。
9．細胞が集まって器官をつくり，器官が集まって組織をつくる。
10．人体の様々な器官は，上皮組織，支持組織，筋組織，神経組織の4種類が組み合わさりできている。

○＝1，2，3，5，7，8，10
×＝4，6，9

4：上腕三頭筋→上腕二頭筋
6：すべて胸骨に連結する→第11，12肋骨は胸骨に連結しない（浮遊肋骨という）。
9：細胞⇒組織⇒器官⇒器官系（系統）の順である。

6. 次の文の（　　）内から正しい語句を選び，記号を記入しなさい。

1．椎骨の一つである腰椎は，（　ア．5　・　イ．6　）個である。
2．上腕二頭筋は，肘関節を（　ア．屈曲　・　イ．伸展　）させる。
3．強い光線が差し込むと，（　ア．交感　・　イ．副交感　）神経系の作用で反射的に瞳孔が縮小する。
4．受容器からの情報を中枢神経系に伝える部分を（　ア．感覚性　・　イ．運動性　）伝導路という。
5．左前頭葉には（　ア．運動性　・　イ．感覚性　）言語野がある。
6．主として胸腹部の内臓を支配する神経は（　ア．三叉　・　イ．迷走　）神経である。

1＝ア　2＝ア　3＝イ
4＝ア　5＝ア　6＝イ

2：伸展させるのは上腕三頭筋。
4：感覚性は求心性，運動性は遠心性ともいう。
5：感覚性言語（ウェルニッケ）野は側頭葉。
6：迷走神経（X）は副交感神経である。

19

7. 下の文章を読み，（　　）内から正しい語句を選び，その記号を書きなさい。

1．感覚性言語中枢は（a．ブローカ　　b．ウェルニッケ）の中枢である。

2．血液のpHは7.4±0.05で一定であり，この酸塩基平衡においてpHが低くなる状態を（a．アシドーシス　　b．アルカローシス）という。

3．気管支は気管より分かれて外下方に走る。（a．右　　b．左）気管支は短く，太く，垂直に近い経路をとる。

4．血液の細胞成分で，生体の防御作用を担っているのは（a．赤血球　　b．白血球）である。

5．心臓の自動性の興奮は，（a．洞結節　　b．房室結節）でおこる。ここをペースメーカーという。

6．膵臓のランゲルハンス島のB（β）細胞から分泌されるホルモンは，（a．インスリン　　b．グルカゴン）である。

7．皮膚や呼吸器から自発的な感じなしに絶えず行われている水分の蒸発を不感蒸泄といい，その量は，1日約（a．0.5　　b．0.9）Lといわれる。

8．成人の1日の尿量は約1000〜1500mLである。100mL/日以下を（a．乏尿　　b．無尿）という。

9．（a．レム　　b．ノンレム）睡眠では，睡眠深度は深いのに脳波は低振幅速波の覚醒に近い像を示し，急速な眼球運動が出現する。

10．球（臼状）関節は最も可動性の高い多軸性の関節であり，（a．股関節　　b．膝関節）がこれにあたる。

1＝b
2＝a
3＝a
4＝b
5＝a
6＝a
7＝b
8＝b
9＝a
10＝a

1：ブローカ野は運動性発話中枢。
8：乏尿は400mL以下。

8. 次のうち，味覚に関与する脳神経はどれか。

⑴　舌下神経
⑵　副神経
⑶　顔面神経
⑷　三叉神経

⑶

⑴：舌下神経は第XII神経で舌筋を支配する運動神経である。
⑵：副神経は第XI神経で頸部にある胸鎖乳突筋と僧帽筋を支配する運動神経である。
⑶：顔面神経は表情筋，舌前半の味覚と唾液腺（顎下腺，舌下腺）を支配する。顔面神経は味覚に関与する鼓索神経を出す。
⑷：三叉神経は脳神経中最大で，第V脳神経である。眼神経，上顎神経，下顎神経の3枝に分かれる。

人体の仕組みと働き ■

9. 次の文章を読み，正しいものに○，誤っているものに×を
つけなさい。

1．腎小体とそれに続く尿細管とを合わせてネフロンという。
2．エストロゲンは妊娠の成立や維持に重要な役割を果たすホルモ
ンである。
3．髄膜は，外側から硬膜，クモ膜の2層からなる。
4．嗅覚は嗅上皮の中にある嗅細胞で受容される。

○＝1，4
×＝2，3

2：エストロゲン→プロゲステロ
ン
3：硬膜，クモ膜，軟膜の3層。

10. 刺激と興奮について，最も適当でないものはどれか。

① 興奮をおこしうる最大の刺激の強さを閾値という。
② 興奮性細胞に過剰に大きい刺激を与えたとしても，反応の大き
さはかわらない。
③ 閾値以下の刺激には全く反応しない。
④ 細胞が興奮すると，この間は刺激を強くしても興奮が起こらない。

①

①：最大→最小

11. 下の文章を読み，正しいものに○印，誤っているものに×
印をつけなさい。

1．肺循環は，右心室→肺静脈→肺→肺動脈→左心房に返るまでの
経路をいう。
2．脳脊髄液は1日約500mL分泌され，中枢神経系を保護し，その
環境の調整をしている。
3．頭頂骨は，頭頂部の左右にある四角の扁平な骨で左右は上方で
矢状縫合により結合している。
4．全血液量は体重の約1/12～1/13といわれ，このうち約90％
は体内を循環しており，残りの10％は肝臓や脾臓内にある。
5．赤血球の寿命は90日で，古くなったものは脾臓や肝臓で壊される。
6．胸管は下半身と左上半身のリンパを集める本幹で，全長35～
40cmの管である。
7．ヒトは44本の常染色体と2本の性染色体をもち，Y染色体は男性
決定因子である。
8．胆嚢は胆汁を産生する。
9．糸球体で濾過される原尿の水の99％以上が再吸収される。近位
尿細管で約3分の2，集合管で残りの大部分が再吸収される。
10．門脈は胃から下の消化管及び脾臓からの血液を集めて肝臓に運
ぶ動脈である。

○＝2，3，4，6，7，9
×＝1，5，8，10

1：右心室⇒肺動脈⇒肺⇒肺静脈
⇒左心房
5：90日→120日
7：女性は44本＋XX，男性は44
本＋XY
8：産生する→蓄える
10：動脈→静脈

21

12.	右図の筋肉の特徴はどれか。	3

1．強縮する。
2．随意筋である。
3．自動能がある。
4．運動神経支配である。

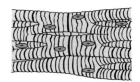

そのほかの特徴
・心筋は横紋をもつ。
・核は中央に1つ。
・心筋細胞は枝分かれをしている。
など

13.	下記の図の番号5・6・7・9・11・15・16・18・19・21の臓器の名称を答えなさい。

図　消化器の全景

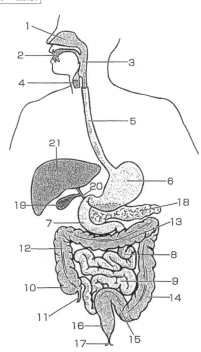

5＝食道
6＝胃
7＝十二指腸
9＝回腸
11＝虫垂
15＝S状結腸
16＝直腸
18＝膵臓
19＝胆嚢
21＝肝臓

14. 次の文の（　）の中に適切な語句を語群より選び記号を記入しなさい。

呼吸中枢は（　①　）にあり，吸息時は肋骨が（　②　）し，横隔膜が（　③　）して下降する。呼息時には，肋骨の位置が（　④　）し，横隔膜が弛緩して（　⑤　）する。

【語群】

ア．低下　　イ．収縮　　ウ．延髄　　エ．挙上　　オ．上昇

①＝ウ
②＝エ
③＝イ
④＝ア
⑤＝オ

---

15. 皮膚の痛覚受容器はどれか。

1．パチニ小体　　　2．クラウゼ小体
3．ルフィニ小体　　4．自由神経終末

4

1：(触) 圧覚
2：触圧覚
3：圧覚
4：痛覚，温覚

---

16. 以下の文章の（　）内に入る適切な語句を［　］の中から選びなさい。

1）Na⁺は（　①　）の間質液中に多く，（　②　）には少ない。
2）胃や腸の粘膜上皮は杯細胞のある（　③　）上皮である。
3）汗腺のうち全身に分布し，汗を分泌するのは（　④　）腺である。
4）赤血球の破壊は主として（　⑤　）で実施される。
5）右心室から出て左心房に戻る血液循環は（　⑥　）と呼ばれ，ガス交換を行う機能を果たしている。
6）胃底腺の主細胞から大量の（　⑦　）が分泌される。
7）膵島のA細胞から分泌されるのは（　⑧　）である。
8）歯の主体は硬組織の（　⑨　）質であり，歯冠ではこれに（　⑩　）質の層がかぶさっている。

【語群】

細胞外	心室	単層円柱	エナメル
アポクリン	ペプシノゲン	肺循環	脾臓
心房	細胞内	ガストリン	エクリン
体循環	ゾウゲ	グルカゴン	単層扁平
セメント	骨髄	インスリン	

1）①細胞外，②細胞内
2）③単層円柱
3）④エクリン
4）⑤脾臓
5）⑥肺循環
6）⑦ペプシノゲン
7）⑧グルカゴン
8）⑨ゾウゲ，⑩エナメル

17. 体液について正しいのはどれか。

1．細胞外液の主要なイオンはナトリウムである。
2．細胞内液の主要なイオンはカルシウムである。
3．成人の体水分量は体重の約50％である。
4．新生児の体水分量は体重の約70％である。

1

2：カルシウム→カリウム

3：約50％→約60％

4：約70％→約80％

---

18. 尺骨と平行に位置しているのはどれか。

(1) 脛　骨
(2) 腓　骨
(3) 橈　骨
(4) 寛　骨

(3)

尺骨と橈骨は回外位で平行に位置している（回内位で交叉する）。

---

19. 次の文のうち正しいものはどれか。

① 脳の周辺部（皮質）は白色をしている。この部分を白質という。
② 脳幹は視床と視床下部からなる。
③ 大脳は左右1対の大脳半球からなる。
④ 間脳は中脳，橋，延髄に分けられる。

③

①：白質→灰白質

②：脳幹→間脳

④：間脳→脳幹

---

20. ヒトの性を決定する染色体について，正しいものはどれか選びなさい。

1．精子ができる過程で常染色体22個とX染色体の精子と，常染色体22個とY染色体の精子の2種類ができる。
2．卵子は22個の常染色体とYの性染色体をもつ。
3．卵子は44個の常染色体とXの性染色体をもつ。
4．精子は44個の常染色体とYの性染色体をもつ。

1

2：Y→X

3：44個→22個

4：44個→22個，Y→XまたはY

---

21. 膵液に含まれるタンパク質分解酵素はどれか。

1．ペプシン　　　　2．リパーゼ
3．アミラーゼ　　　4．トリプシン

4

1：胃から分泌されるたんぱく質分解酵素。
2：脂質分解酵素
3：炭水化物分解酵素

人体の仕組みと働き ■

22. 血液について，最も適当なものはどれか。

① 血液の80%は血漿成分である。
② 血小板の機能は生体防御である。
③ 白血球は15 〜 35万/μL存在する。
④ 赤血球の寿命は，約120日である。

④

①：80% →90 〜 92%。血漿には
アルブミン（膠質浸透圧），グロ
ブリン(免疫)，フィブリノゲン(血
液凝固）の血漿たんぱく質が含ま
れる。血漿たんぱく質は肝臓で合
成される。
②：生体防御→止血
③：15 〜 35万/μL→5000 〜
8000/μL

23. 歯について，誤っているものはどれか。

① 歯の歯冠の外層は，エナメル質からなる。
② 歯根の外層にある薄い層はセメント質からなる。
③ 乳歯は満 2 年までに上下15本ずつがはえそろう。
④ 永久歯は上下16本ずつである。

③

③：15本→10本

24. 正面からみた頸部において，最も前に位置するものはなに
か。

1．気管
2．甲状腺
3．頸椎
4．食道

2

甲状腺⇒気管⇒食道⇒頸椎，の順
番。

25. 排便反射について，正しいものはどれか。

1．通常，直腸には糞便が常にとどまっている状態である。
2．内肛門括約筋は随意的に調節されるため，排便コントロールが
できる。
3．直腸への圧力が高まり，骨盤神経を介して大脳皮質に刺激が達し，
便意を感じる。
4．反射性に直腸筋（弛緩），内肛門括約筋（収縮）に働きかけ排便
反射を起こす。

3

1：直腸→S 状結腸
2：内肛門括約筋→外肛門括約筋

25

26.

ホルモンの分泌器官とその作用について（　）内に適切な語句を記入しなさい。

分泌器官	分泌ホルモン	作用
下垂体（ ① ）葉	（ ② ）	子宮筋の収縮や乳汁分泌促進
副腎（ ③ ）	（ ④ ）	ナトリウムの再吸収
（ ⑤ ）	パラソルモン	血中（ ⑥ ）濃度上昇
膵臓ランゲルハンス（ ⑦ ）細胞	（ ⑧ ）	グリコーゲンを分解して血糖を上昇させる
卵巣	（ ⑨ ）	女子の2次性徴の発現、（ ⑩ ）の発育などに関与する

語群：ア．上皮小体　　イ．松果体　　ウ．前　　エ．後
　　　オ．皮質　　カ．髄質　　キ．ビタミン　　ク．カルシウム
　　　ケ．プロゲステロン　　コ．エストロゲン
　　　サ．アルドステロン　　シ．β　　ス．α　　セ．卵胞
　　　ソ．男性生殖器　　タ．オキシトシン
　　　チ．バソプレッシン　　ツ．アドレナリン
　　　テ．コルチゾール　　ト．インスリン　　ナ．グルカゴン

①＝エ
②＝タ
③＝オ
④＝サ
⑤＝ア
⑥＝ク
⑦＝ス
⑧＝ナ
⑨＝コ
⑩＝セ

27.

文中の設問①に適切な語句を記入しなさい。また、設問②と③は（　）内の a～d のうち適切な語句を選び、記号で記入しなさい。

活動電位の模式図を示す。
神経線維の機能は活動電位の伝導（興奮伝導）である。興奮伝導が生じる部位は有髄神経線維の　設問①　である。無髄神経線維は興奮伝導の三原則に従うが、無髄神経線維には　設問②（a 跳躍伝導，b 不減衰伝導，c 両方向伝導，d 隔離伝導）　は生じない。模式図は神経線維の活動電位であるが、Aで示すところを　設問③（a 過分極相，b 脱分極相，c 再分極相，d 分極相）　という。

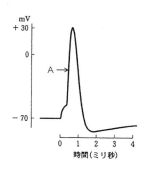

①＝ランビエの絞輪
②＝a
③＝b

②：興奮伝導の三原則は①両側性（両方向）伝導，②絶縁性（隔離）伝導，③不減衰伝導。

28. エネルギー産生に重要な細胞小器官を１つ選び，記号で答えなさい。

a．中心体
b．ゴルジ装置
c．リボソーム
d．ミトコンドリア

d

a：中心体は中心小体ともいう。細胞分裂のときに染色体を引き寄せる。
b：ゴルジ装置は粗面小胞体に付着したリボソームでつくられたたんぱく質を細胞表面に運べるようにする。
c：リボソームはたんぱく質を合成する場所である。
d：ミトコンドリアはエネルギー源となるATPを産生する。

---

29. 次の文の正しいものには〇，誤っているものには×をつけなさい。

1．神経組織を構成する神経細胞はシナプスと呼ばれる。
2．脊柱は頸部と腰部で前彎し，胸部と仙尾部で後彎する。
3．上腕筋と上腕二頭筋は同一目的に働く協力筋である。
4．大脳辺縁系は海馬と扁桃体により構成される。
5．眼球中膜は脈絡膜，毛様体，光彩の３つからなり，ぶどう膜とも呼ばれる。
6．心臓の刺激伝導系は上位から房室結節・洞房結節・ヒス束・左右脚・プルキンエ線維の順に伝わる。
7．胃液の成分は主細胞から分泌されるペプシノゲン，副細胞から分泌される塩酸，傍細胞から分泌される粘液からなる。
8．小腸は上から順に十二指腸，空腸，回腸と区別して呼ばれる。
9．肝臓下面にある門脈には動脈血が流れる。
10．副甲状腺ホルモンは血清カルシウム濃度を調節するホルモンである。

〇＝2，3，4，5，8，10
×＝1，6，7，9

1：シナプス→ニューロン
6：洞房結節⇒房室結節⇒ヒス束⇒左・右脚⇒プルキンエ線維
7：副細胞からは粘液, 傍細胞（壁細胞）からは塩酸が分泌される。
9：動脈血→静脈血

30. 次の文章を読み，（　　）の中に適切な語句を入れて，文章を完成させなさい。
※ひらがな（漢字で記入できる箇所）は減点とする。

1．（　①　）から出て，（　②　）に戻る血液循環は，（　③　）循環とよばれ，血液を肺に運んでガス交換を行う機能を果たしている。
2．肺静脈は，成人の循環において（　④　）血が流れる唯一の血管であり，肺動脈は成人の循環において（　⑤　）血が流れる唯一の血管である。

①＝右心室
②＝左心房
③＝肺
④＝動脈
⑤＝静脈

心臓から出て心臓に戻る経路は体循環と肺循環の2つがある。体循環は肺からかえってきた動脈液を全身に送り，肺循環は全身からかえってきた静脈血を肺に運ぶ。肺動脈には静脈血，肺静脈には動脈血が流れている。

---

31. 脳・神経系について正しいのはどれか。

1．交感神経が興奮すると心拍数が上昇し気道が拡張する。
2．小脳は視覚を司る。
3．橋には呼吸の中枢がある。
4．運動野から随意運動を行う指令を伝える経路を錐体外路という。

1

1：交感神経は身体の活動が活発になった時や興奮状態にある時に活発になる。副交感神経はリラックスしているときや消化吸収が盛んになった時にはたらく。
2：小脳は視覚を司る→小脳は運動系の総合的な調節を行う。
3：橋は呼吸運動の調節を行う。呼吸中枢があるのは延髄である。
4：随意運動→大脳基底核では，姿勢や運動に対する指令を骨格筋へ伝える。筋緊張や筋群の協調運動を，反射的，不随意的に行う。

---

32. 正しいものはどれか。番号を1つ選びなさい。

a．骨盤は全身の骨格のなかでも最も性差がはっきりしている。
b．骨盤の諸径で産科学的に最も重要なのは真結合線である。
c．男性の恥骨下角は女性の恥骨下角よりも大きい。
d．女性の骨盤上口の形はハート形である。
　①a・b　　②b・c　　③c・d　　④d・a

①

c：大きい→小さい
d：ハート形→円形

33. 交感神経の働きはどれか。

(1) 心拍数が低下する。
(2) 胃液分泌が亢進する。
(3) 膀胱壁が収縮する。
(4) 発汗を促す。

(4)

心拍数の低下，胃液分泌の亢進，膀胱壁の収縮は，いずれも副交感神経の働き。

---

34. 次の文のうち正しいものはどれか。

① 肺循環とは，血流が左心室から出て肺を流れ，右心房に戻るまでをいう。
② 右房室弁は右房室口にあり，2枚の弁尖（弁膜）からなっている。
③ 右心房は全身から戻る動脈血を受け入れる。
④ 左心房から左心室に流れ込んだ動脈血は，大動脈から全身に送られる。

④

①：肺循環→体循環
②：2枚→3枚
③：動脈血→静脈血

---

35. 次の組合せのうち，正しいのはどれか。

(1) 細胞小器官 ——————— 核小体
(2) 抗利尿ホルモン（ADH）—— 下垂体前葉
(3) 運動性言語中枢 ——————— ウェルニッケの中枢
(4) 脳脊髄液 ——————— 脈絡叢

(4)

(1)：細胞小器官は，中心体，ミトコンドリア，ゴルジ装置，小胞体などの有形形質。
(2)：下垂体前葉→下垂体後葉
(3)：ウェルニッケ→ブローカ

---

36. 睡眠について，正しいものはどれか。

1. 入眠とともに体温は上昇する。
2. 睡眠時間は年齢による差がない。
3. ノンレム睡眠は3段階に分けられる。
4. 成長ホルモンは睡眠中に多く分泌される。

4

3：3段階→第Ⅰ期～第Ⅳ期の4段階

---

37. 筋組織について，正しいのはどれか。

1. 四肢の筋肉は平滑筋である。
2. 心筋組織は横紋がある。
3. 腸管の筋肉は随意筋である。
4. 骨格筋は再生能力が強い。

2

1：平滑筋→骨格筋
3：随意筋→不随意筋
4：強い→低い

38. 体温について，誤っているものはどれか，番号を1つ選びなさい。

   a．褐色脂肪細胞は，熱産生を行う。
   b．朝，起床時の体温を基礎体温という。
   c．体温中枢は延髄にある。
   d．手掌，足底の発汗で体温低下する。
   ① a・b　　② b・c　　③ c・d　　④ a・d

③

c：体温中枢は視床下部にある。また全身の自律機能の重要な中枢がある。

d：全身にあるエクリン腺から発汗する。体の表面から水分が蒸発するときに，気化熱として熱が奪われる（温熱性発汗）。精神的緊張によって起こる発汗は手掌・足底・腋窩などに起こる（精神性発汗）ものは体温調整にかかわらない。

39. 以下の図は胎児の血液循環を示したものである。①～⑤の部位の名称を答えなさい。

① = 卵円孔
② = 動脈管（ボタロー管）
③ = 静脈管（アランチウス管）
④ = 臍静脈
⑤ = 臍動脈

④：臍静脈は1本で，動脈血が流れる。
⑤：臍動脈は2本である。

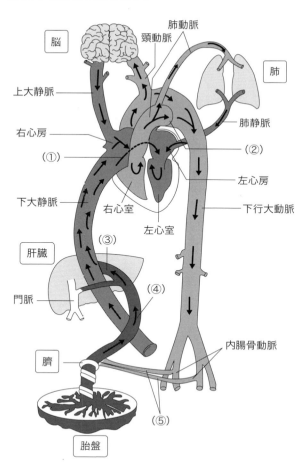

| 40. | 気管支の構造で正しいものを1つ選び，記号で答えなさい。

a．右気管支は左気管支よりも長い。
b．右気管支は左気管支よりも直径が大きい。
c．右気管支は左気管支よりも分岐角度が大きい。
d．左葉には，3本の葉気管支がある。

b

喉頭につづく気管は，胸骨角（第二肋骨が付着する）の高さで左右の気管支に分かれる。気管の後方には食道がある。長さ10cm，16～20個の気管軟骨を持つ。気管支は右の方が左よりも太く，短く，傾斜も急で垂直に近い。右気管支は，左よりも気管の軸からの偏位角が小さい。そのため気管に吸い込まれた異物は，右気管支に入ることが多い。

---

41. 下の図をみて，（　）に名称を正しく記入しなさい。

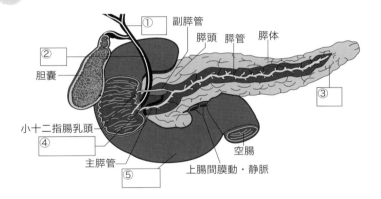

①＝総肝管
②＝総胆管
③＝膵尾（部）
④＝大十二指腸乳頭（ファーター乳頭）
⑤＝十二指腸

④：総胆管と主膵管が合流した後，開口する部分。

---

42. 消化について，胆汁が関与するのはどれか。

1）糖質
2）脂質
3）たんぱく質
4）電解質

2）

肝臓から分泌された胆汁は一時的に胆嚢に蓄えられ，総胆管を通って膵管と合流して十二指腸の大十二指腸乳頭に開口する。胆汁は消化酵素を含んでいないが，脂肪を乳化して消化を助ける。

栄養

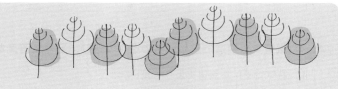

Point

人間の身体にとっての栄養素の種類と重要性を理解する。特に三大栄養素である熱量素としての炭水化物（糖質），脂質，たんぱく質が体内で消化・吸収・代謝されていく過程およびその働きと，保全素としてのビタミン，ミネラル（無機質）について，その種類と働きが重要である。

「日本人の食事摂取基準」*は，厚生労働省が国民の健康維持・増進を図るために5年ごとに改定しており，2025年版は生活習慣病の発症予防，重症化予防を図ることと，健康寿命の延伸に向けて骨粗鬆症とエネルギー・栄養素との関連が示された。食物繊維の目標量が年齢階層の変更とともに増減し，鉄の耐容上限量は削除された。年齢区分は前回と同様だが，1～17歳を小児，18歳以上を成人，高齢者は65歳以上とし，65～74歳，75歳以上の2区分とした。

*改定ごとに疾病構造，社会背景を反映しているので，改定の趣旨を把握することが重要

Keyword

▶ 栄養素

栄養素は3大栄養素（熱量素）の炭水化物（糖質），脂質，たんぱく質と保全素のビタミン，ミネラル（無機質）の5つ。熱量素は消化・吸収された後，TCA回路で二酸化炭素と水に分解されエネルギーを出す。保全素は生体機能を円滑にする。

▶ ミネラル（無機質）

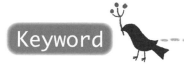

Na，Clは細胞外液中，Kは細胞内液中に存在し，体液浸透圧の保持，酸・塩基平衡保持，神経刺激の伝達，筋肉の収縮に関係。Naが体内に貯留すると浮腫が現れる。18歳以上の成人の食塩摂取目標量は男性7.5g/日未満，女性が6.5g/日未満。

Caの摂取量は男女ともにほとんどの年代で所要量を下回る。骨や歯の構成成分，筋肉の収縮，神経伝達，血液凝固などに関与。欠乏すると反射亢進，テタニーなどをおこす。骨粗鬆症は閉経後の女性に多い。

Feは赤血球のヘモグロビン（血色素）の成分。鉄不足で鉄欠乏性貧血が起こる。月経のある女性，妊娠・授乳婦には必要量・推奨量に加算される。

▶ ビタミン

脂溶性と水溶性に分けられる。欠乏により特有の症状が起こり，ビタミンと欠乏症の関係は重要である。脂溶性のビタミンA，D，Eと水溶性のナイアシン，ビタミンB_6，葉酸には耐容上限量が設定されている。妊娠を計画，可能性がある女性や妊娠初期の妊婦は，胎児の神経管閉鎖障害のリスク低減のため，1日400μgの葉酸摂取が望まれる。

▶ エネルギー

エネルギーの摂取量と消費量のバランス維持の指標として体格指数（BMI）を用いる。18歳以上の年代別（4区分のうち50歳以上が3区分）に目標とするBMIが示されている。BMI＝（体重[kg]）/（身長[m]）^{2}で算出される。推定エネルギー必要量は基礎代謝（kcal/日）×身体活動レベルで算出される。

▶ メタボリックシンドローム

内臓脂肪型肥満（腹囲で計測）で，かつ血圧高値，

脂質異常，血糖高値の各構成要素を2つ以上併せ持っている状態。虚血性心疾患，脳血管疾患，糖尿病などのリスクが高い。2008（平成20）年から特定検診制度が始まり，40歳以上に検診及び保健指導が義務化された。肥満予防のための食事指導が重要。

▶ 腎疾患の食事療法

たんぱく質と食塩を制限し，エネルギーを適正に摂る。病態により水分・カリウムを制限する。ネフローゼでは，たんぱく質は健康人と同程度かやや制限がよいとされ，とくに塩分制限食が有効。

▶ 循環器疾患の食事療法

心筋梗塞・動脈硬化：動脈硬化を促進し，コレステロールを上昇させる飽和脂肪酸や糖質は控える。低脂肪・適正なエネルギー調整食とし，良質のたんぱく質，食物繊維を十分に摂る。**高血圧**：肥満に注意。予防として塩分制限食（6g未満/日）と適正なエネルギー量が基本。野菜は積極的に摂る。**心不全**：塩分と水分の過剰は体液を増加させ心臓への負担を高めるので，塩分制限食とし，適正なエネルギー量で腹八分目の食事量とする。

▶ 糖尿病の食事療法

適正なエネルギー量で，規則正しく，栄養バランスのとれた食事が基本。肥満は糖尿病を増悪させるので，標準体重を維持する。

▶ 高尿酸血症の食事療法

核酸成分のプリン体の多い食品（内臓肉など）を制限し，過食を避け，肥満は是正する。アルコール飲料は制限，または禁止。水分は積極的に摂り，尿中に尿酸の排泄を促す。

▶ 胃・十二指腸潰瘍の食事療法

易消化食を適温・薄味でゆっくりよく噛んで摂り，食物繊維は少なく，刺激物は避ける。炭水化物や，脂肪の少ない良質のたんぱく質を中心に少量ずつの分割食とし，段階的に進める。

▶ 膵炎の食事療法

急性期は絶食。脂質，たんぱく質の消化が障害されるので，炭水化物を主に，消化のよい良質なたんぱく質を摂り，脂質は減らす。アルコール類は厳禁。

▶ 肝硬変症の食事療法

非代償期はたんぱく質を制限するが，不足分を分岐鎖アミノ酸（BCAA）製剤で補う。病態により塩分・水分を制限（腹水など）。どの段階においても，適正エネルギー量で栄養バランスよく摂取する。

各熱量素の種類・目標量等一覧

	種類・特性	エネルギー・目標量	働き	代謝	備考
炭水化物	**単糖類**：ブドウ糖，果糖，ガラクトースなど **二糖類**：ショ糖，麦芽糖，乳糖など **多糖類**：でんぷん，グリコーゲンなど **食物繊維**	4kcal/g。成人の目標量（%エネルギー）は50以上65%未満。食物繊維の目標量は，男性18〜64歳22g/日以上，65歳以上21g/日以上，女性18〜74歳18g/日以上，75歳以上17g/日以上	体温の維持。筋肉・脳などのエネルギー源。食物繊維は，便秘の予防，腸内環境の改善，生活習慣病の予防などの機能をもつ	糖質は消化管内（管腔内消化）および小腸粘膜（膜消化）で，消化酵素によりブドウ糖など単糖類まで分解され吸収される。ブドウ糖は血液中に血糖として存在。肝臓や筋肉でグリコーゲンとして蓄えられる。必要に応じてブドウ糖となる。各組織へ運ばれ利用される	**食物繊維**（ヒトの消化酵素で消化されない）：セルロース，ペクチン，グルコマンナンなど
脂質	**脂肪**：脂肪酸とグリセロールの結合物。中性脂肪という **脂肪酸**：①飽和脂肪酸（パルミチン酸，ステアリン酸など）②不飽和脂肪酸（オレイン酸，リノール酸など）	9kcal/g。成人の脂肪エネルギー比率（%エネルギー）の目標量は，20〜30%	エネルギー源。①血中コレステロール上昇，動脈硬化促進，②は血中コレステロール・動脈硬化の低下促進	脂肪は消化管内で，胆汁酸とリパーゼの働きで脂肪酸とグリセロール，または途中まで分解されて，腸管から吸収。吸収後にただちに脂肪に合成されリンパ管から血中へ。糖質からも脂肪は合成される。アセチルCoAを経てTCA回路に入りエネルギーとなる	必須脂肪酸は体内で合成不可。食事で摂取（リノール酸，リノレン酸）
たんぱく質	たんぱく質は多数のアミノ酸が結合したもの **必須アミノ酸**（9種類）：バリン，ロイシン，イソロイシン，スレオニン，メチオニン，フェニルアラニン，トリプトファン，リジン，ヒスチジン **動物性たんぱく質** **植物性たんぱく質**	4kcal/g。成人の推奨量は，男性18〜64歳で65g/日，65歳以上で60g/日，女性18歳以上で50g/日	組織を形成。体液の酸−塩基平衡。酵素，ホルモン，免疫物質をつくる。エネルギー源	たんぱく質の種類は多種多様。食物として摂取されたたんぱく質は，消化管の消化酵素によってアミノ酸にまで分解され，小腸内で吸収され，肝臓へ送られる。吸収や合成されたアミノ酸から，再び固体特有のたんぱく質が生合成される	必須アミノ酸は体内で合成不可，または十分な量を合成できないので，食事で摂取。妊婦（中期・後期）・授乳婦は必要量が増える

問 題

解 答

---

1. ビタミンとその欠乏症の組み合わせのうち，正しいものを
1つ選び，番号で答えなさい。

① ビタミンD ——— 壊血病
② ビタミンC ——— 口内炎
③ ビタミンA ——— くる病
④ ビタミンB₁ ——— 脚気

④

ビタミンとその欠乏症は頻出なの
で覚えておくこと。ビタミンDの
欠乏→くる病，ビタミンCの欠乏
→壊血病，ビタミンAの欠乏→夜
盲症。

---

2. 栄養素について正しいのはどれか。

1. ビタミンAやビタミンDが脂溶性ビタミンである。
2. グリシンやチロシンは必須アミノ酸である。
3. でんぷんはアミノ酸が多数結合したのである。
4. 不飽和脂肪酸は血中コレステロールを低下させる。

1

2：必須アミノ酸はメチオニン，
トレオニン，バリン，トリプトフ
ァン，フェニルアラニン，ロイシ
ン，イソロイシン，リジン，ヒス
チジンの9種類。
3：でんぷんはグルコースが多数
結合した多糖類。
4：不飽和脂肪酸は血中コレステ
ロールを低下させるというのが従
来の一般論だった。しかしリノー
ル酸の過剰摂取はLDL-コレステ
ロールの肝臓への吸収を阻害する
という報告もされており，現在は
「不飽和脂肪酸は血中コレステロ
ールを下げる」と一概に言えなく
なっている。

---

3. 誤っているものはどれか，番号を1つ選びなさい。

1. 膵炎の急性期では，炭水化物中心の食事をする。
2. CKDの患者では，塩分制限とたんぱく質の制限をする。
3. 肝硬変の非代償期の患者では，低アルブミン血症となるため，
高たんぱく食とする。
4. 鉄欠乏性貧血の患者では，鉄剤と共にビタミンCを摂取するこ
とで吸収効率が向上する。

① 1　　② 2　　③ 3　　④ 4

③

③：肝硬変の非代償期には肝性脳
症などの症状が出やすいので，血
清アンモニア値が高くならないよ
う，食事はたんぱく質を制限する。

栄養 ■

4. 食事摂取基準に関して，次の中から適切なものを2つ選び
なさい。

  ＊2つとも正答の場合のみ得点とする。

1．推定平均必要量・推奨量を算定するのに十分な科学的根拠が得
  られないときに，ある性・年齢階級に属する人々がある一定の栄
  養状態を維持するのに十分な量を推奨量（recommended
  dietary allowance；RDA）という。
2．摂取基準の指標となっている微量ミネラルには，鉄，亜鉛，マ
  ンガンなどがある。
3．炭水化物（糖質），たんぱく質，ビタミンは，3大栄養素または
  熱量素と呼ばれる。
4．ビタミンDが欠乏すると毛細管壁がもろくなり，出血しやすく
  なり，壊血病にかかる。
5．標準体重の算出法としてBMI（body mass index）を用いた計
  算式を提唱しており，それによると，身長160cmの人の標準体重
  は56.3kgとなる。

2，5

1：推奨量→目安量
3：ビタミン→脂質
4：ビタミンD→ビタミンC

---

5. 病院での食事について誤っているものはどれか，番号を1
つ選びなさい。

1．特別食は，疾患に応じてエネルギーや特定の栄養素を制限した
  食事である。
2．一般食は，自然治癒を促すための栄養バランスが保たれた食事
  である。
3．病院食には，形態別，疾病別，栄養成分別の分類がある。
4．病院食の食事箋は，栄養士の指示で発行する。
  ① 1　　② 2　　③ 3　　④ 4

④

④：病院食の食事箋は，医師の治
療食指示箋。管理栄養士はその指
示に沿った献立をつくる。

---

6. 食事療法について，誤っているのはどれか。

1．糖尿病の患者では，標準体重に基づいて1日の適正なエネルギ
  ー摂取量を算出する。
2．慢性腎不全の患者には，低タンパク，低エネルギー食とする。
3．脂質異常症の患者には，食物繊維の摂取を勧める。
4．胆石症の患者には，脂肪を制限する。

2

2：低エネルギー食→高エネルギ
ー食

7. エネルギーの食事摂取基準について誤っているのはどれか，番号を1つ選びなさい。

1. 基礎代謝量（BMR）は，身体的・精神的な安静の状態で代謝される最小のエネルギー代謝量である。
2. 成人では，推定エネルギー必要量は基礎代謝量（kcal／日）×身体活動レベルで算定される。
3. 習慣的な摂取量が増加するにつれて，不足のリスクは増加するが過剰のリスクは減少する。
4. エネルギーについては推定エネルギー必要量が設定されている。
   ① 1　　② 2　　③ 3　　④ 4

③

1：BMRはbasal metabolism rateの略である。
3：不足のリスクは減少するが，過剰のリスクは増加する。

---

8. 次のうち，誤っているものはどれか。

1. ブドウ糖はTCA回路に入り最後は水と酸素にまで分解されエネルギーを出す。
2. 飽和脂肪酸に富む脂肪（主に動物性脂肪，ヤシ油）は血中コレステロールを高める。
3. 牛肉のたんぱく質がそのままの形で吸収されると異種たんぱく質のため抗原抗体反応が起こってしまうため，アミノ酸まで分解してから吸収される。
4. 一般的に植物性たんぱく質は栄養価が低い。

1

1：酸素→二酸化炭素。ブドウ糖（糖質）の代謝にはビタミンB_1が必要。

---

9. ミネラルでないものはどれか，番号を1つ選びなさい。

1. ナイアシン
2. カルシウム
3. 亜鉛
4. リン
   ① 1　　② 2　　③ 3　　④ 4

①

ナイアシンはニコチン酸とニコチン酸アミドの総称。水溶性ビタミンで，ビタミンB複合体の一種。欠乏するとペラグラ（全身の倦怠感，食欲不振，体重減少，貧血，光過敏性皮膚炎）を引き起こす。

---

10. 脂質1gの食物からのエネルギーについて，正しいのはどれか。

1. 9 kcal
2. 7 kcal
3. 6 kcal
4. 4 kcal

1

糖質とたんぱく質は共に1gにつき4 kcalのエネルギーを産生する。

薬理

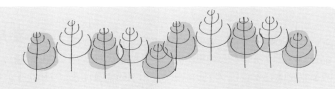

Point

薬物と看護からの出題は次の3項目がポイントになるが，特に総論が重要である。

①**総論**：薬物体内動態，剤形と用法，初回通過効果，薬物相互作用，薬物依存，薬効に影響する因子，濃度と含有量（計算問題），受容体（レセプター）と作用薬（アゴニスト）・拮抗薬（アンタゴニスト），LD_{50}，治療係数（安全域），抗菌スペクトル，薬剤耐性，MRSAなど基本的用語の意味。

②**薬物と法律**：「医薬品医療機器等法」，「日本薬局方」，「麻薬及び向精神薬取締法」，「覚醒剤取締法」，毒薬・劇薬の表示と保管法，安全管理，処方箋記載事項，麻薬施用者や麻薬管理者の取得資格など。

③**各論**：薬物群名とその代表的薬物名，適応症，作用機序，主作用，副作用，禁忌など。消毒薬とその用途・濃度，抗感染症薬，副腎皮質ステロイド薬，非ステロイド性抗炎症薬（NSAIDs），循環器作用薬（強心配糖体，抗狭心症薬，降圧薬），利尿薬，抗凝固薬，胃・十二指腸潰瘍治療薬，抗ヒスタミン薬，自律神経作用薬，抗悪性腫瘍薬などの出題頻度が高い。

Keyword

▶ ED_{50}とLD_{50}

ある薬物を一群の動物に投与したとき，50％に効果が発現する用量をED_{50}（50％有効量），50％が死亡する用量をLD_{50}（50％致死量）という。LD_{50}とED_{50}の比（LD_{50}/ED_{50}）を**安全域（治療係数）**という。一般に治療係数が大きいほど安全性が高い。安全域の狭い薬物では，血中濃度を測定しながら投与量を調節する（治療薬物モニタリング：TDM）。

▶ 薬物体内動態

投与された薬物は，**吸収**（循環血液中への移行），**分布**（臓器への移行），**代謝**（主に肝），**排泄**（主に腎や肺など）の順に経過する。吸収の速さは，吸入（肺循環），静脈内注射，筋肉内注射，皮下注射，経口投与の順。小児や高齢者，女性は，肝の薬物代謝酵素の活性が低く，男性に比べて薬物感受性が高い。肝障害や腎障害があると薬物の代謝や排泄が遅延し，副作用も強く発現する。

▶ 初回通過効果

初回通過効果とは，**経口投与**された薬物が，腸管から吸収されて肝臓を通過する際に薬物代謝酵素により代謝されて，体循環に入る前にその作用が低下することをいう。注射や直腸内投与，吸入，舌下（口腔粘膜からの吸収），経皮吸収では，初回通過効果を受けにくい。

▶ 薬物相互作用

薬物を2種類以上併用したとき，効力が増強する場合を**協力作用**，減弱・消失する場合を**拮抗作用**という。協力作用のうち，効力が和になる場合を**相加作用**，効力が和よりも大きくなる場合を**相乗作用**という。たとえば，ビタミンKは抗凝固薬ワルファリ

ンの作用に拮抗する。納豆などビタミンKに富む食品は，ワルファリンの効果を減じる。一部のカルシウム拮抗薬はグレープフルーツで作用が増強される。

耐性と薬物依存

　連用で，同じ用量では効果が弱くなることを**耐性形成**という。連用で，その薬物への強い欲求が生じた状態を**依存**という。依存状態において薬物の中断で発現する症状を**退薬症状（離脱症状）**，退薬症状が発現する依存状態を**嗜癖**という。退薬症状が，抑えがたい欲求や幻覚など精神症状の場合を**精神的依存**，身体症状の場合を**身体的依存**という。麻薬性鎮痛薬や多くの睡眠薬，抗不安薬は身体的依存を，覚醒剤は精神的依存を起こす。

薬物と法律

　医薬品，医薬部外品，化粧品，医療用具などに関する法律は「**医薬品，医療機器等の品質，有効性及び安全性の確保等に関する法律**（医薬品医療機器等法，薬機法）」である。日本薬局方は，同法に基づいて定められた医薬品の品質・純度などを明示した規格書であり，5年毎に改訂される。麻薬は他の薬品と区別して堅固な鍵のかかる設備に保管し，使用毎に帳簿に記載する。**麻薬施用者**は医師，歯科医師，獣医師のみ。**麻薬管理者**は医師，歯科医師，獣医師および薬剤師が，**都道府県知事**からその免許を受けられる。「**麻薬及び向精神薬取締法**」により，モルヒネ，フェンタニル，コデイン（1%以下を除く），ケタミンなどが「麻薬」に，麻薬拮抗性鎮痛薬，精神刺激薬，多くの催眠薬・抗不安薬などが「向精神薬」に指定されている。覚醒剤とその原料は「**覚醒剤取締法**」で規制されている。法改正により大麻から製造された医薬品の施用が可能となる一方，大麻とその有害成分（大麻等）は「麻薬」と位置づけられ，施用について規制をうけることになった。栽培は「大麻草の栽培の規制に関する法律」で規制される。

毒薬，劇薬の表示，保管法

　毒薬は**黒地**に**白枠白字**で薬品名と「**毒**」の字，劇薬は**白地**に**赤枠赤字**で薬品名と「**劇**」の字が表示される。劇薬は普通薬と区別し，毒薬は他薬と区別して鍵のかかる場所に保管する。

薬剤の濃度

　重量/容量（W/V）%法による1%には，100mL中に1g（1000mg）の溶質が溶解している。1%散剤（100倍散）1g中の有効成分は10mg。1%は100倍，0.1%は1000倍に希釈されていることである。

薬剤耐性

　薬剤耐性は化学療法薬の連用で病原体がその薬剤に抵抗性を獲得すること。MRSA（メチシリン耐性黄色ブドウ球菌）の感染にはペニシリン系抗生物質は無効であり，グリコペプチド系の**バンコマイシン**などの抗MRSA薬を用いる。

抗結核薬とその副作用

　イソニアジドはビタミンB_6に拮抗し末梢神経炎を，ストレプトマイシンは**腎障害や聴力障害**，リファンピシンは肝障害や橙赤色尿，ピラジナミドは肝障害，エタンブトールは視力障害を起こす。

抗ウイルス薬とその適応

　ヘルペスウイルス感染症にはウイルスDNA合成阻害薬（アシクロビル），HIV感染症には逆転写酵素阻害薬（ラミブジンなど）とHIVインテグラーゼ阻害薬またはプロテアーゼ阻害薬との多剤併用療法，A型，B型インフルエンザウイルスにはオセルタミビルなどの抗ウイルス薬，C型肝炎ウイルスには直接作用型抗ウイルス薬（DAA）などが用いられる。

消毒薬とその適応

　クロルヘキシジンや逆性石けんなどの低水準消毒薬は一般細菌に有効である。消毒用エタノール，ポビドンヨード，次亜塩素酸ナトリウムなど中水準消毒薬は，低水準消毒薬が無効な細菌や結核菌，一般ウイルス，真菌にある程度有効であるが，芽胞には有効でない。高水準消毒薬の過酢酸やグルタラールは長時間で芽胞にも有効であり，内視鏡などウイルス汚染器具の消毒に用いるが人体には用いない。

副腎皮質ステロイド薬の適応と副作用

　副腎皮質ステロイド薬の適応には，非感染性の炎症性疾患（全身性エリテマトーデス［SLE］や関節リウマチなど自己免疫疾患，皮膚炎，重症肝炎など），気管支喘息などアレルギー性疾患，白血病などがあ

る。副作用には，クッシング症候群（満月様顔貌，求心性肥満，高血糖），消化性潰瘍，免疫抑制・易感染性，骨粗鬆症，副腎機能不全などがある。吸入ステロイド薬の副作用には，嗄声，口腔カンジダ症，動悸・頻脈などがある。

よく出題される抗菌薬の作用機序・主な適応・副作用

作用機序	抗菌薬		主な適応感染症	副作用
細胞壁合成阻害	β-ラクタム系	ペニシリン系	細胞壁のある細菌（MRSAなど耐性菌を除く）感染症	アナフィラキシーショック，偽膜性大腸炎
		セフェム系		
		カルバペネム系		
	バンコマイシン		MRSA，偽膜性大腸炎	腎障害，レッドネック
たんぱく質合成阻害	アミノグリコシド系		結核菌，緑膿菌，変形菌	腎障害，聴力障害
	マクロライド系		マイコプラズマ，クラミジア，リケッチア感染症など	肝障害
	テトラサイクリン系			骨・歯芽形成障害
	クロラムフェニコール		サルモネラ，リケッチア	再生不良性貧血
DNA合成阻害	ニューキノロン系		尿路感染症，市中肺炎など	中枢神経作用

病態・疾患と用いられる薬物

病態・疾患		用いられる薬物・薬物群 [ ] 内は副作用
気管支喘息		吸入ステロイド薬［嗄声］，受容体作用薬（β刺激薬）
高血圧		カルシウム拮抗薬，アンジオテンシンII受容体遮断薬，アンジオテンシン変換酵素阻害薬，利尿薬，β遮断薬［気管支喘息発作の増悪，徐脈］
狭心症		ニトログリセリン舌下錠，カルシウム拮抗薬，β$_1$遮断薬［徐脈］
うっ血性心不全		強心配糖体（ジギタリス類），ループ利尿薬［低カリウム血症］
糖尿病	1型・2型糖尿病	ヒトインスリン［低血糖］，インスリンアナログ［低血糖］
	2型糖尿病	インスリン抵抗性改善薬（ビグアナイド系など），インスリン分泌促進薬（スルホニル尿素薬，グリニド系薬，DPP-4阻害薬）［低血糖］，糖吸収阻害薬（α-グルコシダーゼ阻害薬），糖排泄促進薬（SGLT2阻害薬）
高尿酸血症・痛風		尿酸合成阻害薬（アロプリノール），尿酸排泄促進薬［腎・尿路結石］
骨粗鬆症		ビスホスホネート薬，カルシトニン薬，活性型ビタミンD$_3$，カルシウム薬
統合失調症		非定型抗精神病薬（リスペリドン，オランザピン，アリピプラゾール），クロルプロマジン
双極性障害（躁うつ病）		気分安定薬（炭酸リチウム，バルプロ酸，カルバマゼピン），クエチアピン
うつ病・社交不安障害		選択的セロトニン再取り込み阻害薬（エスシタロプラム）
てんかん		全般発作：バルプロ酸，焦点発作：カルバマゼピン
パーキンソン病		レボドパ（L-dopa）［ジスキネジア］
ピロリ菌除菌療法		アモキシシリン＋クラリスロマイシンまたはメトロニダゾール＋プロトンポンプ阻害薬（オメプラゾール）
結核		イソニアジド［末梢神経炎］，リファンピシン［肝機能障害・橙赤色尿］，ピラジナミド［関節痛・肝炎］，エタンブトール［視力障害］，ストレプトマイシン［聴力障害・腎障害］，リファブチン［白血球減少症］
がん性疼痛・術後疼痛		麻薬性鎮痛薬（モルヒネ，フェンタニル）［呼吸抑制，便秘，依存］
炎症性疼痛・発熱		非ステロイド性抗炎症薬［胃潰瘍］，アセトアミノフェン［肝障害］
ショック時（ショックの種類）		アドレナリン（アナフィラキシーショック），ノルアドレナリン（敗血症性ショック），ドパミン（心原性ショック），アトロピン（神経原性ショック）

問 題

解 答

1. 次の文章の中で，誤っているものを1つ選び，番号で答えなさい。

① 注射された薬物は，肝臓を通過せず，直ちに体循環系に入る。
② 揮発性の薬物は，吸入により，肺から速やかに血中に吸収される。
③ 口腔粘膜から吸収された薬物は，初回通過効果を受ける。
④ アドヒアランスとは，患者が積極的に治療方針の決定に参加し，その決定に従って治療を受けることをいう。

③

初回通過効果を受けるのは腸管から吸収される経口投与の場合であり，舌下投与のように口腔粘膜から吸収された薬物は初回通過効果を受けない。

---

2. 副腎皮質ステロイド剤の作用について，誤っているものはどれか。

1．高血圧　　2．骨粗鬆症　　3．炎症惹起
4．血糖上昇　　5．免疫抑制

3

炎症を抑制する（抗炎症作用）。

---

3. 薬物の体内動態や看護について，文章の（　　）の中に語群から適切な語句を選び，記号を解答欄に書きなさい。

1．薬物が投与部位から血管内に移行することを（　①　）という。
2．血液中に直接投与もしくは移行した薬物が，血液循環により体内の諸臓器に運搬され，臓器組織へ移行することを（　②　）という。
3．（　③　）症は，長期にわたって治療する必要があることを患者に理解してもらう。
4．（　④　）剤は，吐き気，下痢，便秘などの消化管症状をおこすことがあるので，症状が強いようなら知らせるように患者に指導する。
5．αグルコシダーゼ阻害薬使用による低血糖時には，（　⑤　）を摂取するように患者に指導する。

【語群】

ア）真菌	イ）吸収	ウ）血管拡張	エ）砂糖
オ）排泄	カ）鉄	キ）代謝	ク）ウイルス
ケ）分布	コ）ブドウ糖		

①＝イ）
②＝ケ）
③＝ア）
④＝カ）
⑤＝コ）

5：αグルコシダーゼ阻害薬は砂糖など二糖類の単糖類への分解を阻害して効果を発現するので，低血糖時にはブドウ糖を摂取させる。

40

薬理 ■

---

4. 薬物療法について，誤っているものはどれか。

　a．体内に入った薬物は，主に腎臓から尿中に排泄される。
　b．薬物を投与する場合，アレルギー歴を聞き取っておく。
　c．心理状態は薬物の効果に影響する。
　d．グレープフルーツは，カルシウム拮抗薬（降圧剤）の作用を減弱させる。

d

ｃ：プラシーボ効果はその代表例。
ｄ：グレープフルーツの成分は小腸上皮の薬物代謝酵素を阻害するため，一部のカルシウム拮抗薬の作用が増強される。

---

5. 次の文中の（　　）内に適語を入れなさい。

　1．毒薬は，劇薬より毒性が（　①　）い。
　2．ビタミン（　②　）はワルファリン（抗凝固作用薬）の作用に拮抗する。食品でいうと（　③　）などに注意する。
　3．利尿薬は循環血液量を（　④　）させて，血圧を下げる。

①＝強（高）
②＝K
③＝納豆
④＝減少

---

6. 麻薬性鎮痛薬が持つ，鎮痛以外の作用はどれか。

　1．鎮咳作用
　2．制吐作用
　3．止血作用
　4．降圧作用

1

鎮痛以外に鎮咳（特にコデイン），呼吸抑制，便秘，縮瞳，悪心・嘔吐（モルヒネ）を起こす作用がある。大量では徐脈と血圧低下を起こすが，通常用量では軽度。

---

7. 抗うつ薬について正しいのはどれか。

　1．炭酸リチウム
　2．フェニトイン
　3．SSRI（選択的セロトニン再取り込み阻害薬）
　4．ハロペリドール

3

1：双極性障害に用いられる気分安定薬。
2：抗てんかん薬
3：うつ病のほかに，パニック障害，強迫性障害，社会不安障害，PTSDにも用いられる。
4：抗精神病薬

41

8. 抗精神薬の副作用について，正しいものはどれか。

(1) 遅発性ジスキネジアでは，長期服用により，舌・口唇・顔面筋などに律動的な不随意運動がみられる。

(2) パーキンソン症候群では，絶えずもじもじしたり，立ったり座ったりする静座不能がみられる。

(3) 悪性症候群では，前屈姿勢や手指振戦・仮面様顔貌を呈する錐体外路症状がみられる。

(4) アカシジアでは，発熱・筋強剛・意識混濁・発汗などがみられる。

(1)

(2)：アカシジアにおいてみられる。

(3)：パーキンソン症候群においてみられる。

(4)：悪性症候群においてみられる。

---

9. 次の文章の中で正しいものを１つ選び，番号で答えなさい。

(1) ２種類以上の薬物を併用した場合，それぞれの薬物を単独で用いたときの和よりも効果の大きいときを相加という。

(2) 吸収された薬物は門脈からまず肝臓に入るが，肝臓を最初に通過する間にかなりの薬物が代謝されて作用は減弱する。これを初回通過効果という。

(3) 毒薬は，白地に黒枠黒字で薬物名と㊙の文字が容器等に表示されていなければならない。

(4) 100倍散には10％の主薬が含まれている。

(2)

(1)：相加→相乗。効果が和になる場合を相加，和以上になる場合を相乗という。

(3)：白地に黒枠黒字→黒地に白枠白字

(4)：10％→１％。100倍散は１％，10倍散は10％の主薬が含まれる散剤。

---

10. 薬物療法について，正しいものはどれか。

１．薬物の代謝は肝臓で行われ，他の臓器は関与しない。

２．薬物は吸収，分布，代謝及び排泄という経路をたどる。

３．薬物は飲食物との相互作用で，作用が増強または減弱することはない。

４．副作用の出現に年齢は影響しない。

2

１：薬物代謝は主に肝臓で行われるが，ほかの臓器（腸管上皮，腎臓，肺など）も関与する。

３：薬物は飲食物との相互作用で，作用が増強または減弱する。

４：薬物の副作用は高齢者や小児で出現しやすい。

11. 次の薬物と関係ある項目を，下記の語群から選び記号で答えなさい。

1．強心配糖体（ジギタリス類）
2．抗不整脈薬
3．降圧薬
4．ループ利尿薬
5．去痰薬

【語群】

A．フロセミド	B．カルボシステイン
C．カルシウム拮抗薬	D．ラナトシドC
E．アンギオテンシン変換酵素（ACE）阻害薬	

1 ＝D
2 ＝C
3 ＝E
4 ＝A
5 ＝B

カルシウム拮抗薬は降圧薬としてもよく用いられるが，クラスⅣ抗不整脈薬として用いられるものがある。

---

12. ジギタリスの副作用で誤っているのはどれか。

1．食欲不振
2．吐き気
3．頻脈
4．頭痛

3

ジギタリスは徐脈を起こす。

---

13. 下記の問いに答えて下さい。

医薬品について正しいものを2つ選んで下さい。
1．麻薬管理者の免許を受けられるのは，医師，看護師である。
2．モルヒネは，覚せい剤取締法で規制されている。
3．向精神薬は，第一種から第三種の3種類に分類される。
4．毒薬は，施錠して保管する。
5．劇薬は，毒薬より毒性が強い。
6．麻薬は，毒劇薬と一緒の保管庫に施鍵して保管する。
7．劇薬は，黒地に白枠，白字で薬品名と「劇」の文字で表記される。

3，4

1：麻薬管理者の免許は，医師，歯科医師，獣医師，薬剤師が受けられる。
2：モルヒネは，「麻薬及び向精神薬取締法」で規制されている。
4：劇薬は普通薬と区別し，毒薬は他薬と区別して鍵のかかる場所に保管する。
5：劇薬は，毒薬より毒性が弱い。
6：麻薬は，他の薬物とは別に堅固な金庫に施錠して保管する。
7：毒薬は黒地に白枠白字で薬品名と「毒」の字，劇薬は白地に赤枠赤字で薬品名と「劇」の字が表示される。

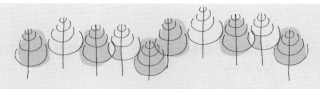

疾病の成り立ち

Point

　毎年の傾向として，腫瘍，炎症，循環障害に関する問題が多く，なかでも腫瘍に関する問題が目立つ。

　腫瘍については，上皮性と非上皮性の区別，良性と悪性の分類とそれぞれの特徴，転移の種類，各臓器に好発する腫瘍の組織型について整理しておくこと。

　炎症についても，分類，特徴，代表的な疾患名が重要である。

　循環障害は，出血やショック，虚血，充血とうっ血，血栓，塞栓，梗塞，浮腫，滲出液，漏出液に関する問題が多い。

　対策としては，過去に出題された問題について徹底的に勉強しておくことが大切。単に暗記すればよいというのではなく，しっかりと理解することが重要である。

　主要な感染症とその原因微生物，感染様式（感染経路，症状），滅菌，消毒，ワクチンなどの事項に関する出題が多い。現在問題となっている医療関連感染は必ずといってよいほど出題されている。黄色ブドウ球菌，腸管出血性大腸菌，緑膿菌，レジオネラ，ピロリ菌，結核菌，ヒト免疫不全ウイルス（HIV），ノロウイルス，肝炎ウイルス，鳥インフルエンザウイルス，新型インフルエンザ，プリオンなどや多剤耐性菌（MRSA, PRSP, VRE, MDRP, MDRA, CRE）については，感染様式，性状の特徴，消毒についても整理しておく。感染症法は，感染症の区分など頻回に改正されている。鳥インフルエンザ（H5N9, H7N9）やコロナウイルス感染症である重症急性呼吸器症候群（SARS），中東呼吸器症候群（MERS）は，2類感染症に，また，これまで指定感染症に指定されていた新型コロナウイルス感染症は，2021（令和3）年2月に新型インフルエンザ等感染症の中に類別された。ワクチンでは，ポリオワクチンが，従来の生ワクチンに代わり，不活化ワクチンが使用されている。微生物については，範囲が広いため一夜漬け的な勉強では不十分で，理解して覚える必要がある。

Keyword

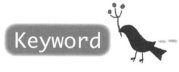

▶出血・ショック

出血：破綻性出血，漏出性出血。出血をきたす疾患としては，胃潰瘍・胃がん（吐血），肺結核・肺がん（喀血），痔・潰瘍性大腸炎（下血），また外傷や血管壁の病変，血液凝固因子の異常など。

ショック：多量の出血や外傷（低容量性），重症感染症（細菌性），重篤なアレルギー（アナフィラキシー），心筋梗塞（心原性）など。

▶充血・虚血・うっ血

充血：局所に動脈血が増加した状態（炎症，臓器の機能亢進によるもの）。

うっ血：局所に静脈血が増加した状態（静脈血栓，静脈炎，心不全，チアノーゼ）。

虚血：局所的に動脈からの血液量が減少した状態

(腫瘍による圧迫, 動脈硬化症, 寒冷, ショック)。

▶ 血栓・塞栓・梗塞

血栓：生体の血管内で血液が病的に凝固した状態（深部静脈血栓症, 脳血栓症, 播種性血管内凝固症候群）。

塞栓：血流やリンパ流が栓子によって滞った状態（肺塞栓症, 脳塞栓症, 潜水病）。

梗塞：終末動脈が閉塞され, 支配下流域の組織が壊死した状態（心筋梗塞, 脳梗塞, 腎梗塞, 脾梗塞）。

▶ 水腫・浮腫・滲出液・漏出液

水腫・浮腫：組織や体腔内に組織液がたまった状態を水腫といい, 皮下組織の水腫を浮腫とよぶ。水腫には炎症性水腫, 心性水腫, 腎性水腫がある。

滲出液・漏出液：炎症性水腫のときに出る組織液を滲出液, それ以外の水腫の組織液を漏出液という。滲出液は漏出液に比べ, たんぱく質を多く含む。

▶ 変性・萎縮・壊死

変性：代謝障害の結果, 正常では存在しない物質が細胞組織や臓器に沈着したり, 正常に存在する物質の量が異常に増加する状態。脂肪変性（肝臓, 腎臓, 心臓に起こりやすい）, 動脈硬化症（動脈の内膜にコレステロールの沈着した状態）, 色素沈着症（胆汁色素の沈着→黄疸, ヘモジデリンの沈着→ヘモクロマトーシス）, 結石形成（胆石, 腎結石, 膀胱結石）。

萎縮：生理的萎縮, 無為萎縮, 圧迫萎縮。

壊死：生体のなかで部分的に組織が死んだ状態。熱傷, 凍傷, 褥瘡, 心筋梗塞, 脳梗塞。

アポトーシス：細胞の自発的な死。

▶ 肥大・再生

肥大：作業性肥大と代償性肥大がある。

再生：中枢神経細胞, 心筋は再生しない。

▶ 炎症

炎症の4徴候：発赤, 腫脹, 疼痛, 発熱（熱感）。以上に機能障害が加わると**炎症の5徴候**という。

滲出性炎症：漿液性炎症（熱傷, 漿液性胸膜炎）, 線維素性炎症（大葉性肺炎, ジフテリアの偽膜性炎症）, 化膿性炎症（膿瘍, 丹毒）, 出血性炎症（インフルエンザ肺炎）, カタル性炎（カタル性鼻炎）。

増殖性炎症：細胞の増殖が目立った炎症。

肉芽腫性炎症：特有な肉芽組織をつくるため, 組織像から病因を推定できる炎症。結核症はその代表である。

炎症の経過別分類：急性炎症, 亜急性炎症, 慢性炎症。

▶ 免疫・アレルギー

免疫にかかわる細胞：抗原提示細胞（マクロファージ, 樹状細胞, リンパ球（T細胞, B細胞）

免疫グロブリン：IgG, IgM, IgA, IgD, IgE。

液性免疫（体液性免疫）：抗体を獲得している血清などの体液を用いて他の個体に移すことができる免疫。骨髄由来のBリンパ球が分担。

細胞性免疫：血清では免疫を移すことができず, 感作リンパ球を移入することによってできる免疫。胸腺由来のTリンパ球が分担。

過敏症（アレルギー）の型と代表疾患：I型（アナフィラキシー型；気管支喘息, アナフィラキシーショックなど）, II型（細胞障害型；自己免疫性溶血性貧血など）, III型（免疫複合型；糸球体腎炎, SLEなど）, IV型（遅延型；接触性皮膚炎, ツベルクリン反応など）

自然免疫：生まれつき持っている免疫。

獲得免疫：ワクチン接種や病原体が侵入した後につくられる病原体に特有な防御機構。

▶ 良性腫瘍・悪性腫瘍

腫瘍の良性・悪性の判定は発育形式（膨張性, 浸潤性）, 細胞や組織の異型性, 発育速度, 転移や再発の有無による。

▶ 転移の種類

血行性転移：腫瘍細胞が直接あるいはリンパ節を経て静脈に入り, 他の部分に転移巣をつくること。例：胃がん・大腸がん→門脈→肝転移。

リンパ行性転移：腫瘍細胞がリンパ管に入り, リンパ節に転移すること。ウィルヒョウの転移は胃がんなど腹腔内のがんが局所リンパ節を経て胸管から左鎖骨上窩リンパ節に転移すること。

播種性転移：胸腔・腹腔内にばらまかれたがん細胞が付着して増殖し転移巣をつくること。シュニッツラーの転移は, 胃がんや大腸がんなどが播種性転移によりダグラス窩へ転移するもの。

▶ がん腫と肉腫

がん腫：上皮性の悪性腫瘍。扁平上皮がん，腺がんなどに分けられる。

肉腫：非上皮性の悪性腫瘍。骨肉腫，横紋筋肉腫，線維肉腫など。

その他の悪性腫瘍：白血病，多発性骨髄腫，悪性リンパ腫，神経芽細胞腫。

▶ 早期がん・進行がん

早期がん：胃がん，大腸がんなどで浸潤が粘膜下層までにとどまっている表在性のがん。

進行がん：早期がんの段階を過ぎたがん。

▶ 腫瘍マーカー

腫瘍が産生する物質で，血液や尿の検査により検出できる。

AFP：肝がん，CA19-9：膵がん，CEA：大腸がん，CA125：卵巣がん，hCG：絨毛がん，PSA：前立腺がん。

▶ 組織診断と細胞診，迅速診断

組織診断：生体から組織片を採取して組織標本を作製し，顕微鏡を用いて検査することを**生検**という。採取した組織片は速やかに固定液(ホルマリン溶液)に入れる。

細胞診：喀痰，腟分泌物，尿，胸水，腹水などに含まれる細胞を顕微鏡を用いて検査することを細胞診という。採取した細胞はスライドガラスに塗抹し，速やかにアルコールに入れて固定する。

迅速診断：組織片を速やかに凍結（−20〜−30℃）した後，薄切して標本を作製して染色し，鏡検するもの。10〜20分程度で診断結果が出る。

▶ 細菌

グラム陽性球菌：ブドウ球菌，レンサ球菌，肺炎球菌，腸球菌。

グラム陽性桿菌：ジフテリア菌，結核菌，炭疽菌，破傷風菌，ボツリヌス菌，ウェルシュ菌，ディフィシル菌。

グラム陰性球菌：淋菌，髄膜炎菌。

グラム陰性桿菌：大腸菌，セラチア，赤痢菌，チフス菌，サルモネラ，コレラ菌，腸炎ビブリオ，カンピロバクター，ヘリコバクター・ピロリ，百日咳菌，ペスト菌，緑膿菌，アシネトバクター，レジオネラ。

スピロヘータ：梅毒トレポネーマ，黄疸出血性レプトスピラ，ライム病ボレリア。

マイコプラズマ：肺炎マイコプラズマ。

▶ リケッチア，クラミジア

発疹チフスリケッチア，つつが虫病リケッチア。オウム病クラミジア，トラコーマクラミジア，肺炎クラミジア。

▶ 真菌

カンジダ，クリプトコッカス，アスペルギルス，皮膚糸状菌，ニューモシスチス・イロベチイ。

▶ ウイルス

ヒト免疫不全ウイルス（HIV），肝炎ウイルス（A型，B型，C型，E型），インフルエンザウイルス，鳥インフルエンザウイルス，新型インフルエンザウイルス，麻疹ウイルス，風疹ウイルス，ムンプスウイルス，ポリオウイルス，日本脳炎ウイルス，水痘・帯状疱疹ウイルス，SARSコロナウイルス，MERSコロナウイルス，新型コロナウイルス，ノロウイルス，痘そうウイルス。

▶ 免疫学的診断・遺伝子診断

免疫学的診断：ASO（猩紅熱），ウィダール反応（腸チフス，パラチフス），ワイル・フェリックス反応（リケッチア病），ツベルクリン反応・クォンティフェロンTB（結核），ワッセルマン反応（梅毒）。

遺伝子診断：DNAハイブリダイゼーション，PCR法。

▶ 感染経路

接触感染（性感染症，AIDS，B型肝炎，多剤耐性菌感染症等），飛沫感染（ジフテリア，百日咳，風疹，インフルエンザ），空気感染（結核，麻疹，水痘），経口感染（赤痢，コレラ，腸チフス，急性灰白髄炎，A型肝炎），昆虫媒介感染（発疹チフス，日本脳炎，ライム病）。

▶ 法律による感染症の分類

1類感染症：エボラ出血熱，クリミア・コンゴ出血熱，痘そう，南米出血熱，ペスト，マールブルグ病，ラッサ熱。**2類感染症**：急性灰白髄炎，結核，ジフテリア，重症急性呼吸器症候群（SARS），鳥インフルエンザ（H5N1およびH7N9），中東呼吸器症候群

（MERS）。**3類感染症**：コレラ，細菌性赤痢，腸管出血性大腸菌感染症，腸チフス，パラチフス。**4類感染症**：E型肝炎，A型肝炎，黄熱，Q熱，狂犬病，炭疽，チクングニア熱，鳥インフルエンザ（H5N1，H7N9を除く），ボツリヌス症，マラリア，野兎病など。**5類感染症**：ウイルス性肝炎（E型，A型を除く），インフルエンザ（鳥インフルエンザ，新型インフルエンザ等感染症を除く），カルバペネム耐性腸内細菌科細菌（CRE）感染症，クリプトスポリジウム症，後天性免疫不全症候群（AIDS），性器クラミジア感染症，梅毒，麻疹，メチシリン耐性黄色ブドウ球菌感染症，薬剤耐性アシネトバクター感染症など。
新型インフルエンザ等感染症：新型インフルエンザ，新型コロナウイルス感染症。**指定感染症**：既知の感染症で，1類〜3類感染症と同等の措置を講じなければ，国民の生命および，健康に重大な影響を与えるおそれのある感染症で，政令で定めるもの。**新感染症**：1〜5類感染症，新型インフルエンザ等感染症，指定感染症以外の感染性の疾病で，ヒトからヒトへ伝染すると認められる疾病。

▶ 検疫感染症

1類感染症（7疾患），政令で定める感染症として，2類感染症（中東呼吸器症候群［MERS］，鳥インフルエンザ［H5N1，H7N9］），4類感染症（ジカウイルス感染症，チクングニア熱，デング熱，マラリア），新型インフルエンザ等感染症（新型インフルエンザ，新型コロナウイルス感染症）。

▶ 滅菌・消毒

滅菌とはすべての微生物を死滅させるか，または完全に除去すること。高圧蒸気滅菌，乾熱滅菌，ガス滅菌（エチレンオキサイドガス），放射線滅菌など。消毒とは微生物の感染性をなくすか，菌数を減少させること。煮沸消毒，熱水消毒，ろ過除菌，消毒薬。

▶ 消毒薬

消毒用エタノール，ポビドンヨード，クロルヘキシジングルコン酸塩，逆性石けん（ベンザルコニウム塩化物，ベンゼトニウム塩化物），次亜塩素酸ナトリウム，グルタラール，フタラール，過酢酸。

▶ ワクチン

生菌（生ウイルス）ワクチン：BCGワクチン，MR（麻疹，風疹）ワクチン，水痘ワクチンなど。

死菌（不活化）ワクチン：肺炎球菌ワクチン，Hibワクチン，DPT-IPVワクチンなど。

トキソイド：ジフテリアトキソイド，破傷風トキソイド。

問題

1. 病理検査の説明で正しいものを1つ選び，記号で答えなさい。

a．細胞診では，細胞の異形度によって7段階に分類され診断される。
b．組織診断で通常行われる染色は，ギムザ染色である。
c．パパニコロー染色は細胞診に用いられる染色法の一つである。
d．組織診断検査は，主に病気の早期発見や集団検診に用いられることが多い。

2. 次の文の正しいものには○，誤っているものには×をつけなさい。

1．壊死とはあらかじめ細胞の死が遺伝子によって決められている現象をいう。
2．抗体は血清中に含まれるタンパク質で他の体液中には分布しない。
3．薬剤の使用により病巣や臓器の細菌群のバランスがくずれ，別の細菌が変わって増殖することを菌交代現象という。
4．B型肝炎ウイルス（HBV）はRNAウイルスで高確率で慢性化の経過をたどる。
5．痰の検査では唾液が混ざらないように注意し，咳とともに排出された検体を採取する。

3. 血管の障害により出血傾向となる疾患について，正しいものはどれか。

a．アレルギー性紫斑病
b．血友病
c．白血病
d．播種性血管内凝固症候群（DIC）

解 答

c

a：異形度の評価は行うが7段階ではない。
b：ギムザ染色→ヘマトキシリン・エオシン（H&E）染色
d：組織診断検査→細胞診

○＝3，5
×＝1，2，4

4：B型肝炎ウイルスはDNAウイルスである。

---

a

b：血友病は第Ⅷ因子の欠如による。
c：白血病は血小板減少による。
d：DIC はフィブリノゲンの消耗による。

疾病の成り立ち ■

4. 胃癌についての組合せで正しいのはどれか。

　⑴　腎臓転移　─　Wilms〈ウィルムス〉腫瘍
　⑵　肝臓転移　─　Schnitzler〈シュニッツラー〉転移
　⑶　卵巣転移　─　Krukenberg〈クルッケンベルグ〉腫瘍
　⑷　胃周囲リンパ節転移　─　Virehow〈ウィルヒョウ〉転移

⑶

---

5. 疾患とその原因の組み合わせで誤っているものを1つ選び，
記号で答えなさい。

　a．常染色体異常　──────　ダウン症候群
　b．後天性免疫不全　───　AIDS
　c．真菌　────────　カンジダ症
　d．細菌　────────　カリニ肺炎

d

d：カリニ肺炎は真菌。

---

6. 先天異常について正しいのはどれか。

　1．マルファン症候群は伴性潜性（劣性）遺伝である。
　2．ハンチントン病は常染色体顕性（優性）遺伝である。
　3．クラインフェルター症候群は常染色体顕性（優性）遺伝である。
　4．ダウン症は伴性顕性（優性）遺伝である。

2

1：マルファン症候群は遺伝的に
結合組織が脆弱になる疾患で，常
染色体顕性（優性）遺伝である。
3：クラインフェルター症候群は
男性染色体（XY）にX染色体が
1本以上多いことで生じる疾患で
ある。
4：ダウン症候群は21番染色体が
1本多く，3本あること（トリソ
ミー）で生じる疾患である。

49

7. 下の文章を読み，正しいものに○印，誤っているものに×
印をつけなさい。

1. 結核で起きる壊死をアポトーシスという。
2. 慢性閉塞性肺疾患の患者では1秒率の上昇がみられる。
3. メチシリン耐性黄色ブドウ球菌（MRSA）は5類感染症である。
4. 筋萎縮性側索硬化症（ALS）は，運動ニューロンが障害される
   代表的な疾患であり，外側皮質脊髄路の変性と前核細胞の脱落が
   主な変化である。
5. 炎症の5徴候とは，発赤，腫脹，局所の発熱，疼痛，機能障害
   をいう。
6. リンパ球のうち，T細胞は抗体を産生し，液性免疫に関与する。
7. Ⅳ型アレルギー反応をみる検査として，ツベルクリン反応テス
   トがある。
8. 組織や臓器が本来の構造を保ったまま数が増えたり，大きさが
   増大した状態を肥大という。
9. 全身性エリテマトーデス（SLE）は抗核抗体が認められる。
10. 血友病は伴性潜性（劣性）遺伝疾患であり女子に多い。
11. エコノミー症候群とは，下肢深在静脈に血栓を生じ肺塞栓症が
    起こる症状である。
12. 腎性浮腫は高たんぱく血症で起こる。
13. 子宮頸がんは子宮がんの70〜80％を占め，40〜50歳代に多く，
    大部分は腺がんである。
14. ファロー四徴症とは，心室中隔欠損，大動脈右方偏位（大動脈
    騎乗），肺動脈狭窄，右心室肥大が合併したものである。

○＝3，4，5，7，8，9，
11，14
×＝1，2，6，10，12，13

1：結核で起こる壊死は乾酪壊死。
2：上昇→減少
6：T細胞→B細胞
12：高たんぱく血症→低たんぱく
血症
13：腺がん→扁平上皮がん

8. 次の文章を読み，正しいものに○，誤っているものに×を
つけなさい。

1. 胃に発生する悪性腫瘍を胃がんといい，ほとんどが腺がんである。
2. 成人T細胞性白血病は原因不明の疾患で，発症すると治療が非常
   に困難である。
3. 急性腎不全は，種々の原因で急激な腎機能の低下をきたして発
   症し，多くは不可逆性である。
4. 精巣は，精子の産生とエストロゲンの分泌という2つの機能を
   もつ。
5. 下垂体前葉から分泌されるホルモンには，バソプレシン，オキ
   シトシンがある。

○：1
×：2，3，4，5

2：成人T細胞性白血病はヒト成
人T細胞性白血病ウィルス（HTLV
－1）が原因である。
3：急性腎不全は多くが可逆性で
ある。
4：精巣では精子の産生とアンド
ロゲンの分泌が行われる。
5：バソプレシン，オキシトシン
ともに下垂体後葉ホルモンである。

疾病の成り立ち ■

9. 浮腫について，正しいものはどれか。

　⑴　リンパ浮腫はリンパの還流障害で起こる。
　⑵　心性浮腫は静脈圧の低下で起こる。
　⑶　炎症性浮腫は血管透過性の低下で起こる。
　⑷　腎性浮腫は高タンパク血症で起こる。

⑴

⑵：心性浮腫はうっ血水腫，腎血流量減少によるNa・水の排泄減少により起こる。
⑶：血管透過性の低下→血管透過性の亢進
⑷：腎性浮腫はNa貯留による水分貯留，低たんぱく血症により起こる。

10. 発熱のある患者について，正しいものはどれか。

　1．基礎代謝が低下し，エネルギーの消耗が激しい。
　2．39℃以上の発熱は中等熱に分類される。
　3．悪寒に伴うふるえにより筋肉を収縮させて体温は上昇する。
　4．発熱により心拍数は減少する。

3

11. ショックについて誤っているものを選びなさい。

　a．左室心筋40％以上が壊死に陥ると心原性ショックとなる。
　b．循環血液量減少性ショックの原因として出血・脱水・熱傷などがある。
　c．ショックでは，20mL/時間以下の尿量減少は重要な所見である。
　d．ショックでは，血圧上昇・末梢循環不全・交感神経緊張がおこる。
　　1．a　　　　2．b　　　　3．c　　　　4．d

4

　4：ショックでは，収縮期血圧80〜60mmHg以下となる（ただし頭蓋内出血の場合は正常範囲）。

12. 次の文章を読み，（　　）内の語群から正しいものを選び，記号で答えなさい。

　脳浮腫は，外傷，血管障害，腫瘍など様々な原因で血液脳関門の障害が起こることで，毛細血管の透過性が①（ア．亢進　・　イ．低下）して発生する。
　浮腫が発生すると脳の容積が②（ア．減少　・　イ．増加）して，頭蓋内圧が③（ア．亢進　・　イ．低下）し，④（ア．麻痺，失語　・　イ．頭痛，嘔吐）などが起こる。また，脳組織が圧の低い方へずれる現象を⑤（ア．ケルニッヒ徴候　・　イ．脳ヘルニア）という。

①＝ア
②＝イ
③＝ア
④＝イ
⑤＝イ

⑤：ケルニッヒ徴候は髄膜刺激症状の一つで，髄膜炎やクモ膜下出血などで生じる。

51

13. 感染予防に関する用語について，正しいものには〇，誤っているものには×をつけなさい。

① 感染症とは，何らかの微生物が人体に入り，生体に局所または全身的な反応（主に炎症）を引き起こした状態をいう。
② 隔離とは，一般には感染症患者を，感染させる危険のある期間，他の人に感染させないよう引き離しておくことをいう。
③ 除菌とは，微生物の生命を奪い，不活化することをいう。

〇＝①，②
×＝③

③：除菌とは微生物（細菌など）の数を減らすこと。

---

14. 日和見感染症の原因菌はどれか。2つ選びなさい。

① メチシリン耐性黄色ブドウ球菌
② インフルエンザ菌
③ A群溶連菌
④ 髄膜炎菌
⑤ 緑膿菌

①，⑤

---

15. 次の組み合わせで，誤っているものはどれか。

1．ノロウイルス ―― 下痢
2．ロタウイルス ―― 肺炎
3．アデノウイルス ―― 角膜・結膜
4．ヒトパルボウイルス ―― りんご病
5．ヒトパピローマウイルス ―― 子宮頸癌

2

2：ロタウイルスは，乳児下痢症，感染性胃腸炎を起こす。
4：ヒトパルボウイルスB19は，伝染性紅斑（りんご病）を起こす。

---

16. 感染症について正しいものを選びなさい。

a．麻疹の潜伏期間は2〜3週間である。
b．水痘の潜伏期間は2〜3週間である。
c．流行性耳下腺炎の潜伏期間は7〜10日である。
d．風疹の潜伏期間は7〜10日である。

1．a　2．b　3．c　4．d

2

a：麻疹の潜伏期間→10〜12日
b：水痘の潜伏期間→2〜3週間（10〜21日）
c：流行性耳下腺炎の潜伏期間→約2〜4週間（平均：16〜18日）
d：風疹の潜伏期間→2〜3週間（14〜21日）

17. スタンダードプリコーションについて正しいのはどれか。

1. スタンダードプリコーションとは、感染経路別予防策のことである。
2. 患者が感染症を発症した時から実施する。
3. 医療従事者を介して、病原体が患者へ伝播することを防ぐ目的もある。
4. 血液および汗を含む体液、排泄物がスタンダードプリコーションの対象である。

3

スタンダードプリコーションとは標準予防措置のことで、すべての患者の血液、体液、分泌物、排泄物、嘔吐物、創傷皮膚、粘膜などは、感染する危険性があるものとして取り扱い、微生物の伝播を防ぐことが目的である。

18. 次の文章を読み、（　）内の語句から正しいものを選び、記号で答えなさい。

1. はじめに1種類の病原体による感染（一次感染）がおこったのちに、さらにほかの種類の病原体による感染が加わる場合を（ア．混合感染　・　イ．重複感染）とよぶ。
2. （ア．A群レンサ球菌　・　イ．B群レンサ球菌）による上気道感染が先行して、数週間後にリウマチ熱や急性糸球体腎炎をおこす。
3. 結核菌は（ア．メチレンブルー染色　・　イ．チール-ネールゼン染色）で染色する。
4. 物理的刺激に対するウイルスの抵抗性はpH5～9の間では安定しており、それより外域では（ア．酸性　・　イ．アルカリ性）側では弱くなる。
5. ヒトパピローマウイルスは（ア．子宮頸がん　・　イ．突発性発疹）の原因ウイルスとして注目されている。

1＝イ
2＝ア
3＝イ
4＝ア
5＝ア

19. 感染性廃棄物の廃棄容器の表示で正しいのはどれか。

1. 　2. 　3. 　4.

1

感染性廃棄物は、廃棄容器にバイオハザードマークを付ける。廃棄物の形状に応じ3つ（赤色・橙色・黄色）に色分けされる。

20. 疾患と原因ウイルスの組み合わせのうち，誤っているものはどれか。

1．流行性耳下腺炎 ——— ムンプスウイルス
2．伝染性紅斑 ——— ヒトパルボウイルス
3．伝染性単核症 ——— RSウイルス
4．ヘルパンギーナ ——— コクサッキーウイルス

3

3：伝染性単核症の原因ウイルスはエプスタイン・バーウイルスである。 なおRS (respiratory syncytial) ウイルスは，主として冬に成人ではかぜを，生後6か月未満の乳児や高齢者では気管支炎や肺炎を起こす。

---

21. 病原体と感染経路との組み合わせで正しいのはどれか。

a．サルモネラ ——— 接触感染
b．デングウイルス ——— 空気感染
c．インフルエンザウイルス ——— 飛沫感染
d．ヒト免疫不全ウイルス（HIV） ——— 媒介昆虫感染

c

a：サルモネラ→経口感染
b：デングウイルス→蚊媒介感染
d：ヒト免疫不全ウイルス（HIV）→性行為感染，血液媒介感染，母子感染

---

22. 滅菌と消毒について誤っているものはどれですか。

1．低温殺菌は牛乳の殺菌に利用される。
2．エタノールは胞子に対して強い殺菌力を持っている。
3．紫外線は，固体および液体の内部に対して殺菌力はない。
4．芽胞まで死滅させる方法として乾熱滅菌法がある。

2

2：胞子（芽胞）はエタノールに対し抵抗性をもち，無効である。

---

23. 感染予防の3原則で，病原体の除去に該当するのはどれか。

(1) 隔離
(2) 滅菌
(3) 面会制限
(4) 予防接種

(2)

感染予防の3原則は，①病原体を殺滅する，②感染経路を遮断する，③感受性のある宿主を正常化させる。

疾病の成り立ち ■

24. 食中毒の原因菌はどれか。

1．セラチア
2．レジオネラ
3．ヘリコバクター
4．黄色ブドウ球菌

4

4：黄色ブドウ球菌による食中毒
は，毒素型食中毒である。

25. 予防接種について正しいのはどれか。

a　トキソイドとは，細菌やウイルスなどの病原体を不活化して製造
したものをいう。
b　生ワクチンとは，細菌が産生する毒素を精製して無毒化したもの
をいう。
c　副反応とは，期待される免疫反応とは別に，発熱や接種部位の腫
れなど期待されない反応のことである。
d　定期予防接種により生じた健康被害は，予防接種法による救済制
度がある。

① a，b　　② b，c　　③ c，d　　④ a，d

③

a：トキソイドとは，無毒化毒素
のことをいう。
b：生ワクチンには，生菌ワクチ
ンや生ウイルスワクチンがあり，
病原体の病原性を人工的に弱めた
もの。

26. ワクチンと種類について正しい組み合わせはどれか，番号
を１つ選びなさい。

1．ポリオワクチン　　　―――――　生ワクチン
2．破傷風ワクチン　　　―――――　不活化ワクチン
3．BCGワクチン　　　―――――　トキソイド
4．B型肝炎ワクチン　　―――――　成分（不活化）ワクチン
　　① 1　　② 2　　③ 3　　④ 4

④

1：ポリオワクチンは不活化ワク
チン。
2：破傷風ワクチンはトキソイド。
3：BCGワクチンは生ワクチン。
4：B型肝炎ワクチンは不活化ワ
クチン。

55

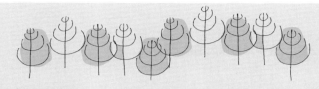

保健医療福祉の仕組み

Point

　人々の健康水準を向上させ最低限の生活を保障するためには，日本の公衆衛生活動や社会保障制度がどう展開されてきたかについての理解が必要である。人口動態統計に関しては，老年人口，生産年齢比率をはじめ，周産期死亡率，合計特殊出生率，有病率，罹患率，受療率，有訴者率など最新の数値の把握と，同時に保健指標の算出方法も重要である。疾患については感染症の種類と届出の原則，感染経路など予防の原則について理解しておく。また，生活習慣病は最近の動向と対策，特定健康診査，特定保健指導などについても理解しておく。さらに，社会保険や公的扶助，患者の生命の尊重などに関する学習も大切である。

　少子高齢化の進展に伴い，母子保健法，介護保険法，高齢者の医療の確保に関する法律などに基づく各種制度の新設・改正が行われているので，常に新たな動向を知っておくことが必要である。社会保障制度では，健康保険の種類と内容なども把握しておく必要がある。「DV防止法」（2001年），「自殺対策基本法」（2006年），「がん対策基本法」（2007年），「障害者総合支援法」（2013年）の内容も把握しておくとよい。

　最近の出題傾向として，健康日本21について，その理念や予防医学の考え方（第1次予防，第2次予防，第3次予防）などの関連事項をおさえておくことが重要である。また，2012年からは，地域包括ケアシステムの実現を目指した取り組みがスタートしており，地域包括支援センターの設置運営について整理しておくとよい。

Keyword

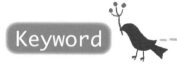

▶ プライマリヘルスケア（PHC）

　WHOが1978年にアルマ・アタ宣言として発表したもので，その地域において何が主要な保健問題であるかにねらいを定め，健康増進，予防，治療，リハビリテーション・サービスを提供することであるとしている。西暦2000年までに世界のすべての人々に健康な生活を実現すべきと宣言した。

▶ ヘルスプロモーション

　WHOが1986年にオタワ憲章で提唱した新しい健康観に基づく21世紀の健康づくり戦略。「人々が自らの健康とその決定要因をコントロールし，改善できるようにするプロセスである」と定義している。

▶ 健康日本21

　2000（平成12）年に始まった「21世紀における国民一人ひとりの健康づくりを目指す運動（健康日本21）」は，2012（平成24）年に最終評価をし終了。2013（平成25）年から2022（令和4）年は健康日本21（第二次）が，2024（令和6）年から2035（令和17）年は，基本方針を新たに健康日本21（第三次）が進められる。

▶ 生活習慣病

　食習慣や運動習慣，喫煙，飲酒などの生活習慣と

の関係で考えられる疾病。たとえば食習慣からくる糖尿病，肥満，高脂血症。喫煙に関連する肺がん，気管支炎。飲酒では肝疾患などがある。

▶ 平均寿命と健康寿命

生まれたばかりの人が何歳まで生きられるかを算出したものが，その年次の平均寿命。平均寿命から病気や事故などで健康を損ねた年月を差し引いたものを健康寿命という。

▶ 学校伝染病

第1種：エボラ出血熱，ペスト，ラッサ熱など。第2種：インフルエンザ，百日咳，麻疹，風疹，水痘など。第3種：腸管出血性大腸菌感染症など。感染症発生時，出席停止等が定められ，必要時，学校の設置者は臨時休校とすることができる。

▶ 障害者総合支援法

障害者自立支援法が改正されて「障害者の日常生活及び社会生活を総合的に支援するための法律（障害者総合支援法）」となり，2013（平成25）年に施行された。主な改正点は，障害者の定義に新たに難病が加わったことなどである。

▶ 母子保健

水準を示す指標として一般に用いられているのが，出生率，乳児死亡率，新生児死亡率，妊産婦死亡率，周産期死亡率，死産率，乳幼児死亡率などである。乳児死亡率は，日本では第2次世界大戦後大きく低下した。

▶ 特定健康診査・特定保健指導

2008（平成20）年の医療制度の改革において，生活習慣病予防の具体的な取り組みとして，40〜74歳の医療保険の被保険者・被扶養者への特定健康診査・特定保健指導の実施が，医療保険者に対して義務づけられた。特定保健指導はリスクの程度によって，動機づけ支援または積極的支援が行われる。

▶ 地域包括支援センター

2005（平成17）年，高齢者が住み慣れた地域での生活ができるようにサービス体系など「介護保険法」の見直しが行われ，その一環として創設された。地域包括支援センターは公正・中立的な立場から，①総合相談支援，②虐待の早期発見・防止などの権利擁護，③包括的・継続的ケアマネジメント支援，④介護予防ケアマネジメントの4つの機能を担う。

▶ 健やか親子21

2000（平成12）年に21世紀の母子保健の方向性を示し，関係機関，関係団体が一体となって推進する国民運動計画として策定された。その主要課題は，①思春期の保健対策の強化と健康教育の推進，②妊娠・出産に関する安全性と快適さの確保と不妊への支援，③小児保健医療の水準を維持・向上させるための環境整備，④子どもの心と安らかな発達の促進と育児不安の軽減である。2006（平成18）年マタニティマークを発表。

▶ 生活保護

1950（昭和25）年制定の「生活保護法」に基づく公的扶助制度。保護費の費用支弁は国が3/4，地方が1/4となる。保護には生活扶助，教育扶助，住宅扶助，医療扶助，介護扶助，出産扶助，生業扶助，葬祭扶助の8種類がある。このうち介護扶助は「介護保険法」の施行に伴い，2000（平成12）年に加えられた。

▶ 産業保健

職業病（アスベストによる健康障害など），ストレスマネジメントなどの健康管理，産業医・衛生管理者，働く人の心とからだの健康づくり（THP＝トータル・ヘルスプロモーション・プラン）については「労働安全衛生法」に定められている。

▶ 歯科口腔保健法

従来の歯科保健活動はむし歯予防を中心に行われてきたが，高齢化や全身性疾患との関連もあることが近年わかってきたことから，1989（平成元）年から80歳で20本以上の歯を残そうという8020（ハチマル，ニイマル）運動や一口30回以上噛むことを目標とした「噛ミング30」運動が行われるようになった。2011（平成23）年8月には，「歯科口腔保健の推進に関する法律（歯科口腔保健法）」が施行された。

問題

解答

1. 環境・衛生について正しいものを選びなさい。

a．ダイオキシン類は発がん性が懸念されており，その原因は廃棄物焼却とされる。

b．世界の人口増加をみると開発途上国の人口減少が続いている。

c．インフルエンザは医師の届け出を要する感染症に該当していない。

d．一酸化炭素は酸素よりも血中ヘモグロビンと結合する力が弱い。

  1．a 2．b 3．c 4．d

1

b：開発途上国の人口は先進地域に比べて著しい増加傾向にある。

c：「感染症法」の規定によりインフルエンザは医師の届け出（厳密には指定医療機関の管理者）が必要である。

d：一酸化炭素は血中ヘモグロビンと結合しやすく，頭痛や窒息などの中毒症状を起こす。

---

2. 保健医療福祉施設について，間違いのあるものはどれか。

1．病院とは，医師または歯科医師が医療を行う場で，20人以上の患者収容施設を持つものである。

2．診療所は一人から数人の医師または歯科医師が中心となって診療を行うところであり，入院ベッドのない無床診療所と，19床以下のベッドをもつ有床診療所とがある。

3．助産所は，助産師が正常分娩を扱うところで，9床以下のベッドを持つことができる。ただし，異常の場合は委託医の支持が必要である。

4．訪問看護ステーションは在宅療養者を訪問して看護を行う機関で，老人保健法の改正によって創設された。2.0人以上の看護職員を配置することなどが条件となっている。

4

4：訪問看護ステーションは常勤換算で2.5人以上の看護職員が必要である。

---

3. 地域包括支援センターについて，誤っているものすべてを選び，その番号を記入してください。

1．設置基準は，1小学校区につき1か所である。

2．運営主体は，都道府県である。

3．事業内容には，総合相談や権利擁護などがある。

4．職員配置基準は，医師と社会福祉士である。

1，2，4

1：多くの場合，中学校区が基準となっている。

2：運営主体は市町村である。

4：主な職員は保健師，社会福祉士，主任ケアマネジャーである。

保健医療福祉の仕組み ■

4. 日本における令和5（2023）年の生産年齢人口の割合を選びなさい。

a．29.5%
b．44.5%
c．59.5%
d．74.5%

　　1．a　　2．b　　3．c　　4．d

3

生産年齢人口は15〜64歳をいう。減少傾向にある。

---

5. 日本の医療保険制度で正しいのはどれか。

⑴　加入は任意である。
⑵　健康診断は医療給付の対象である。
⑶　被保険者の自己負担割合は1割である。
⑷　医療給付は現物給付が原則である。

⑷

⑴：任意ではなく，必ずいずれかの保険に入る皆保険制度である。
⑶：1割→被保険者，被扶養者とも3割である。

---

6. 健康日本21（第二次）について，正しいものを選び番号を解答欄に書きなさい。

1．平均寿命の延伸と健康格差の縮小を目標としている。
2．二次予防に重点を置いている。
3．高齢者では，ロコモティブシンドロームに着目した。
4．休養の目標は，十分な睡眠時間の確保と週労働時間50時間以上の雇用者の割合の減少について設定することである。
5．受動喫煙割合の低下についての設定はない。

1，3

2：二次予防→一次予防
4：50時間→60時間

---

7. 児童相談所について，正しいものはどれか。

a．市町村に設置が義務づけられている。
b．生活保護を決定する。
c．児童の一時保護を行う。
d．児童委員を雇用する。

c

a：児童相談所の設置義務があるのは都道府県。そのほか指定都市，中核市，特別市にも設置される。
b：児童相談所の業務に生活保護の決定は含まれない。生活保護に関する業務は主に福祉事務所が担う。
d：児童委員は児童相談所の業務にかかわるが，雇用関係には含まれない。

59

8. 介護老人保健施設での看護について誤っているのはどれか。

1. 機能訓練を取り入れた看護を行う。
2. 介護職などと連携して健康管理を行う。
3. 対象は，病状が安定した高齢者である。
4. 終生，施設内で療養生活を送ることを目標とする。

4

家庭への復帰を目指している。

---

9. 介護保険制度で正しいのはどれか。

1. 第2号被保険者は65歳以上である。
2. 自己負担は原則3割である。
3. 要支援者は介護給付を受けられる。
4. 介護保険は現物給付である。

4

1：65歳以上→40歳以上65歳未満の医療保険加入者。
2：原則3割→原則1割
3：介護給付→予防給付

---

10. 次のうち正しいものはどれか。

1. 介護保険で利用できるサービスには，介護給付と予防給付がある。
2. 一定期間内での人口増減の状態を人口静態という。
3. 1歳の平均余命はそのまま平均寿命となる。
4. 介護保険の第1号被保険者は，40歳以上65歳未満の医療保険加入者である。

1

2：人口静態→人口動態
3：1歳→0歳
4：介護保険の第1号被保険者は65歳以上の者。

---

11. 次の文章のうち，正しいものに○，誤っているものに×をつけて下さい。

1. 国民健康保険の保険者は市町村である。
2. ダイオキシン類は大気汚染物質として環境基準が設けられている。
3. 小児がんは，小児慢性特定疾患ではない。
4. 特定保健指導に，動機付け支援と積極的支援に分かれている。
5. 0歳の平均余命はそのまま平均寿命となる。
6. 年齢別人口は人口静態ではない。

○＝1，2，4，5
×＝3，6

---

12. 健康づくり対策の組み合わせで正しいものはどれか。

1. 健康増進の3要素 ——— 栄養，運動，禁酒
2. 第1次予防 ——— バランスのとれた生活習慣
3. 第2次予防 ——— リハビリテーション
4. 第3次予防 ——— 予防接種

2

1：禁酒→休養
3：第3次予防である。
4：第1次予防である。

保健医療福祉の仕組み ■

13. 地域保健法で規定されている保健所の事業として正しいの
はどれか。

1．健康手帳の交付
2．栄養の改善・食品衛生
3．療育の給付
4．国民健康保険証の交付

2

1：健康手帳の交付は「老人保健
法」で規定されている。
3：療育の給付は「児童福祉法」
で規定されている。
4：国民健康保険証の交付は「健
康保険法施行規則」で規定されて
いる。

14. 次のうち，誤っているのはどれか。

1．人口動態とは，一定期間内での人口の増減をいう。
2．国勢調査は，日本全国で4年ごとに行われる。
3．合計特殊出生率は，15～49歳までの女子の年齢別出生率の合計
である。
4．生産年齢人口とは，15～64歳の人口のことである。

2

2：4年ごと→5年ごと

15. 次のうち，国民皆保険制度はどれか。

(1)　医療保険
(2)　介護保険
(3)　雇用保険
(4)　生命保険

(1)

(1)：国民皆保険制度とは，すべて
の国民が各種医療保険のいずれか
に加入しており，被保険者の給与
（または直接）から，毎月保険料
を支払う体制をさす。

16. 「地域における医療及び介護の総合的な確保の促進に関す
る法律」における，地域包括ケアシステムの構築の要素に
ついて，誤っているものはどれか。

a．医療
b．年金
c．住まい
d．生活支援

b

地域包括ケアシステムを構築する
5つの要素は，住まい・医療・介
護・予防・生活支援である。

看護と法律

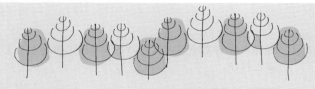

Point

「保健師助産師看護師法（保助看法）」の出題は変わらず多い。自分自身のこととして学んでおく必要がある。「医薬品，医療機器等の品質，有効性及び安全性の確保等に関する法律（薬機法）」に関しては，医薬品や医療機器等の取り扱いについて理解することが重要である。国民の健康の保持・増進を図るための「地域保健法」，「健康増進法」，「母子保健法」，「母体保護法」，「精神保健及び精神障害者福祉に関する法律（精神保健福祉法）」，「高齢者の医療の確保に関する法律（高齢者医療確保法）」，「学校保健安全法」の目的や対象，内容について理解しておく。

また，「感染症の予防及び感染症の患者に対する医療に関する法律（感染症法）」，さらに「介護保険法」に関連した動きにも注意しておく必要がある。衛生法規のほか，社会福祉や社会保険に関する法規，労働法規についても，その種類と適用等を理解しておく。

Keyword

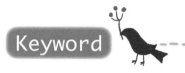

▶ 医療法

医療を行う場である病院・診療所および助産所などについて定めている。

病院とは，医師または歯科医師が公衆または特定多数人のために医業を行う場所で，20人以上の患者を入院させるための施設をもつもの。

診療所とは，患者の入院施設のないもの，または患者19人以下の入院施設のあるもの。

助産所とは，助産師が公衆または特定多数人のために助産業務を行う場所で，9人以下の妊婦，産婦または褥婦を入所させることができる施設。

地域医療支援病院とは，原則200人以上の患者を入院させるための施設をもち，都道府県知事が承認したもの。

特定機能病院とは，400人以上の患者を入院させるための施設をもち，診療科等について定められた条件を満たし，厚生労働大臣が承認したもの。

▶ 保健師助産師看護師法

1948（昭和23）年制定。保健師・助産師・看護師・准看護師の資格や業務について定めた法律。1951（昭和26）年に甲種・乙種看護婦が看護婦に一本化され，新しく准看護婦が誕生した。

▶ 看護師・准看護師の業務

看護師とは，厚生労働大臣の許可を受けて傷病者もしくは褥婦に対する療養上の世話または診療の補助を行うことを業とする者をいう。准看護師は，都道府県知事の免許を受けて，医師，歯科医師，看護師の指示を受けて傷病者もしくは褥婦に対して療養上の世話または診療の補助を行うことができる。保健師，助産師，看護師，准看護師すべて**名称独占**であることが明示されている。

▶ 免許

保健師は看護師国家試験および保健師国家試験，助産師は看護師国家試験および助産師国家試験，看護師は看護師国家試験に合格し，**厚生労働大臣**の免許を，准看護師は都道府県の行う准看護師試験に合格し，**都道府県知事**の免許を受けなければならない。

▶ 業務従事者

業務に従事する保健師・助産師・看護師・准看護師は，厚生労働省令で定める**2年ごと**に12月31日現在の状況を，翌年1月15日までに就業地の都道府県知事に届け出なければならない。

▶ 地域保健法

1947（昭和22）年に保健所法として制定。1994（平成6）年，人口の急激な高齢化，疾病構造の変化に対応すべく地域保健法として改正・拡充された。保健所や市町村保健センターについて定めている。

▶ 健康増進法

2002（平成14）年に制定。栄養の改善その他の措置を講じて国民の健康増進を図る目的をもつ。

▶ 母子保健法

1965（昭和40）年に制定。母性および乳幼児の保健指導，健康診査，医療その他の処置を講じて母性および乳幼児の健康の保持増進を図ることを目的としている。

▶ 母子健康手帳

妊娠して**市町村長**に届け出をした者に対して，「**母子保健法**」に基づき母子健康手帳が交付される。

▶ 母子保健の向上に関する施策

知識の普及，保健指導，新生児の訪問指導，健康診査，妊産婦の訪問指導，妊娠の届け出，母子健康手帳の交付，低出生体重児・未熟児の訪問指導・養育医療費支給など。

▶ 母体保護法

1948（昭和23）年に「優生保護法」として制定。

1996（平成8）年改正の際，法律名が変更となった。母性の生命・健康を保護することを目的として，不妊手術，人工妊娠中絶，受胎調節の実施指導などについて定めている。

▶ 後期高齢者医療制度

1982（昭和57）年制定の「老人保健法」は，2008（平成20）年4月から**高齢者の医療の確保に関する法律**に変わり，75歳以上を対象とした後期高齢者医療制度が実施されている。対象は75歳以上の人と，65歳以上75歳未満で広域連合が一定の障害があると認めた人である。**自己負担1割**（一定以上の所得があると2割，現役並み所得者は3割）。検診や健康相談等の保健事業は健康増進法に基づいて実施される。

▶ 介護保険法

保険者：市町村（特別区），**被保険者**：第1号被保険者は65歳以上の者，第2号被保険者は40歳以上65歳未満の医療保険加入者。介護給付・予防給付を受けるには市町村に申請し，要介護・要支援認定を受ける。要介護者とは，要介護状態にある65歳以上の者と，加齢に起因する特定疾病（16疾病）が要介護状態の原因である40歳以上65歳未満の者。利用者負担は原則1割（一定以上の所得のある者は所得額により2割または3割）。

▶ 感染症の予防及び感染症の患者に 対する医療に関する法律（感染症法）

1998（平成10）年に制定。1〜5類感染症，新型インフルエンザ等感染症，指定感染症，新感染症に分類されている。近年，鳥インフルエンザ（H5N1およびH7N9），中東呼吸器症候群（MERS）が**2類感染症**に追加され，4類感染症の鳥インフルエンザは「H5N1およびH7N9を除く」となっている。

医師が感染症を診断したときは，1〜4類感染症，5類感染症のうち侵襲性髄膜炎感染症と麻しん，風しん，新型インフルエンザ等感染症，新感染症，指定感染症は**直ちに**，5類感染症のうちアメーバ赤痢等21疾病は**7日以内**に，保健所長を経由して都道府県知事に届け出なければならない。

問題

解答

1. 下記の文章の（　）にあてはまる語句を語群より選び, その記号を記入してください。

　障害者基本法の理念は, 障害者の（　①　）および社会参加の支援である。実際の障害者に対するサービスについては, （　②　）法に定められている。さらに, （　②　）法は, 難病による一定の障害があるものについてもサービスの対象としている。

　障害児においては, （　③　）法による給付もある。（　②　）法に定められたサービスに対しての自己負担は（　④　）割である。

【語群】

ア　3	イ　1	ウ　擁護	エ　児童虐待防止
オ　児童福祉	カ　母子保健	キ　自立	
ク　障害者総合支援	ケ　身体障害者福祉		

①＝キ
②＝ク
③＝オ
④＝イ

---

2. 保健師助産師看護師法について, （　）内に適切な語句あるいは数字を書きなさい。

1. 准看護師とは, （　①　）の免許を受けて, 医師, 歯科医師または（　②　）の指示を受けて, 傷病者もしくは褥婦に対する療養上の世話または（　③　）を行うことを業とする者をいう。
2. 准看護師は（　④　）年毎に就業地の（　①　）に業務従事者届を出すことが定められている。
3. 准看護師免許は（　⑤　）に登録されることで取得したことになる。

1：①都道府県知事
　②看護師　③診療の補助
2：④2
3：⑤准看護師籍

---

3. 「感染症の予防及び感染症の患者に対する医療に関する法律」で定められている1類感染症はどれか。

a. 結核
b. コレラ
c. エボラ出血熱
d. インフルエンザ

c

a：結核は2類感染症である。
b：コレラは3類感染症である。
d：インフルエンザは5類感染症である。

看護と法律 ■

4. 次のうち，誤っている組み合わせはどれか。

①保健所の設置・運営 　　　— 　地域保健法
②受動喫煙の防止 　　　　　— 　健康増進法
③医療品等の基準および検定 — 　医薬品医療機器等法
④母子健康手帳の交付 　　　— 　母体保護法

④

④：母体保護法→母子保健法

---

5. 社会福祉六法に含まれるものとして正しいのはどれか。

1．精神保健福祉法
2．老人福祉法
3．母子及び父子並びに寡婦福祉法
4．社会福祉法

2，3

社会福祉六法は一般的に，①「児童福祉法」，②「身体障害者福祉法」，③「生活保護法」，④「知的障害者福祉法」，⑤「老人福祉法」，⑥「母子及び父子並びに寡婦福祉法」，の6法を指す

---

6. 次の法律に関する説明のうち，正しいものを下の語群から選び記号で答えなさい。

1．母性・乳児・幼児の健康保持と増進を目的としており，母子健康手帳の交付，妊産婦・乳児・幼児の健康診査などを行う。
2．勤労条件に関する最低限の基準を設けており，労働時間，年少者・妊産婦等の就業制限などを定めている。
3．高齢者の適切な医療費の確保，国民保健の向上を目的としており，40歳以上の加入者に対し，特定健康診査・特定保健指導などを行う。
4．健康づくりや疾病予防の各種施策を取り入れており，国民健康・栄養調査の実施，受動喫煙防止などを定めている。
5．感染症の予防，まん延防止を目的とし，届出，就業制限，消毒などの措置について定めている。

1＝オ
2＝ア
3＝カ
4＝イ
5＝ケ

【語群】

ア．労働基準法	イ．健康増進法	ウ．母体保護法
エ．がん対策基本法	オ．母子保健法	
カ．高齢者医療確保法	キ．検疫法	
ク．労働安全衛生法	ケ．感染症法	

入 学 試 験
専門科目

● Point & Keyword ●
● 問題・解答 ●

基礎看護
看護概論

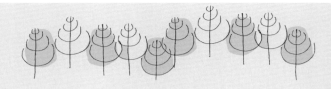

Point

　看護概論の領域では，看護の概念，健康の概念，対象の理解，看護の歴史，看護と倫理，看護管理，医療安全など，全般的に出題されている。この領域は，看護のすべての基本となるために出題範囲を限定することが難しい。対象別のケアや臨地実習に入る前に身に付けておくべき基本的な知識が問われるだけに，確実な理解が不可欠な領域である。特に**看護と倫理**では，アドボカシー，パターナリズム，インフォームドコンセント，コンプライアンスなど看護における言葉の意味を理解しておく必要がある。患者の権利章典，看護職の倫理綱領など基本的な用語は，その歴史的社会的背景も押さえておくと良い。また，普段のモヤモヤを看護の倫理原則に基づき整理することも理解を助ける。

　以下にキーワードとなるものを，過去の出題からピックアップした。看護の定義，WHOの健康の概念，対象の理解，看護方式，ナイチンゲールやヘンダーソン，ロイ，オレムなどの看護理論，マズローの基本的欲求，保健師助産師看護師法，医療安全などに注意しておきたい。

Keyword

▶ 看護理論

V. ヘンダーソン：基本的看護ケアとは，患者の自立を目的に基本的ニーズを充足させる支援であるとし，基本的ニーズを14項目に整理した。これをマズローのニーズの階層と比較すると，その多くは生理的ニーズに分類されるが，心理・社会文化的ニーズをも含んで考えられていることがわかる。

F. ナイチンゲール：看護とは，新鮮な空気，陽光，暖かさ，清潔さ，静かさを適切に保ち，食事を適切に選択し，管理すること―生命力の消耗を最小にするように整えることである。

C. ロイ：人間とは，絶えず変化する環境との相互作用のなかで，環境に適応していく存在であるとした。その4つの適応様式（①生理的ニード，②自己概念，③役割機能，④相互依存）を踏まえながら，適応を支援することが看護であるとしている。

D. E. オレム：看護一般理論は，セルフケア理論・セルフケア不足理論，看護システム理論から成り立っている。看護とは，ある人が自分自身のセルフケアのニードを充足できないときに，その人に直接的な援助を与えることであると説明している。

A. H. マズロー：人間の欲求は個々に独立しているのではなく，関連し合い優先順の階層をなし，高次の欲求が生じるにはそれより低次の欲求が満たされている必要があるとし，①生理的欲求，②安全の欲求，③所属と愛の欲求，④承認の欲求，⑤自己実現の欲求の5つのカテゴリーを示した。

▶ 看護理論家とその業績

V. ヘンダーソン：『看護の基本となるもの』『看護の原理と実際』

F. ナイチンゲール：『看護覚え書』『病院覚え書』

F. G. アブデラ：『患者中心の看護』（21の看護項目）

基礎看護／看護概論

I. J. オーランド：『看護の探究』
D. E. オレム：『オレム看護論』（セルフケア論）
E. ウィーデンバック：『臨床看護の本質』
H. E. ペプロウ：『人間関係の看護論』
J. トラベルビー：『人間対人間の看護』
C. ロイ：『ロイ看護論；適応モデル序説』

▶ 医療安全

リスクマネジメントと同義語として用いられる。事故発生に適切に対処して損害を最低限にする事故後の対応と，リスクを把握・評価して組織的に対策を立てる事故防止活動の概念が含まれる。個人のエラーを責めるのではなく，組織で対応することが重要である。些細なエラーなどもすべて報告することで，事故防止のための分析や対策ができるため，報告システムによるきめ細かい報告（インシデント・アクシデントレポート）は重要である。

原因分析ではSHELモデルやRCAなどの手法が知られ，指示受けの標準化やフルネームによる患者確認が安全対策として行われている。

▶ ヒューマンエラー

ヒューマンエラーとは人為的過誤や失敗（ミス）のことをいい，JIS（日本産業規格）では，「意図しない結果を生じる人間の行為」と定められている。人間の注意力には限界があり，行動は己を取り巻く環境に強く影響されやすいため，人の手で医療が行われる以上，医療におけるヒューマンエラーをゼロにすることはできない。これまでにも「人間は間違える」ことを前提とした対策が考案されてきた。

▶ 総合保健医療福祉

健康の保持・増進，疾病の早期発見，健康障害を受けた人への治療・看護，社会復帰へのリハビリテーションまでの包括的な役割・機能を含み，これらの役割・機能を専門の保健医療福祉チームが協力して行うことを総合保健医療福祉という。

▶ WHOによる健康の定義

「健康とは，ただ疾病や虚弱がないだけでなく，身体的，精神的ならびに社会的に完全に良好な状態である。到達しうる健康の最高の水準を享受することは，人種，宗教，政治，経済・社会的条件にかか

わりなく，人間の基本的権利の一つである。諸国民すべての健康は，平和と安全保障の達成の基礎であると同時に，各個人と諸国家の完全な協力に依存しているものである。」（WHO憲章，1946）

▶ 機能別看護

看護業務別に看護師の分担を決め，1人の患者に数人の看護師が断片的にかかわる方式。業務に主体をおいた方式であるため，効率的で時間短縮が可能であるが，一貫した看護を実践しにくい側面がある。

▶ 受持制看護

1人の看護師が1人あるいは数人の患者を受け持ち，その患者に関する看護のすべてを行う方式。患者中心のよい看護方式といえるが，作業効率の面からみれば機能別看護より劣り，また，看護師には高い看護実践能力が求められる。

▶ チームナーシング

数人の患者に対して，看護師がグループを組んでかかわる方式。グループの構成員は看護師，准看護師，看護助手などであり，経験豊富な看護師がチームリーダーとなる。患者中心の看護を心がけ，それぞれがメンバーとしてその能力に応じた役割を果たす。意思統一を図るために，リーダーはカンファレンスを開き，看護計画の立案，実施，評価といった看護過程をチームで展開する。

▶ プライマリナーシング

1人あるいは数人の患者を24時間通して1人の看護師が看護を行う方式。受持制との相違は，1人の看護師がすべての責任をもち，看護師長を介さず，看護計画の立案から決定，実施，評価までを自主的に行うことである。これらの業務を行う看護師をプライマリナースという。自己の勤務時間帯以外はセカンダリナースにその業務を一任する。

プライマリナースは独立した専門職としてほかの医療従事者と対等の立場で役割を果たす。それだけに優れた判断力と看護の実践能力が求められる。

▶ 退院支援

内容は主に**意思決定支援**と**退院調整**である。意思決定支援では，患者とその家族が疾患をもちながら

どのように生きるかの選択や，最期の療養場所の選定など，生活上の問題に対する支援を多職種協働で行う。退院調整は，患者・家族の希望を踏まえて，環境・人・物を社会の制度や資源につなげ，その人らしく過ごせるように援助する。

▶ アドボカシー

権利擁護，患者の主張や利益の代弁など様々な意味で使用されているが，看護におけるアドボカシーは「患者の権利擁護」と訳されることが多い。その意味内容の中心には患者の自己決定への支援がある。

▶ 倫理綱領

各種専門家団体が，倫理的な課題について方針を述べたものである。なかでも1947年に策定されたニュルンベルグ綱領は，「容認できる人体実験とは何か」を世界で初めて示し，守られるべき医療倫理を明文化した。全10項目から成り，第1項と第9項は，今日でいうインフォームドコンセントや自己決定権の概念を示しており，医学研究倫理の原型である。

世界医師会は「リスボン宣言」，日本医師会は「医の倫理綱領」，日本看護協会は「看護職の倫理綱領」をそれぞれの特色を持った側面から採択している。

▶ パターナリズム

日本では，家父長主義，父権主義などと訳される。強い立場にある者が本人の意思にかかわりなく「本人の利益のために」と代わって意思決定するため，医療の現場では，医師－患者間の権力関係が社会問題となった。このことから，現在臨床ではインフォームドコンセントが重視される環境が整いつつある。

▶ 生命倫理（バイオエシックス）

bio（生命）＋ethics（倫理）。人間の生存，生命に関連するすべての倫理的問題を対象とする。具体的には遺伝子操作，人工授精，妊娠中絶，臓器移植，患者の権利，延命装置の適用，安楽死，尊厳死，ホスピスケアなどが研究領域となる。

▶ 意思決定支援（ACP：アドバンス・ケア・プランニング）

患者は自らの健康を維持し，疾病の治療を継続する過程において，その治療や日常生活における方向性を自己決定し，尊重される支援を受ける権利がある。先のことを予測しながら，本人と医療者が一緒にケア計画を作成・実施していく過程をACPという。これは本人の意思が尊重されるような対応を，本人と医療者がともに考えていく合意形成のプロセスである。

▶ リビングウィル

生前の意思の清明な段階で，治療拒否を表明した遺言（生前遺言）である。末期に意思の表明が不可能となったときに，有効に機能させようとするものであるが，健康時の抽象的意思表明が，現実に健康障害時の意思と合致するとは限らない。

▶ ICN看護師の倫理綱領

国際看護師協会（ICN）の「看護師の倫理綱領」は2021年に改訂された。前文に看護師の基本的責任として**健康の増進，疾病の予防，健康の回復，苦痛の緩和と尊厳ある死の推奨**の4つが記されている。

▶ 患者の権利章典

米国病院協会が1973年に採択。病院の基本的立場と認識を明確にしたうえで，患者に対する12の具体的な権利が明記された。

▶ ジュネーブ宣言, ヘルシンキ宣言

前者は1948年，世界医師会総会において採択された。医師の職業上の規律ともいうべき内容である。

後者は1964年，世界医師会総会において採択された。「人間における生物医学的研究を行う医師の手引のための勧告」という内容である。

基礎看護／看護概論 ■

問題

解答

1.
以下の著書を著した看護理論家を，下の語群から選び，記号で答えなさい。

1.「患者中心の看護」　　　───（　　　）
2.「看護の探求」　　　　　───（　　　）
3.「看護の基本となるもの」───（　　　）
4.「人間対人間の看護」　　───（　　　）
5.「人間関係の看護論」　　───（　　　）

【語群】

ア．アブデラ	イ．ヘンダーソン	ウ．ナイチンゲール
エ．オレム	オ．キング	カ．ペプロウ
キ．トラベルビー	ク．オーランド	ケ．ロイ
コ．ウィーデンバック		

1＝ア　　2＝ク　　3＝イ
4＝キ　　5＝カ

ア：F. G. アブデラは患者中心の看護を行うために解決すべき「21の看護問題」の分類を示し，問題解決法を追求した。
ク：I. J. オーランドは「熟慮した看護過程」の概念を定義し，看護のプロセスに注目した。
イ：V. ヘンダーソンは「基本的看護」の概念を示し，看護独自の機能と役割を明らかにした。
キ：J. トラベルビーは看護師と患者が，それぞれ個別の人間として関わり合うことを看護の基盤と考え，人間関係に焦点を当てた。
カ：H. E. ペプロウは「患者－看護師関係」から患者の健康状態に良好な変化をもたらす看護のプロセスを追求した。

2.
WHO憲章の前文で明言されていることについて，正しいものはどれか。

1）健康で文化的な最低限度の生活を営む権利を有する。
2）健康は生きるための目的ではなく日々の生活の資源である。
3）人間の健康や病気は人・病因・環境が互いに影響しあって決まる。
4）健康とは身体的・精神的ならびに社会的に完全に良好な状態である。

4）

WHOの定義によれば「健康とは完全な肉体的，精神的，霊的および社会的福祉の流動的な状態であり，単に疾病または病弱の存在しないことではない」とされる。英文で用いられているdynamicは「動的な」という意味をもち，健康と疾病は連続しており，健康状態はそのうえで絶えず変化するものと捉えられている。また，spiritualは，人間の尊厳の確保やQOLを考えるために必要で本質的なものとして認識されている。

3. **准看護師の役割と業務について，正しいのはどれか。**

① 医師の指示があったので，動脈注射を実施した。
② 患者の友人から病状を聞かれたので，分かる範囲で答えた。
③ 看護記録に誤りがあったので，修正液を使って修正した。
④ インシデントが起きたので，速やかにスタッフで情報を共有した。

④

①：動脈の穿刺は特定行為であり，行うためには看護師としての十分な経験に加え，法律に定める研修を受ける必要がある。
②：健康に関する患者の情報は個人情報であり，看護職者は業務上知り得たこれらの情報を漏らしてはならない。看護職者の守秘義務の観点と個人情報保護の観点から求められることである。
③：看護記録は看護師の判断と実施の過程を証明するものである。誤りは二重線で消し，訂正した後捺印する。

4. **次の文の正しいものには○，誤っているものには×をつけなさい。**

1．ペプロウH. E. Peplauは人間関係の過程が看護そのものであるとし，看護師と患者は共通の目的に向かって相互作用を繰り返しながら，共に学び成長していくと考えた。
2．プライマリ・ヘルスケアとは，二次レベルの保健医療サービスであり，住民の生活圏に密着して保健サービスを提供することである。
3．インシデント，アクシデントなどの分析方法に，4つの要因が影響していることをあらわしたSHELモデルがある。このモデルのSとは医療機器設備，施設の構造などをいう。
4．日本看護協会が2003年に作成した看護者の倫理綱領は，15の項目からなり，あらゆる場で実践を行う看護者を対象とした行動指針で自己の実践を振り返る際の基盤を提供するものである。
5．キャノンW. B. Cannonは，恒常性維持のためには自律神経のはたらきが大きく，生体が異常な環境におかれると，アドレナリンの作用によって組織的な反応が起こるとして，この仕組みをホメオスタシスと名づけた。

○＝1，4，5
×＝2，3

2：二次レベル→一次レベル
市民生活に密着したサービスを「一次保健サービス」という。
3：事故分析におけるSHELモデルはそれぞれ，S（ソフトウェア），H（ハードウエア），E（環境），L（人間；当事者以外）の頭文字であり，Sはマニュアル，規定，慣習などをいう。その中心にL（人間；当事者）が位置し，各項目との関係を分析することで事故原因が説明される。

5. 誤っているものはどれか。番号を1つ選びなさい。

a．リスクマネージメントとは，事故防止活動であり，医療安全と同義語でない。

b．看護単位とは，患者の生活の単位となっている1つのまとまりを言う。

c．プライマリーナーシングとは，看護チームで行う看護の方式を言う。

d．インフォームドコンセントとは，医療者の説明義務は必要であるが，自己決定権は必要でない。

① a・b ② b・c ③ c・d ④ a・d

③

c：プライマリーナーシングは，1人〜数人の患者を24時間通して，基本的に入院から退院まで1人の看護師が責任をもってケアする看護方式である。

d：インフォームドコンセントのインフォームドとは，知る権利や自己決定に対応する患者への情報提供。コンセントとは医療における患者の主体性を示す自己決定をいう。

---

6. 医療に関する概念について正しいものを2つ選びなさい。

a．選択医療 ──────── パターナリズム
b．権利擁護 ──────── アドボケート
c．患者の尊厳 ──────── ジュネーブ宣言
d．尊厳死 ──────── リビングウイル
e．ヘルスプロモーション ── 健康危機モデル

1．a 2．b 3．c 4．d 5．e

2，3

a：パターナリズムは，社会的な関係において成立している父子のような保護・支配関係のことであり，選択医療とは正反対の概念である。

d：リビングウイルは，生前健康な思考のもとでまとめた個人の意志表示。意識がなくなってからの自身に対する延命措置や安楽死・自然死などの亡くなるときやその後の希望を書き残した「遺言書」をいう。尊厳死について書かれる可能性はあるが異なる概念である。

e：ヘルスプロモーションとは，人々が自らの健康とその決定要因をコントロールし，改善することができるようにするプロセスある。第1回健康づくり国際会議で採択された。

7. **看護活動について，適切でないものはどれか。**

a．看護は，あらゆる健康の段階にある人を対象とする。
b．日常生活援助活動は，「療養上の世話」に該当する。
c．機能別看護方式では，責任の所在が明確で，一貫した看護を継続しやすい。
d．チームナーシングとは，リーダーの指示のもと，チームで看護を行うことである。

c

機能別看護方式は業務別に看護師の担当を決め，一人の患者に対し，看護師がその都度入れかわり，複数人でかかわることになる。看護業務に主眼を置いた方式であるため効率的だが，責任の所在がわかりにくく一貫した看護が継続しにくい性質がある。

---

8. **看護師に禁止されている業務はどれか。**

1．褥瘡壊死部の切除
2．看護診断
3．臨時応急処置
4．退院指導

1

褥瘡壊死部分の切除は，通常医師の行う医療行為である。ただし，日本看護協会の認める特定行為であるため，褥瘡ケアに熟練した看護師が，一定の研修を受け，あらかじめ準備された手順があれば，医師の包括的指示のもと行うことができる。

---

9. **チームナーシングについて正しいものを選びなさい。**

a．患者と1対1の関係が確立できる。
b．業務効率を一番に考えた方法である。
c．メンバーの直接の指揮は看護師長である。
d．メンバーは患者に関する情報を共有する。
　　1．a　　2．b　　3．c　　4．d

4

a：数人の看護師が経験豊富な看護師をリーダーとして，一定水準の看護を提供する看護方式である。各自が分担した役割を果たしながら，数人の患者に対してケアを行う。
c：経験豊富な看護師がリーダーとなる。
d：情報共有と意思の疎通を図るためにカンファレンスを行い，チームで看護過程を展開する。

10. 次の文章を読み，（　　）内の語句から正しいものを選び，記号で答えなさい。

1. 看護の理論化は，第二次世界大戦後に看護サービスや看護教育のあり方について全米規模で行われた調査報告である①（a．ブラウン・レポート　・　b．ゴールドマーク・レポート）における②（a．これからの看護　・　b．合衆国の看護及び看護教育）提起がきっかけとなった。

2. F. G. アブデラは『患者中心の看護』の中で，看護に課せられた（a．21　・　b．14）の課題を提示した。

3. E. ウィーデンバックは（a．臨床看護の本質　・　b．看護の哲学）を著し，患者援助へのニードを明確化することの必要性を説いた。

4. J. トラベルビーは，看護の目的は人間対（a．人間　・　b．看護師）の関係を通して達成されるとする対人関係プロセスを提唱した。

---

1 ＝ ① a ，② a
2 ＝ a　　3 ＝ a　　4 ＝ a

1：ブラウンレポートは，第二次世界大戦中のアメリカで行われた看護教育の課題を整理するための調査で，この報告書が1948年出版の「これからの看護」である。この報告書はその後の看護教育計画に大きな影響を及ぼした。

2：F. G. アブデラは，患者中心の看護を行うために解決すべき「21の看護問題」の分類を示し，問題解決法を追求した。

3：E. ウィーデンバックは「看護」を「患者の援助へのニードを見極め，患者が自分の置かれている状況や環境から要請されている事柄にうまく対応できるように促し，そのような能力が妨げられる場合に，障害を克服できるように個人を援助することである」と定義している。

4：J. トラベルビーは「看護」を「個人・家族・地域社会が病気や障害を予防し，病気や苦難の中に意味を見出し対処できるように援助することである」とし，その際，看護師と患者という関係ではなく互いに相手を認め合う「人間対人間」という関係にある事を強調している。

---

11. プライマリーナーシングについて，正しいものはどれか。

1. 看護業務別に分担を決めて行う。
2. 1人の看護師が，担当患者の入院から退院までの看護を一貫して受け持つ。
3. 受け持ち制と機能別看護を組み合わせて行う。
4. チームリーダーの指揮のもと，看護ケアを行う。

2

1：機能別看護
3：混合型看護
4：チーム・ナーシング

12. **健康の概念について，誤っているのはどれか。**

⑴ 世界保健機関（WHO）では，健康は基本的権利の１つであると規定している。
⑵ 健康と生活の質（QOL）は，密接に結びついている。
⑶ 人間は，健康に対して同一の価値観や価値基準をもっている。
⑷ ヘルスプロモーションでは，健康を資源としてとらえている。

⑶

健康であることは幸福につながり，価値のあることと考えられている。健康観が多様化している現代では，健康になる過程あるいは維持する努力にも重きを置くなど，個人が健康をどのように価値づけているかも多様化しているといえる。健康であることは個人にとって価値あることというだけでなく，その個人が所属する組織，国にとっても価値あることである。

---

13. **疾病の二次予防について，正しいものはどれか。**

a．健康教育
b．予防接種
c．がん検診
d．リハビリテーション

c

一次予防は，生活習慣の見直しや予防接種など，健康な者を対象に健康状態を保持増進し，病気を予防することを目的としている。二次予防は各種健康審査や健康診断で疾病を早期に発見し，早期から指導や治療を開始することを目的としている。三次予防は，治療の経過における保健指導や社会復帰を目指したリハビリテーションによる機能維持や機能回復を目的としている。

---

14. **次にあげる用語に関係するものを線で結び，解答欄に記号を記入しなさい。**

1．権利擁護　　　　　　　ア．ハインリッヒの法則
2．アルマ‐アタ宣言　　　イ．ヘルスプロモーション
3．オタワ憲章　　　　　　ウ．プライマリヘルスケア
4．医療安全　　　　　　　エ．インフォームドコンセント
5．説明責任　　　　　　　オ．アドボカシー

1＝オ
2＝ウ
3＝イ
4＝ア
5＝エ

15. 次のうち，正しいものはどれか。	⑴
⑴ エビデンスに基づいた看護とは，科学的根拠に基づいた看護のことである。	⑵：身体的援助のみならず，心理的・社会的援助も行う。健康の保持・増進，疾病の予防，健康の回復，苦痛の緩和のための介入を行う。
⑵ 看護活動とは，身体的援助のことである。	
⑶ プライマリー・ナーシングとは，何人かの患者に対して，看護者がグループを組んで関わる看護方式である。	⑶：プライマリー・ナーシングは，1人〜数人の患者を24時間通して，基本的に入院から退院まで1人の看護師が責任をもってケアする看護方式である。
⑷ 看護研究は，臨床における看護ケアの改善や向上を目的として行われるため，患者の意思にかかわらず協力を求める必要がある。	⑷：看護研究は，どのような目的であっても，患者を対象とするのであれば，患者の意思を確認し協力を求める必要がある。

16. トリアージの目的で正しいものはどれか。	**3**
1．医療事故の防止	災害時，少ない物資や人材で，できるだけ多くの患者を救うために，治療の優先度が高い患者を一定の基準で選定することである。
2．患者の意思の尊重	
3．治療優先度の決定	
4．応急処置	

17. インシデントレポートについて誤っているものを2つ選びなさい。	②，③
① インシデントの情報提供をすることは，正確な事故分析・対策立案に有効である。	②：インシデントレポートは，患者に実害の及ばない事故事例を医療安全管理者に報告し，データとして共有することや，複数の事例を分析して対策を講じることを目的に作成されるものである。特定の個人の責任を追及するものではない。
② インシデントレポートは，当事者に罰を与える材料として有効である。	
③ インシデントレポートは，同じ事例が数件集まるまで分析されない。	
④ インシデントレポートは，分析後，適切な時期に具体的な対策を職員に周知することが重要である。	③：状況を共有し再発を防ぐためには，早期に原因分析して周知することが重要である。
⑤ インシデントレポートの文書管理と秘密の保持には，厳重な注意が必要である。	

18. **継続看護について，適切なものを全て選択しなさい。**

1．生活で実際に使える具体的で実現可能なものであること，という退院指導の原則が守られることが大切である。
2．訪問看護の導入は，退院に際して看護師が決定する。
3．退院計画は，退院が決まってから作成する。
4．退院時のサマリーには，守秘義務を考慮して家族の状況は記載しない。
5．在宅療養に移行する場合は，介護施設や訪問看護ステーションなどとの連携を図る。

1，5

2：退院時に看護の必要性を認めた場合には，主治医により，その必要性を記した診療情報提供書が作られる。
3：入院時から，退院後の生活を見越して退院支援計画書を作成し，退院に向けて計画的なケアを行う。
4：退院時の看護サマリーには，継続したケアが行われるよう，患者やその家族の状況について入院中からの情報を記載し，切れ目のないよう訪問看護ステーションなどへ伝える。

19. **ウエルネスの概念について，正しいのはどれか。**

1．身体機能の向上を優先している。
2．医療者からの指示を守ることを指す。
3．健康と疾病は連続していることを基盤とする。
4．生きがいや自己実現のための行動である。

4

1：WHO（世界保健機関）は，憲章前文において「健康とは，肉体的，精神的，および社会的に完全に良好な状態であって，単に疾病または病弱の存在しないことではない」と定義している。
2：ウェルネスを求める人は自らの生活行動を評価し，実現可能な改善方法を選択し自己の責任において実践する。
3：H．L．ダンは，その「良好な状態（Well-being）」をさらに積極的に解釈し，個人の高いレベルの健康状態を「ウェルネス（Wellness）」と定義づけた。
4：ウェルネス行動は栄養摂取や運動，仕事と余暇などの様々な活動を通して，自己実現という目的を施行する行動であることに特徴がある。

基礎看護／看護概論 ■

20. ヘンダーソンの基本的看護の14の構成要素について，誤っているものはどれか。

1. 患者の感覚機能の保持と促進をたすける。
2. 患者の飲食をたすける。
3. 患者の呼吸をたすける。
4. 患者の学習をたすける。
5. 患者のレクリエーション活動をたすける。

1

ヘンダーソンの14の基本的ニーズは，以下のものである。
①正常に呼吸する，②適切に飲食する，③老廃物を排泄する，④移動し姿勢を保持する，⑤睡眠し休息をとる，⑥適切な衣服を選び着脱する，⑦体温を維持する，⑧身体の清潔と身だしなみを保つ，⑨環境の危険因子を避け他者を傷つけることを避ける，⑩感情，欲求，恐怖，意見を表現して他者とコミュニケートする，⑪自分の進行に従い礼拝する，⑫達成感をもたらす仕事をする，⑬遊ぶ，様々な形態のレクリエーションに参加する，⑭発達，健康を導く学習や発見をし，あるいは好奇心を満足させる。

21. 次にあげる看護理論家に関係するものを線で結び，解答欄に記号を記入しなさい。

1. V.ヘンダーソン   ア. 自然治癒力
2. F.ナイチンゲール   イ. 看護の探求
3. S.C.ロイ   ウ. 14項目の基本的ニード
4. D.E.オレム   エ. 適応システムモデル
5. I.J.オーランド   オ. セルフケア理論

1 ＝ウ
2 ＝ア
3 ＝エ
4 ＝オ
5 ＝イ

79

22. 看護体制・看護方式について正しいものには〇，誤っているものには×をつけなさい。

1. 機能別看護は看護業務を分業化して看護者が個別に分担する方式である。
2. チームナーシングは数人の患者に対して，看護師，准看護師，看護補助者がチームを組んでケアする方式である。
3. 混合型看護方式は受け持ち制看護と機能別看護あるいはチームナーシングの長所・短所を考え合わせ利点を生かす方法である。
4. プライマリー・ナーシングは入院から退院まで一人の看護師が責任を持つ看護方式である。
5. PPC方式は1勤務時間内において1人の看護師が1人または数人の患者を受け持ちその患者に関する看護のすべてを行う方式である。

1＝〇
2＝〇
3＝〇
4＝〇
5＝×

4：プライマリー・ナーシングは，1人ないし数人の患者を24時間通して基本的に入院から退院まで一人の看護師が責任を持ってケアする方式である（不在時にはセカンダリーナースに一任する）。

5：PPC（progressicve paticent care）方式は，看護業務の方式ではなく段階的看護ケア方式と訳される，病棟運営方式である。患者は疾病の程度・必要とするケアの程度等に合わせ，環境の違う病棟に移動しながら療養する。

---

23. 医療安全について正しいのはどれか。

1. ヒヤリハット事例はアクシデントとして報告され事故防止に活用される。
2. 医療事故は医療従事者が原則に従い注意を十分行えば必ず防ぐことができる。
3. 患者誤認防止のためにフルネームでの確認やリストバンドを活用する。
4. 転倒・転落の防止の具体的方策に6つのRight（6R）が推奨されている。

3

1：アクシデントとして報告されるべき内容は，医療安全が想定被害を予防する観点から「ヒヤリ」「ハット」したか否かにかかわらず，「実害」と「想定被害を含めたインシデント」である。日本では，ヒヤリ・ハット事例はインシデントと同義語として使用されている。

2：人間の注意力には限界があり，医療が人の手で行われる以上，ヒューマンエラーをゼロにすることはできない。

4：6Rは薬剤投与の際に確認すべき，正しい薬，正しい目的，正しい患者，正しい量，正しい投与方法，正しい時間の6つである。

24. **リビングウィルについて，誤っているものはどれか。**

1．生前遺言書とも呼ばれる。
2．わが国には尊厳死を認める法律がある。
3．人としての尊厳性を尊重したものである。
4．患者が判断能力のあるうちに行う意思表示である。

2

2：わが国に尊厳死に関する法律はまだない。日本尊厳死協会や日本医師会などでも議論され，終末期での延命措置中止を選択する自己決定権は，憲法が保障する基本的人権の一つである幸福追求権（憲法13条）に含まれるとの考え方が一般的ではあるが，法制化には反対する市民団体の動きもあり，制定には至っていない。

---

25. **生命倫理について正しいものを選びなさい。**

a．日本では安楽死は認められている。
b．デス―エデュケーションとは亡くなった患者の家族に対する心理ケアである。
c．日本では出生前診断による選択的中絶は不可能である。
d．臓器移植法では本人の意思が明確でない場合でも，家族の同意があれば移植が認められる。
  1．a 2．b 3．c 4．d

4

a：現在日本において，安楽死は合法化されていない。仮に患者本人が真摯に死を望んでいても，殺害または自ら命を絶つのを援助する行為は，自殺関与・同意殺人罪（刑法202条）に該当する。
b：1982年頃からA．ディーケンが提唱した「死の準備教育」をいう。余命を告知された患者本人が対象で「死を見つめることは，生を最後までどう大切に生き抜くか，自分の生き方を問い直すことだ」と，心のケアの重要性を訴えている。
c：出生前診断は，形態異常や染色体異常などを知り，妊娠・出産において母体の健康保持や出産後の育児計画・将来の予測を立てることなどを目的として行われる。段階的に確定検査を行い診断の結果が陽性だった場合，妊娠継続か否かの決断を行う。

26. **患者の権利擁護はどれか。**

1．アドボカシー
2．インフォームドコンセント
3．リビングウィル
4．ノーマライゼーション

1

日本では，アドボカシーを「権利
庇護・代弁」と訳している。自己
の権利を十分行使できない社会的
弱者（子ども・障害者・高齢者・
患者など）の権利を，代弁したり
庇護したりすることを指しており，
本人の自己決定を尊重し，様々な
問題を「人権問題」としてとらえ，
人権庇護とともにサポートする，
という意味が含まれている。

---

27. **看護師の行動で倫理的に適切なのはどれか。**

1．学習のため実名入りの資料を用いてカンファレンスを行った。
2．糖尿病の患者がお菓子を持っていたので破棄した。
3．患者が亡くなったので荷物を家族へ渡さず処分した。
4．面会に来た親戚が病名を聞いてきたが答えなかった。

4

1：患者が特定できるような情報
をカンファレンスの資料にするこ
とがあってはならない。
2，3：糖尿病の患者のお菓子も，
亡くなった患者の荷物も本人や家
族に無断で処理しないのが倫理的
判断である。
4：守秘義務はいかなる場合でも
重要で，本人の病名を看護師が第
三者に話すことをしてはならない。

基礎看護
基礎看護技術

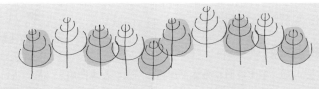

Point

● **基礎看護技術**

基礎看護の問題数は最も多く，そのなかでも基礎看護技術の問題数は圧倒的に多い。出題範囲は看護技術のあらゆる分野にわたっている。基礎看護技術は，すべての看護を行ううえでの基本となるので，繰り返し学習しておくことが必要である。単に記憶するだけでなく，なぜこの技術が必要なのか，理由や根拠を確認しながら，臨地実習と結びつけて考え学習を進めていくことが大切である。

頻出のキーワードは，コミュニケーション，感染予防，フィジカルアセスメント，バイタルサイン，清潔，与薬，体位，移動，浣腸，導尿，経管栄養，罨法，環境，褥瘡，吸引，吸入，輸血，検査，救急時の対応などである。なかでも，フィジカルアセスメント，感染予防，血圧測定方法と測定値（マンシェットの巻き方・幅，腕の位置による測定値の違い），計算問題（薬液濃度，点滴の滴下数，酸素ボンベの残量と吸入時間，BMI，薬液量とミリ数）などは必須の学習内容である。

● **患者の心理**

「患者の心理」が「基礎看護技術」の1項目である意味は，看護技術が人に対して行われる行為だからである。基本的な言葉の概念と理論を学習することで，患者の心理を理解し，病期や経過別に心理を整理しておくと理解が進む。基本の学習は教科書である。言葉の概念を正しく理解し，理論を押さえておこう。また，臨地実習での体験を理論を用いた考え方でとらえ他者に説明できるようになると，より解釈が深まり看護観の成長に役立つ。

Keyword

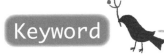

● **基礎看護技術**

▶ コミュニケーション

構成要素は，①対象，②送り手，③メッセージ，④伝達経路，⑤受け手，⑥フィードバック（バーロのコミュニケーションモデルより）。言語的コミュニケーションと非言語的コミュニケーションがある。

▶ ガウンテクニック

感染経路を遮断する手段。**汚染区域での注意**：①衿ぐり10〜15cmと衿ひもは清潔。②表は不潔，裏は清潔。③CDCガイドラインにおける個人防護具の着脱順序〈付けるとき：ガウン→マスク→ゴーグル・フェイスシールド→手袋〉〈外すとき：手袋→ゴーグル・フェイスシールド→ガウン（またはガウン→ゴーグル・フェイスシールド）→マスク〉。

▶ スタンダードプリコーション

スタンダードプリコーション（標準予防策）は，感染症の有無にかかわらず，**入院患者のすべて**の場面に必要な感染予防対策で，①血液，②汗以外のすべての体液，分泌物および排泄物，③損傷のある皮

膚，④粘膜，に適用される。

▶ 記録

要点は，事実をありのまま正確に，適切な専門用語を用いて簡潔に，正しい文字で読みやすく，できるだけ速やかに，訂正は2本線を引いて明瞭に，記録者の署名をする，など。医師の**診療録は5年間**保存する（看護記録は法令によって保存期間が異なる）。

▶ バイタルサイン

生命維持にかかわる重要な徴候。一般に，意識，呼吸，脈拍，血圧，体温をいう。

意識：ジャパン・コーマ・スケール（3-3-9度方式），グラスゴー・コーマ・スケール（開眼・発語・運動機能を3〜15点で評価）などで意識レベルを評価する。

呼吸：成人では1分間約12〜20回，異常呼吸は頻呼吸，徐呼吸，チェーン-ストークス呼吸，ビオー呼吸，クスマウル呼吸など。

脈拍：成人では1分間約60〜100回。100回を超えると頻脈，60回未満を徐脈という。橈骨動脈などで測定。

血圧：成人の正常血圧（診察室血圧）は収縮期血圧120mmHg未満かつ拡張期血圧80mmHg未満。マンシェットを巻いた腕と心臓を同じ高さにして測定する。

体温：成人の平熱は腋窩温36〜37℃未満。測定部位別では直腸温＞口腔温＞腋窩温の順。発熱や解熱の特徴的な型は稽留熱，弛張熱，間欠熱，分利，渙散など。

▶ 清潔

清拭では室温22〜26℃前後とし，60℃程度の湯を十分用意する。皮膚に当たるときの温度は41〜42℃。筋肉の走行に沿って大きく平均した圧で拭く。清拭の順序は原則として上から下へとする。また，きれいな部位を最初に，最も汚れやすい部位を最後にする。

▶ 体位

安楽な体位とは体重のかかる基底面積を広くする体位。体幹・四肢の彎曲状態に合わせる。ベッドと身体の空間部に枕などを入れ筋緊張を緩和させる。

▶ 注射

皮内注射：前腕内側，26〜27G，表皮と真皮の間に注入する。マッサージはしない。注射針の刺入角度（5〜15度）。

皮下注射：上腕伸側部（正中線上で下1/3），インスリン注射では腹部・大腿前面（外側）23〜25G，注射針の刺入角度10〜30度。

筋肉内注射：中殿筋，三角筋，22〜25G，注射針の刺入角度45〜90度。

▶ 輸血

人全血液・人赤血球液は2〜6℃で保存し，21日以内に使用する。輸血前に交差適合試験を行う。

▶ 経管栄養

口腔または鼻腔からのチューブ挿入時は潤滑剤をチューブに塗布し，患者の嚥下運動に合わせ45〜50cm挿入する。栄養剤の注入前には，気泡音の聴取または胃液の吸引によってチューブが胃内にあることを確認する。

▶ 浣腸

グリセリン浣腸は50％濃度で60〜120mL，石けん浣腸は1〜2％濃度で500〜1000mLである。ネラトンカテーテル10〜15号，挿入の長さは4〜5cm，液の温度は40℃である。イリゲーターの液面の高さは肛門より約50cmとする。

▶ 導尿

無菌操作で行い，プライバシーに留意する。ネラトンカテーテル12〜18Fr，挿入の長さは女子の場合約4〜6cm，男子は約16〜22cmである。

▶ 罨法

温罨法：湯たんぽ，かいろ，電気アンカなどを使い，保温，皮膚の血液循環の促進，疼痛・充血・腫脹の緩和などのために行う。熱傷を起こさないように温度，時間，方法に注意し，皮膚の変化や一般状態の変化を定期的に観察する。

冷罨法：氷枕，氷嚢，氷頸などで主に発熱時に頭部や頸部，腋窩，鼠径部を冷却する。また，鼻出血，胃や胸部などの局所に用いて，炎症を防ぎ，鎮静，止血を促進する。

▶ 吸入

霧状の薬液あるいはガス体を吸気とともに吸わせ，局所的・全身的に作用させる。局所的療法には，噴霧吸入（ジェットネブライザー，超音波ネブライザー），蒸気吸入などが，全身的療法には，酸素吸入，吸入麻酔などがある。

▶ 吸引

体腔および身体のある部位にたまった粘液，喀痰などの分泌物，血液，滲出液，膿，ガスなどを，陰圧，重力，毛細管現象によって体外に排除する。一時的吸引法や持続吸引法がある。

▶ 睡眠

睡眠は脳波のパターンにより，**レム睡眠**（身体の睡眠）と**ノンレム睡眠**（脳の睡眠）に分けられる。

●患者の心理

▶ ストレス

1930年代にセリエによって導入された概念で，「体外から加えられた各種の刺激に応じて体内に生じた傷害と防衛の反応の総和」と定義された。ストレスをもたらす因子をストレッサーという。

▶ ストレス対処行動（ストレスコーピング）

ストレッサーにさらされたとき，それを避ける，または解決し克服するための行動。

▶ 防衛機制

無意識的な自我の働きで，自分を守ろうとする心理機制のこと。抑圧，否認，置き換え，投影，取り入れ，同一化，昇華，反動形成，合理化，退行など。

▶ マズローによる欲求階層

マズローは人間の基本的欲求を，①生理的欲求，②安全と保障の欲求，③愛と所属の欲求，④自尊の欲求，⑤自己実現の欲求，という5つの階層があるとしている。また，生理的欲求を充足させてから，順次上の階層の欲求を充足させることを示している。

▶ エリクソンの発達課題

人間の生涯にわたる心理社会的発達を段階に分け，人はそれぞれに乗り越えるべき課題のあることが示

されている。エリクソンは発達を以下の8段階に区分し発達課題を示した。人はこの発達課題を克服することにより成長する。

乳児期：基本的信頼，**幼児初期**：自律感，**幼児期**：主導性（積極性），**学童期**：勤勉性，**青年期**：アイデンティティの確立，**成人初期**：親密性，**壮年期**：生殖性，**老年期**：統合性

▶ 急性期にある患者の心理

急激な発病や悪化，不慮の事故による動揺。「自分は助からないのではないか」という恐怖，混乱状態。今後の自分の状態を予測できないことの不安。発病や事故のきっかけとなった自分の行動への後悔，挫折感。家庭や職場での役割に関する心配，など。

▶ 回復期にある患者の心理

完治への期待と悪化への不安。効果が期待できないことでの焦りや落胆，自暴自棄。ボディイメージの変化に対する拒否的感情。機能障害による社会の受け入れ状況に対する疎外感。家族や職場における役割遂行に関する不安。日々のリハビリテーションへの意欲の減退。闘病意欲や生活意欲の減退，など。

▶ 慢性期にある患者の心理

病気に対する切実感の欠如。日常生活スタイルの変更や職業の変更に伴う喪失感。完治しないことへの絶望感。症状の悪化に対する不安。医療費や通院費がかさむことによる経済的不安。社会の一員としての役割の喪失，自信の喪失，など。

▶ 在宅療養中の患者の心理

慣れ親しんできた自分の生活環境下で，自分らしい生活ができることの精神的安定。家族とともにすべて自分で意思決定できる喜び。家族も自分も自宅で臨終を迎えたいという希望。一方，疾病の悪化や急変時に必ずしも十分に対応できる環境にないことの不安。家族に迷惑をかけている負担感など。

▶ 死にゆく患者の心理プロセス

キュブラー＝ロスは，①否認，②怒り，③取り引き，④抑うつ，⑤受容，の5段階をあげている。告知されていない場合，疑念，不安，いらだち，うつ状態を経て，受容かあきらめの状態になる。

問題

解答

1.　フィジカルアセスメントについて誤っているものはどれか。

3

　1．フィジカルアセスメントとは，身体的なデータを収集・査定することをさす。
　2．観察の方法には，問診・視診・触診・打診・聴診等がある。
　3．看護師は一般的にバイタルサイン測定を行い，医師がフィジカルアセスメントを行う。
　4．観察や測定をする際は，プライバシーに十分配慮する。

2.　看護問題の優先順位を決めるときに考慮するもので，誤っているのはどれか。

③

　①　健康の回復を阻害しているもの
　②　対象にとって最もつらいこと
　③　看護者の能力の差
　④　成長発達を妨げているもの

3.　安全を守るための抑制について正しいのはどれか。

①

　①　患者がベッドからの転落を気にせず，安眠できることは目的の一つである。
　②　主治医の指示や了解があれば，患者・家族に説明を行わなくてもよい。
　③　患者が動けないように四肢を強く固定する。
　④　患者のストレスを増強させないため，言葉かけのみ頻回に行う。

②：抑制を行う場合，患者や家族に十分な説明を行い，理解と同意を得る。
③：局所の強い圧迫は血行障害や摩擦による皮膚損傷の原因になりやすい。
④：言葉かけのみでなく，苦痛の少ない方法で短時間にとどめることも必要である。

4.　看護師のボディメカニクスについて誤っているものを1つ選びなさい。

4

腕の筋力だけでなく，広背筋や大腿四頭筋も一緒に使う。

　1．膝を曲げて重心を低くする。
　2．両足を前後左右に開いて作業する。
　3．患者を側臥位にする時は患者の膝を高く立てる。
　4．患者の水平移動をする時は腕の筋力だけで行う。

基礎看護／基礎看護技術 ■

5. バイタルサインについて，誤っているものを3つ選び，番号で答えなさい。

① 血圧計のマンシェットは，ゴム嚢中央を橈骨動脈に合わせて巻く。
② 頭蓋内圧が亢進すると，患側の瞳孔は大きくなる。
③ 呼吸測定は，患者に気づかれないように10秒間の呼吸を数える。
④ パルスオキシメーターを使用すると，経皮的に動脈血酸素飽和度が測定できる。
⑤ 測定値のすべての報告は，申し送りの前などの定時に行う。

①，③，⑤

①：マンシェットは，ゴム嚢の中央を上腕動脈に合わせて巻く。
③：呼吸数の測定は60秒間行う。
⑤：測定値が異常であった場合は，直ちに報告する。

---

6. 身長180cm，体重75kgの男性のBMIを求めてください。
（小数点第2位を四捨五入してください。）

23.1

$BMI＝体重kg÷(身長m)^2$
よって，$75÷(1.8×1.8)＝23.14$となる。日本におけるBMIの理想値は男性が22.0，女性が21.0で，これらの数値に近いほど「統計的に病気にかかりにくい体型」であることが疫学調査で明らかになっている。肥満を示す25.0を超えると，糖尿病，脳卒中，心臓病，高脂血症，高血圧などの生活習慣病にかかりやすい。

---

7. 車椅子による移送の援助について正しいものを選びなさい。

a．段差を登るときは車いすを後ろ向きにし，後輪から上がる。
b．段差を降りるときは後ろ向きでハンドルを持ち上げ，後輪を持ちながら後ろに下がる。
c．上り坂では蛇行走行すると移送しにくくなるため，できるだけまっすぐに上る。
d．下り坂では前向きで車いすを支えながらゆっくり下る。

　　1．a　　　2．b　　　3．c　　　4．d

2

1：段差を登るときは，車椅子は前向きにして，前輪から上がる。
3：登坂の傾斜が大きく傾斜路の幅が十分にある場合，左右にゆっくり蛇行すると上りやすくなる。
4：下り阪では車椅子は後ろ向きに下がる。

87

8. 口腔の清潔援助で正しいのはどれか。

　a．経口摂取ができない場合は，必ずしも行う必要はない。
　b．義歯を使用している場合は，取り外してみがいた後に含漱を行う。
　c．口腔内の乾燥が著しい場合，口腔内潤滑剤を用いて口腔内の損
　　　傷を防ぐ。
　d．出血傾向がある場合，しっかりブラッシングする。
　　　①a，b　　②b，c　　③c，d　　④a，d

②

　a：口腔の自浄作用が低下するので口腔ケアが必要。
　d：ブラシは粘膜を傷つけやすいので，スポンジやガーゼで拭く。

---

9. 薬剤確認のタイミングについて誤っているものを選びなさい。

　a．保管場所から薬剤を取り出すとき
　b．手に取った容器から薬剤を取り出すとき
　c．薬剤を保管場所に戻すとき
　d．与薬が終わり片づけるとき
　　　1．a　　2．b　　3．c　　4．d

4

与薬が終わってからの確認では誤薬を予防できない。

---

10. 罨法について誤っているのはどれか。

　1．金属製湯たんぽは，80℃の湯を入れ準備する。
　2．ゴム製湯たんぽは，湯を2/3程度入れる。
　3．氷枕は氷を1/2 ～ 2/3入れ，空気を入れて止め金をする。
　4．湯たんぽは皮膚面より10cm以上離して使用する。

○＝1，2，4
×＝3

　3：氷枕に空気が入っていると熱の伝導が悪い。

---

11. 一時的・持続的導尿について正しいのはどれか。

　①　挿入するカテーテルの長さは，女性7 ～ 9cm，男性23～
　　　25cm程度とする。
　②　カテーテル挿入時は，口呼吸を促す。
　③　男性の場合，陰茎を床面に対し60度になるように持ち，ゆっく
　　　りとカテーテルを挿入する。
　④　女性の場合，挿入後カテーテルを固定するときは，少しゆとり
　　　を持たせて下腹部に固定する。

②

　①：挿入の長さは，一時的導尿の場合女性4 ～ 6cm，男性16～22cmで，持続的導尿の場合はバルーン部分の長さを＋2 ～ 3cm加える。
　③：陰茎を腹壁面に対し90度になるよう持ち上げカテーテルを15cm挿入し，次に陰茎の角度を60度に戻し，さらに5cm挿入する。
　④：大腿内側に固定する。

基礎看護／基礎看護技術 ■

12. 非言語的コミュニケーションについて正しいのはどれか。

　１．対象者との信頼関係を形成しにくい。
　２．ジェスチャーやタッチングが含まれる。
　３．忙しい時は，立ったまま話を聞いてもよい。
　４．視線は対象者より少し上から合わせる。

2

---

13. インフォームドコンセントについて誤っているものを２つ選びなさい。

　①　医師が病状や治療方針を説明し，患者の同意を得ることである。
　②　看護職の役割は患者の自己決定を支援することである。
　③　病状や治療方針の説明は，医学用語が有効である。
　④　医療法にはインフォームドコンセントの重要性と医療従事者の説明責任が明記されている。
　⑤　インフォームドコンセントの対象となるのは，自己決定できる患者のみである。

③，⑤

①：医師が行うインフォームドコンセントの説明としては正しいが，広義には，保健医療従事者が病状，治療，看護，研究について説明し，患者の同意を得たうえで，保健医療従事者にケアの権限が委ねられることで，患者の自己決定権を高めるものである。
③：対象者が理解できるようわかりやすい言葉を用いる。
⑤：自己決定できる患者や家族，自己決定できない場合は代理人も対象である。

---

14. SOAP形式の経過記録で，正しいものはどれか。

　⑴　Sとは客観的データである。
　⑵　Oとは主観的データである。
　⑶　Aとは看護行為である。
　⑷　Pとは看護計画である。

⑷

⑴：Sは主観的データである。
⑵：Oは客観的データである。
⑶：Aはアセスメントである。

---

15. 看護過程の構成要素を順に書きなさい。

　（アセスメント）→（　①　）→（　②　）→（　③　）

①計画立案
②実施
③評価

　５段階の場合は，アセスメント―看護診断―計画立案―実施―評価となる。

89

16. 安全に関する用語の説明です。適切な用語を語群から選択しなさい。

① 損害の発生頻度とその損害の重大さ。

② 日常の診療の場で、誤った医療行為などが患者に実施される前に発見されたもの、あるいは、誤った医療行為などが実施されたが結果として患者に影響を及ぼすに至らなかったもの。

③ 医療にかかわる場所で医療の全過程において発生する人身事故一切を包含する。

④ 医療事故の発生の原因に、医療機関・医療従事者に過失があるもの。

【語群】

医療事故	医療過誤	インシデント	アクシデント
リスク	インフォームドコンセント		

①＝リスク
②＝インシデント
③＝医療事故，アクシデント
④＝医療過誤

③：医療事故＝アクシデントであり，どちらも正解である。

---

17. 使用済みの針の処理で適切でないのはどれか。

1．使用後は速やかにリキャップをする。
2．針刺し防止のために必ず手袋を着用する。
3．針で自身を傷つけたらすぐに、流水と石けんでよく洗う。
4．病室に専用廃棄容器を携帯し、その場で捨てる。

1

使用後はリキャップをしないで，速やかに専用廃棄容器に捨てる。

---

18. 環境調節の援助について、誤っているのはどれか。

① 呼吸・食事・排泄は、外部環境を保つための行動である。

② 6人部屋は片側に3つのベッドが並ぶため、中央のベッドはプライバシーが守られにくい。

③ ベッドの間隔は、120～180cmが必要である。

④ 患者一人に対する病床の床面積は、6.4㎡以上である。

①

呼吸・食事・排泄は，内部環境の恒常性を保つための行動である。

基礎看護／基礎看護技術 ■

19. ベッドメーキングについて，正しいものはどれか。

① シーツ類を広げる場合は，手前の足元から枕元に向けて広げていく。
② シーツ類をベッド中央に合わせると，美しく仕上がり，くずれにくく患者にとって安楽である。
③ シーツ類をマットレスの下に入れるときは，手の甲を下にして押し入れる。
④ 横シーツは，ゴム布がでるように小さく覆い汚染を防ぐ。

○＝②
×＝①，③，④

①：シーツは手前の頭側から足元に向けて広げていく。
③：手掌側は皮膚が厚く傷つきにくいため，手掌を下に向けてシーツを入れる。
④：横シーツは，ゴム布が直接患者に接しないように横シーツから出ないように覆う。

20. 衛生的手洗いについて適切なのはどれか。

a．使用する石けんは固形石けんがよい。
b．処置後，明らかに目で見える汚れがない場合，擦式アルコール消毒薬を使用するラビング法が推奨されている。
c．流水と石けんを用いる場合は，10〜20秒かけて洗う。
d．流水と石けんを用いて洗い終わった場合，布製のタオルで水分を拭き取る。

b

a：固形石けんは細菌の繁殖が考えられるため，液体石けんを使用する。
c：30〜60秒かけて洗う。
d：布製のタオル類は細菌が繁殖しやすいため，ペーパータオルを用いる。

21. 次のうち，誤っているものを選び番号を解答欄に書きなさい。

1．次亜塩素酸ナトリウムは，創傷・口腔・咽頭などの消毒に用いられる。
2．エチレンオキシドガスは，ゴム・プラスチック製品に用いるが，発がん性・催奇性・爆発性がある。
3．放射線滅菌法は，コバルト60から出るガンマ（γ）線を利用した滅菌法である。
4．紫外線滅菌は，紫外線で皮膚の障害や眼の炎症を起こす恐れがあるため，殺菌灯をつけたまま作業をしてはならない。

1

1：次亜塩素酸ナトリウムは腐食性があり皮膚粘膜に対する刺激が強いので，人体には使用しない。

22. **姿勢について，正しいものはどれか。**

(1) エネルギーの消費は，立位＜座位＜臥位の順で大きくなる。

(2) 支持基底面積は，仰臥位より側臥位のほうが広い。

(3) 安定している姿勢とは，重心線が支持基底面上を通っている。

(4) 立位では，両足を少し広げるより，足を閉じて立つほうが安定する。

(3)

(1)：エネルギーの消費は，立位＞座位＞臥位の順に小さくなる。

(2)：支持基底面は側臥位より仰臥位のほうが広い。

(4)：両足を少し広げたほうが，支持基底面が広くなり安定する。

---

23. **成人の安静時における所見で異常なものを1つ選び，番号で答えなさい。**

1．体温　36.3℃

2．呼吸数26／分

3．脈拍82／分

4．血圧128／84mmHg

2

2：呼吸数は12〜20回/分。

4：収縮期血圧120〜129mmHgかつ拡張期血圧80mmHg未満は正常高値血圧（日本高血圧学会「高血圧治療ガイドライン2019」より）。高血圧の一歩手前で高血圧予備群として注意する。

---

24. **座位でいる時間が長い患者の褥瘡好発部位はどれか。**

(1) 外踝部

(2) 肩峰突起部

(3) 腸骨部

(4) 坐骨部

(4)

---

25. **嚥下障害のある患者の食事の選択の根拠で適切なものを全て選びなさい。**

① 適温にした味噌汁は急いで飲み込めるので良い。

② ポタージュスープは食塊形成を必要としないため適している。

③ 細かく刻んだキャベツはとろみをつけるとまとまりやすいので良い。

④ プリンは密度が均一で飲み込みやすい。

○＝②，④
×＝①，③

①：さらさらした液体は速いスピードで咽頭に落ちるため咽頭反射が間に合わず，むせやすい。

③：キャベツは繊維が多く，刻んだのみではまとまりにくい。やわらかく茹でてから刻み，トロミをつける。

92

26.	活動と休息の援助について正しい答えの組み合わせのものを選びなさい。 a．床上安静では，身体を動かさない状態で，日常生活のすべてを援助する。 b．レム睡眠は身体の睡眠，ノンレム睡眠は脳の睡眠と考えられる。 c．栄養状態が悪い患者で同一体位で長時間過ごす場合，褥瘡が発生しやすい。 d．褥瘡予防の体位変換の方法として，側臥位は90度とする。 　　1．a，b　　2．b，c　　3．c，d　　4．a，d	2 a：身体を動かさない状態で，生活のすべてを援助するのは絶対安静。 d：30度側臥位とする。30度側臥位では，突き出しがない広い面積の殿筋で体重を受けることができる。クッションなどを活用して，できるだけ広い接触面積で姿勢を保てるようにする。
27.	診察時の介助について，正しいものはどれか。 1．胸部および背部の聴診時は，上半身すべて脱いでもらう。 2．腹部の診察時は，膝を伸ばして臥床させる。 3．診察時の患者誤認防止のため，名前を呼んで返事をしたことで確認する。 4．視診では，皮膚や粘膜の色・顔貌・表情などをみるため，適切な明るさが必要である。	4 1：胸部・背部の診察では必要な部位を露出する。 2：腹部の診察では腹筋を弛緩させて診察しやすくするため，両膝を立てて臥床してもらう。 3：患者に名前を言ってもらって確認する。
28.	三方活栓での薬液の流れで正しいのはどれか。 （右図） 1．A液のみ注入 2．B液のみ注入 3．A液，B液ともに中断 4．A液，B液ともに注入 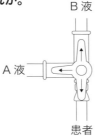	4

29. 与薬の原則において，看護師は医師の指示箋を確認するが，確認するときの6Rをすべて答えなさい。

①正しい患者
②正しい薬剤
③正しい量
④正しい時間
⑤正しい方法
⑥正しい目的（「正しい記録」とする場合もある）

---

30. 次の文の（　）の中に下記の語群から適切なものを選び，記号で記入しなさい。

1．吸引用カテーテルの大きさは，Frで表され，数字が（　①　）ほど外径が大きい。

2．包帯法で，ガーゼや副子を固定するときに，包帯を重ねないで等間隔で巻く方法を（　②　）という。

3．直腸に坐薬を挿入した後，排出を防ぐためガーゼかティッシュペーパーで約（　③　）間肛門部を押さえておく。

4．感染予防に関する用語で，微生物の生命を奪い，不活化することを（　④　），すべての微生物を殺すか，完全に除去することを（　⑤　）という。

①＝ c
②＝ d
③＝ a
④＝ b
⑤＝ h

【語群】

a．1分	b．殺菌	c．大きい	d．蛇行帯
e．小さい	f．環行帯	g．30秒	h．滅菌

---

31. おむつ交換の方法について適切なものを1つ選びなさい。

1．使用したおむつは，排泄物がもれないように外側に丸め込む。

2．上下2段ある左右のテープは，上から下へ左右交互に順にとめる。

3．新しいおむつは，おむつの中央と脊柱が一致するように殿部にあてる。

4．新しいおむつは，ギャザー（ひだ）をねかせたままにしておむつをフィットさせる。

3

1：排泄物が漏れないよう内側に丸め込む。

2：テープは下から上へ左右交互に止める。先に下で足回りをしっかり止めて尿漏れを防ぐ。次に上でウエストの位置を抑え，ずれないようにする。

4：おむつのギャザー（ひだ）は横漏れを防止するもので，立ち上げることでより体にフィットし尿漏れを防ぐ。

基礎看護／基礎看護技術 ■

32. 看護記録について正しい組み合わせはどれですか。

a．看護行為の結果を評価するための資料とする。
b．5年間の保存義務がある。
c．法的な証拠能力がある。
d．誤って記載した場合は，修正液で消して正しく書き直す。
　　1．a b　　　2．a c　　　3．b d　　　4．c d

2

b：医師による診療録は5年間，看護記録など診療に関する諸記録は3年間の保存義務がある。
d：誤って記載した場合は，2本線を引き訂正する。

---

33. 薬液の注入部位と刺入角度の組み合わせで，正しいのはどれか。

(1)　静脈内注射　――――――　皮膚とほぼ平行
(2)　皮下注射　　――――――　10〜30度
(3)　皮内注射　　――――――　45〜90度
(4)　筋肉内注射　――――――　10〜20度

(2)

(1)：静脈内注射の刺入角度は10〜20度。
(3)：皮内注射の刺入角度は5〜15度。
(4)：筋肉内注射の刺入角度は45〜90度。

---

34. 次の文章の（　　）内から正しいものを選び，その記号を記入しなさい。

1）気管内吸引の吸引圧は（a．100〜200mmHg　　b．200〜300mmHg）に設定する。
2）血圧測定の触診法では（a．収縮期血圧　　b．拡張期血圧）は測定できない。
3）皮下注射の刺入角度は（a．10〜30度　　b．60〜90度）にする。
4）黄色のバイオハザードマークの廃棄容器には（a．注射針，メスなどの鋭利な物　　b．血液などの液状，泥状のもの）を入れる。
5）左側臥位は右を（a．下にする　　b．上にする）体位である。

1）＝a
2）＝b
3）＝a
4）＝a
5）＝b

---

35. 中心静脈栄養法について正しいのはどれか。

1．中心静脈とは，右心房から15cm以内の上・下大静脈をいう。
2．鎖骨下静脈からカテーテルを挿入時，患者の体位は半座位にする。
3．在宅医療では行うことができない。
4．中心静脈カテーテルの挿入は無菌操作で行う。

4

2：患者の体位は仰臥位，頭を少し低くすることもある。

95

36. スタンダードプリコーション（標準予防策）について誤っているのはどれか。

1. 患者の汗は，感染の可能性のあるものとして取り扱った。
2. 看護者自身が感染源となりうることを自覚し，一つの処置の前後に手洗いを行う。
3. スタンダードプリコーションは，感染症患者に講じる特殊な対策である。
4. 使用したポータブルトイレを洗浄するときに，手袋・マスク・ガウンを着用した。

1，3

1：汗以外の分泌液，血液，体液は感染の可能性がある。
3：すべての患者に対して標準的に対策を講じるもの。

---

37. 右片麻痺患者の寝衣交換について正しいものを１つ選び，番号で答えなさい。

1. 右から脱がせ，右から着せる。
2. 右から脱がせ，左から着せる。
3. 左から脱がせ，右から着せる。
4. 左から脱がせ，左から着せる。

3

健側から脱がせて，患側から着せる。

---

38. 意識に関する以下の文の中で正しいものはどれか，下記の番号より選びなさい。

1. GCSでは，発語と運動機能２つの項目の合計で評価する。
2. JCSでは，「自分の名前や生年月日が言えない」は，Ｉ－２である。
3. 意識を観察する時は，ペンライトを用いる。
4. 対光反射では，縮瞳の有無を観察する。
　　① 1　　② 2　　③ 3　　④ 4

④

1：GCSは，開眼，発語，運動機能の３側面の各々の合計で評価する。
2：JCSで，自分の名前や生年月日が言えないのはＩ－3。
3：意識の観察は，呼名や質問，指示をしたときの患者の反応，痛み刺激に対する感覚の程度などから評価する。
4：対光反射では，光を当てた時の瞳孔の縮瞳（直接対光反射）や同時に光を当てていない方の縮瞳（間接対光反射）を観察する。

基礎看護／基礎看護技術 ■

39. **室内環境について，正しいものはどれか。**

① 病室に必要な明るさは，300 〜 500ルクスであり，夜間は10 〜 20ルクスである。
② 室内気候は，室内の温度・湿度・気流の3要素であらわされる。
③ 至適湿度は20 〜 70%，気流は，0.1 〜 0.5m/秒が望ましい。
④ 騒音について，療養施設が設置されている地域では，昼間70デシベル以下夜間40デシベル以下の基準である。

○=②
×=①，③，④

①：病室に必要な明るさは100ルクス。
③：至適湿度は40 〜 60%，気流は0.5m/秒程度。
④：医療施設が設置されている地域では，昼間50デシベル以下，夜間40デシベル以下。

---

40. **直腸内与薬（坐薬）について正しいのはどれか。**

1．直腸への坐薬の挿入の体位は右側臥位である。
2．坐薬は利き手で持ち肛門から3 〜 5cmの深さまで挿入する。
3．坐薬を挿入する間は患者に息を止めるよう促す。
4．挿入直後に排便をしてもかまわない。

2

1：座薬挿入時の体位は，左側臥位（施術者が右手で挿入しやすい。また薬液が直腸膨大部へ流入しやすく，薬液の排出を抑えられる）あるいは仰臥位。
2：肛門管（3 〜 4cm）を越えることで座薬の排出を防ぐため，3 〜 5cm挿入する。
3：挿入時はゆっくり大きく口呼吸を促すことで，肛門括約筋の緊張を和らげ，腹圧がかかりにくくなるので，挿入しやすい。
4：挿入直後に排便すると座薬も排出されてしまう。

---

41. **赤血球製剤の保存温度について，適切なのはどれか。**

1．−6 〜−2℃
2．2 〜 6℃
3．12 〜 16℃
4．22 〜 26℃

2

赤血球製剤（赤血球液）は2 〜 6度で保存し，採血後21日間有効。血漿成分溶剤（濃厚血小板）は20 〜 24℃・要振とうで保存し，採血後4日間有効。血漿製剤（新鮮凍結血漿）は−20℃以下で保存し，採血後1年間有効。

97

42. 女性患者の床上排泄時の差し込み洋式便器の当て方で，適切なのはどれか。

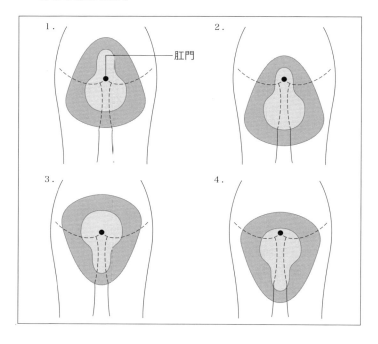

3

43. クリティカルパス（クリニカルパス）について，正しいものはどれか。

 a．全国統一のパスが使用されている。
 b．医療の質を保証することができる。
 c．患者自身が入院の経路を理解することができる。
 d．予定どおり経過できることをバリアランスという。
   A．（aとb）　　B．（aとd）
   C．（bとc）　　D．（cとd）

C

クリティカルパスとは，同じ疾患の患者が退院するまでにたどると考えられる臨床経過と，そこで提供すべき治療・看護を時系列に並べ，スケジュール表でまとめた標準計画をいい，施設ごとの診療計画に沿って作成され，患者への説明でも使用される。バリアランスとは，計画された介入や期待された結果と，実際に発生したことの差異をいい，クリティカルパスから変動・逸脱・脱落する事例を指す。

44. 衣生活の援助について，正しいものはどれか。

1) 和式の寝衣は，左前身ごろが上になるように着せる。
2) 病衣は，通気性はなくてもよい。
3) 和式の寝衣の腰紐は，縦結びとなるように結ぶ。
4) 患側から脱ぎ，健側から着るようにする。

1）

2）：通気性とは空気が通過しやすいことで，汗などで蒸れた空気がこもらないため，肌触りも良く快適に過ごせる。
3）：腰紐は横結びにする。縦結びは死に装束。
4）：健側から脱ぎ，患側から着る。

45. 次の文の（　）内から正しい語句を選び，記号を記入しなさい。

1. 看護師が在宅療養者の家庭を訪問して指導するのは，（a．個別　b．集団）指導である。
2. 腹式呼吸は，おもに横隔膜のはたらきによる呼吸で，（a．男性　b．女性）または乳幼児に多い。
3. 直腸温は腋窩温より（a．0.3〜0.4　b．0.5〜0.9）℃高い。
4. 体位や姿勢による生理学的影響で，心拍数は臥位，座位，立位の順で（a．小さく　b．大きく）なる。
5. 腹囲はメタボリックシンドローム（内臓脂肪症候群）の診断基準の一つであり，女性は（a．85　b．90）cm以上が要注意とされている。
6. 上肢の採血の場合，（a．利き腕　b．利き腕と反対側）の静脈を選ぶことが望ましい。

1 = a
2 = a
3 = b
4 = b
5 = b
6 = b

46. バイオハザードマークについて正しい組み合わせを選びなさい。（全て合って得点）

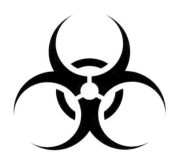

1．赤●　　●A．感染性廃棄物（固形）
2．黄●　　●B．感染性廃棄物（鋭利なもの）
3．橙●　　●C．感染性廃棄物（液体）

1 = C
2 = B
3 = A

47. 以下の設問について，適当な語句を記入しなさい。

1．バイタルサインとは，生命の徴候であり，緊急性を要する場合は，（　①　），（　②　），（　③　），（　④　），（　⑤　）の順番で観察を行っていく。

2．意識障害の程度を分類する方法には，ジャパンコーマスケール（3-3-9度方式）がある。大声で叫ぶか，体を揺さぶれば開眼するのは（　⑥　）である。

3．呼吸リズムの異常として，異常に深く大きな呼吸が持続し，雑音を伴う。糖尿病昏睡のときにみられる呼吸を（　⑦　）呼吸という。

4．血圧の測定位置が心臓より高くなると血圧は（　⑧　）く測定される。

①＝意識レベル
②＝呼吸
③＝脈拍
④＝血圧
⑤＝体温
⑥＝Ⅱ-20
⑦＝クスマウル
⑧＝低

---

48. グリセリン浣腸について，正しいものを選びその番号を記入してください。

1．浣腸液注入後，便意があっても少なくても3～5分間は排便をしないのが望ましい。

2．カテーテル挿入の長さは成人で10～12cmとする。

3．浣腸を行う時の体位は腸の走行を考慮すると右側臥位が適している。

4．浣腸液の温度は36～36.5℃が適している。

5．肛門に挿入しやすいように，潤滑油はキシロカインゼリーを用いる。

1

2：10 ～ 12cm→ 6 cm
3：右側臥位→左側臥位
4：36 ～ 36.5℃→40 ～ 41℃
5：キシロカイン®ゼリー→ワセリンまたはオリーブ油
キシロカイン®ゼリーはショックを起こす危険性があるので，グリセリン浣腸には用いない。

---

49. 清潔の援助で正しいのはどれか。

1．清拭で使用するタオルの表面温度は常に50℃以上を保つようにする。

2．義歯を保管する場合は洗浄後よく乾燥させたのち容器に入れる。

3．陰部洗浄は42 ～ 45℃の湯を用い実施する。

4．熱布清拭は入浴に近い感じを与え部分的に行っても効果的である。

4

1：タオルの表面温度は40 ～ 42℃。
2：義歯の保管は水に浸けヒビや歪みなど変形を予防する。
3：陰部洗浄の湯温は38 ～ 39℃。

基礎看護／基礎看護技術

---

50. **ストレッチャーによる患者の移送については，正しいものはどれか。**

① 平坦なところでは，頭部を前にして進行させる。
② 斜面では，上がる時には患者の足部が高くなるようにして，足部から移送する。
③ 創傷がある場合は，患部を上にする姿勢にして固定する。
④ ストレッチャーに患者を下ろす場合は，頭部→背部・殿部→足部の順に下ろす。

③

①：平坦なところでは患者の視野が広がるよう，患者の足側から前に進行し，後ろを押す看護師は患者の顔色や表情などの状態を観察しながら移送する。
②：傾斜で上がるときは患者の頭部が高くなるように頭部からすすむ。
③：患部が圧迫されないよう，患部を上にする姿勢で固定する。
④：患者の背部・殿部（安定する）⇒下肢⇒頭部（振動を少なくする）の順に降ろす。

---

51. **穿刺と穿刺部位について正しい組み合わせはどれか。**

① 胸腔穿刺 ――――― モンロー・リヒター線
② 腹腔穿刺 ――――― ヤコビー線
③ 腰椎穿刺 ――――― 第1〜2腰椎間
④ 骨髄穿刺 ――――― 胸骨

○＝④
×＝①，②，③

①：胸腔穿刺―中腋窩線上第5〜9肋間
②：腹腔穿刺―モンローリヒター線の臍窩より2/3の部位
③：腰椎穿刺―第3〜4腰椎間または第4〜5腰椎間
（左右腸骨稜を結ぶ線［ヤコビー線］と脊柱の交点が，第4腰椎棘にあたるので，ヤコビー線は腰椎穿刺時の目安として活用されている）。

101

52. キュブラー＝ロスの提唱した「死の受容の過程」で正しい
ものを1つ選び，番号で答えなさい。

1．否認→怒り→抑うつ→取り引き→受容
2．否認→怒り→取り引き→抑うつ→受容
3．怒り→否認→抑うつ→取り引き→受容
4．怒り→否認→取り引き→抑うつ→受容

2

エリザベス・キュブラー＝ロスは，
著書「死ぬ瞬間」の中で，死の受
容過程において否認・怒り・取り
引き・抑うつ・受容の5段階を想
定した。キュブラー＝ロスは「こ
の全過程を通して，患者は希望を
持ち続けている。また，全ての患
者がこのような過程をたどるわけ
ではない。」と書いている。

---

53. 次の文章を読み，正しいものには〇印，誤っているものに
は×印をつけなさい。

① 防衛機制について，不安や不快な現実を知覚はしているが，認
めようとしないことを逃避という。
② キューブラー・ロスの死の受容過程で，様々な苦闘を脱し，感
情的な浮き沈みがなく平安な状態のことを受容という。
③ リスボン宣言は，患者の自己決定権，セカンドオピニオンを求
める権利を認めたものである。
④ 成年後見制度のうち，本人に十分な判断能力があるうちに，あ
らかじめ後見人を選んでおくことを法定後見制度という。
⑤ 障害を持つ人々や高齢者も可能な限り普通の生活ができるよう，
社会的・物理的な環境を整えるべきであるという理念をノーマラ
イゼーションという。

〇=②，③，⑤
×=①，④

①：不安や苛立ちから自我や自分
らしさを守る無意識の心の動きを
防衛規制という。不安や不快な現
実などフラストレーションを自覚
しながら認めず，自分の行動や事
態を正当化することを「合理化」
という。一方「逃避」とは困難な
状況から逃げたり，直面を避けた
りすることである。
④：成年後見制度は，精神上の障
害の対象者（認知症，知的障害，
精神障害など）が，不利益を被ら
ないように民法で定められた「任
意後見制度」と「法定後見制度」
の2つの支援制度からなる。本人
に十分な判断能力があるうちに，
将来に備えてあらかじめ自分が選
んだ任意後見人に代理権を与える
契約を結ぶものを「任意後見制度」
という。

基礎看護／基礎看護技術 ■

54. 患者の心理について，誤っているのはどれか。

1. 入院による母親との分離不安は，生後 3 か月からみられる。
2. 学童期の子どもは，頭痛などの症状を訴え，不安状態を表出することがある。
3. 成人期の患者は，仕事の中断を余儀なくされ，役割を遂行できないことへの不安がある。
4. 産褥期はストレスを受けることが多く，マタニティブルーズを発症することがある。

4

産褥期は出産後 6 〜 8 週をいう。出産して胎盤が排出されることで，エストロゲンとプロゲステロンが大きく低下し，授乳が始まることによりプロラクチンが分泌される。マタニティブルーズは産褥期の急激な内分泌変動に起因し，心身の不調が生じるものである。

---

55. 看護の倫理原則のうち忠誠についての説明で正しいのはどれか。

1. 患者にとって有利なること。
2. 患者にとって最善と考えられるよい選択ができるように支援すること。
3. 患者に対して誠実で正直であること。
4. すべての人々に平等に看護を提供すること。

3

1：医療者が行為を行うときには自身や病院ではなく，患者にとって有利な行為のみをすべしという説明は「善行の原則」を示しており，これは「無危害の原則」と非常に近い概念である。
2：「患者にとって最善……」というのも同様の解釈でよい。
4：同じような状況にある人は同じように扱われるべきであり時間的，資源的，設備的，人的な資源は正義の名において公平に分配されることが求められる「正義の原則」を説明するものである。

---

56. 防衛機制とその説明の組み合わせで正しいのはどれか。

1. 退行 ── 許されない欲求を他の価値あるものに打ち込むことで満足感を得ようとすること。
2. 逃避 ── 困難に直面した時に低い発達段階に戻ること。
3. 昇華 ── 困難な状況や不安や恐怖から逃れようとすること。
4. 投影 ── 自分の認めがたい欲求を他者の欲求であると思い込み非難すること。

4

1：退行は発達的に幼稚な段階に戻ること。
2：逃避は困難な状況から逃げたり，直面を避けたりすること。
3：昇華は性的欲求や攻撃的衝動などを，芸術やスポーツなど社会により受け入れられやすい形で満たすこと。

103

基礎看護
臨床看護概論

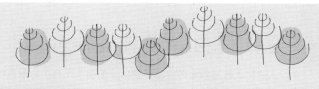

Point

　出題範囲は広いが，大きく経過別看護，症状別看護，治療・処置別看護，継続看護の4項目に整理できる。
　経過別看護では，急性期，回復期，リハビリテーション期，慢性期，終末期について，その定義や看護の目的，各期の看護の特徴などが問われている。各期における患者の特徴を理解しておくことが重要である。
　症状別看護では，呼吸困難，疼痛，黄疸，浮腫，意識障害などがあることで生じる問題に対するケアが問われている。症状の発生機序からケアの方法が理解できることが重要である。また，意識障害や呼吸障害等のスケール（尺度）を知っておくことも求められる。
　治療・処置別看護では，食事療法，薬物療法など日常生活に関することのほか，放射線療法，手術療法の基本的知識が問われる。症状出現の機序や治療・処置の目的・効果を理解しておくことが重要である。救急処置については，現行の「JRC蘇生ガイドライン2020」（日本蘇生協議会）に基づく救命処置を押さえておくとよい。その他，災害時の看護も，重要なポイントである。災害の概念，トリアージなどが問われる。
　継続看護においては，地域連携や在宅看護を含め，多様な場における看護が求められる。「多職種連携」や「チーム医療」などの概念を踏まえて看護の実際を説明できるようにしておきたい。

Keyword

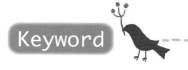

▶ 病期別の特徴

急性期：症状の経過が急速かつ短期であり，症状が顕著に現れている時期である。この時期の患者は，突然の身体的苦痛や不安，また，生命の危機にさらされることもあるため，本人のみならず家族の動揺も大きい。患者の身体的・心理的援助とともに，家族も含めた視野で援助することが望まれている。

回復期：生命の危機段階を抜け出し，身体の治癒過程が回復に向かう時期であり，入院から退院に向けて広い範囲にある。その期間は健康障害の種類や程度，個人の回復力や意思，環境などに左右される。

リハビリテーション期：看護の対象は障害をもった人である。WHOは2001年に障害の概念を見直し，**国際生活機能分類（ICF）**を提唱した。「健康状態」「環境因子」「個人因子」との相互作用による「心身機能・身体構造」「活動」「参加」のすべてのレベルを包含した広い概念であり，リハビリテーションの基本的な枠組みを提供している。それに伴い，障害をもった人が急性期からその人なりに自立を果たすまでの計画的なかかわりとしてのリハビリテーション期の範囲も拡大している。

慢性期：一般的には健康障害が慢性の経過をたどり，長期的に経過している時期をいう。一般的には，6か月以上一定の治療・ケアを必要とする病状の安定期といわれる。長期間にわたり患者本人が自己管理を必要とするので，セルフケアにあたっては，健康教育や行動変容を促すかかわりが重要になる。また，厚生労働省では，高齢者が要介護状態になっても，住み慣れた地域で人生の最後まで暮らし続けること

基礎看護／臨床看護概論

を目指し「地域包括ケアシステム」を推進している。

終末期：ターミナル期ともいわれ，治療を行っても回復が望めず，確実に死に至る経過をたどっている時期をいう。一般的に，生命予後が6か月以内と考えられる状態とされる。死には人それぞれの人生のまとめの意味がある。そのためケアに際しては看護師自身の死生観や看護観が問われる。

▶ 緩和ケア

終末期に限らず，積極的治療の時期を含めあらゆる時期に行われる苦痛軽減のケアである。身体的苦痛・精神的苦痛・社会的苦痛・霊的苦痛は，相互に関係し全人的な苦痛(トータルペイン)となる。様々な苦痛を緩和するために全人的なケアが必要である。

▶ 痛みのある患者の看護

痛みの部位，性質，程度，現れ方に注意して観察し，的確に判断する。痛みの軽減には，温・冷罨法やマッサージなどが効果的なことも多い。また，新たな鎮痛薬や与薬法も研究されていることから，薬の正しい知識をもってケアすることが重要である。

▶ 呼吸困難のある患者の看護

呼吸困難のある患者については，よく観察し，状況によって，気道の確保や環境の調整などを行う。呼吸困難が長期に続くようであれば，生活への影響を考えて，食事，排泄，清潔，睡眠などの援助を行う。呼吸困難感は死への不安にもつながることから精神的ケアも重要である。

▶ 薬物療法を受ける患者の看護

薬物療法は疾病の治療や症状の軽減を図るために，個々の患者に合わせ薬物を適用する治療法である。投与方法は，経口与薬，非経口与薬（注射，直腸内，吸入，舌下，経皮）に分けられる。使用に際しては，治療上期待される作用の評価と，副作用の出現に対する看護の判断や実際のケアが重要である。がん化学療法では，薬物を扱う際の看護師自身への曝露による健康被害の可能性も考慮し注意が必要である。

▶ 放射線療法を受ける患者の看護

放射線を病巣部に照射し，破壊・縮小させる治療法で，がんの治療法として，手術療法・化学療法と併用されることが多い。がん患者の心理を十分理解したケアが求められる。放射線は治療に有効である一方で，被曝すると健康な細胞にも影響を与える。放射線防護の原則（時間・遮蔽・距離）にのっとり，看護師自身への影響を最小限に抑える必要がある。

▶ 手術を受ける患者の看護

医療技術の発達，看護をはじめとする管理技術の進歩により，高齢者，新生児など対象が多様化している。看護はそのなかで，患者の不安を理解しつつ意思決定を支援し，手術の安全・安楽の援助，術後合併症の予防，回復過程援助という役割がある。

▶ 救急処置を受ける患者の看護

救急処置は，突発的な外傷や症状の急変に対して救命の目的で行う処置をいう。保助看法第37条には緊急時に限り看護師が医療行為を行えると明記されている。2004年には，一般市民にもAEDの使用が認められた。日本蘇生協議会（JRC）のガイドラインにより救命処置の方法も統一され「救命の連鎖」実施の環境が整ってきた。現在は，「JRC蘇生ガイドライン2020」に基づき，迅速な二次救命処置への継続のために正しい技術の普及が行われている。

▶ 継続看護・地域連携

一貫した目標のもとに，その人にとって必要なケアを引き継ぐ看護である。実践の場は，学校，職場，地域，病院，家庭など様々であり，看護上必要な情報は「口頭」「文書」などにより多職種とも共有され，看護ケアが連携，継続される。入院患者には直ちに退院の計画が立案され，多職種ヘルスケアチームにより実施された後,地域へと引き継がれ,「地域連携」がなされる。

▶ チーム医療

褥瘡・栄養・感染などに関連する専門家が，組織横断的にチームで該当患者を回診しカンファレンスで方針を検討するなどして医療スタッフと患者をサポートする。主治医や担当看護師，病棟看護師の誰もが各チームに相談し目的と情報を共有して最も適切な医療を推進する。質の高い安全な医療の推進のために,チーム構成員は複数の診療科や理学療法士・作業療法士・MSW・認定看護師など多職種にまたがり，活動は院内にとどまらず地域連携も行う。

問 題

解 答

---

1. 意識障害のある患者の看護について，誤っているものはどれか。

1）舌根沈下を避け気道を確保するため，側臥位とする。
2）名前を呼ぶと開眼するが，すぐに眠り込んでしまうため，ジャパンコーマスケールをⅡ-30と判断する。
3）ベッドからの転落防止のため，ベッド柵をつける。
4）口腔ケアをする時は，誤嚥に注意する。

2）

ジャパンコーマスケール（JCS）は，3-3-9度方式とも呼ばれ，意識レベルを全9段階で評価する。Ⅰは覚醒している状態，Ⅱは刺激すると覚醒する状態，Ⅲは刺激をしても覚醒しない状態で，「名前を呼ぶと開眼する」状態は，Ⅱレベルである。Ⅱ-10は「普通の呼びかけで容易に開眼する」，Ⅱ-20が「大きな声で呼びかけるかまたは体を揺さぶることにより開眼する」で，Ⅱ-30は「痛み刺激を加えつつ呼びかけを繰り返すとかろうじて開眼する」レベルであり，設問の状態はⅡ-20である。

---

2. 慢性疾患の患者の特徴について，誤っているのはどれか。

1．職場や家庭での役割の機能が困難になることがある。
2．急性増悪することがある。
3．自覚症状がないまま長い経過を経て発症しやすい。
4．生活習慣の修正や治療の継続は必要ない。

4

慢性疾患は，初期で症状が軽度であったり，日常生活に支障がなければ，診断がついても患者自身現実を認めることが難しい。症状が進行した際には，生活習慣の変更を迫られたり，自覚症状がないまま不可逆的な病理変化をきたしていることもあり，長期にわたる薬物療法・食事療法・理学療法など治療の継続が必要である。

3. 退院に向けた支援について適切なものはどれか。

① 退院計画の立案は，退院が決まってから開始する。
② 在宅療養への援助は，病院の看護師単独で行うのが望ましい。
③ 医学的情報以外は，看護サマリーに記載しない。
④ 退院指導は，患者本人と家族に対して行う。

④

①：入院の際の在院日数が短縮化される中，退院に向けた指導・助言・退院環境の調整など退院の計画は入院時から行う。
②：在宅等への退院調整は，看護師だけが行うのではなく，医師・メディカルソーシャルワーカー（MSW），必要があれば訪問看護師等とともに進める。
③：入院中の看護サマリーを必要としているのは，他施設・外来・地域の保健所・訪問看護師など患者にかかわる様々な立場の人である。看護サマリーには，医学的情報以外にも看護の継続のために各職種や立場に必要な情報が網羅されている必要がある。

4. 成人の救急処置について，正しいものはどれか。

1. 胸骨圧迫マッサージは1分間に100回の速さで行う。人工呼吸を同時に行う場合は，2回の人工呼吸と50回の心臓マッサージを繰り返す。
2. 胸骨圧迫マッサージは胸骨の下半分の部位に手を置き，胸骨が8cm下がる程度の強さで圧迫する。
3. 心肺蘇生法（CPR）の手順のAは気道確保，Bは循環の確保，Cは呼吸である。
4. 心肺停止状態の患者に行う1次救命処置は，医師以外の者が行ってもよい。

4

1：人工呼吸を心臓マッサージと同時に行う場合は，2回の人工呼吸と，30回の心臓マッサージを繰り返す。
2：胸骨圧迫は，胸骨が約5cm沈み込む強さ（ただし6cmを超えない）でリズミカルに行う。
3：心肺蘇生法（CPR）の手順のA（airway）は気道確保，B（breathing）呼吸：人工呼吸，C（circuration）循環：心臓マッサージである。

5. 手術中に下肢に弾性ストッキングを着用する主な目的はどれか。

1．浮腫の軽減
2．筋力の維持
3．体温低下の予防
4．深部静脈血栓形成の予防

4

深部静脈血栓は，下肢を代表とした身体の奥深くに存在する静脈の血流が滞ることにより形成される。本来は下肢を動かすことで下肢の筋肉がポンプの役割を果たし血液が心臓へと戻るが，下肢の運動が制限されるような状況においては，血液の還流が阻害され深部静脈血栓症が発症する。手術中や術後においては，下肢の静脈血，リンパ液のうっ滞を軽減または予防する等，静脈還流の促進を目的に弾性ストッキングが使用される。

6. 下痢を訴える患者の指導で最も適切なのはどれか。

⑴ 飲食をしないように指導する。
⑵ 腹部を温めるように指導する。
⑶ 腹部を両手で圧迫するよう指導する。
⑷ 水・電解質を補給するよう指導する。

⑷

下痢が長期に持続すると，水分・電解質のバランスをくずし，悪化するとショックや心停止をきたす。水と電解質の補給が必要である。そのために食事は，消化の良いものを少量ずつ，また水分は常温のスポーツドリンクなどを摂取するとよい。腹痛の際には，腹部に手を当てたり，「気持ちよさ」を期待して温めたりすることがあるが，一般的に温罨法は，腸蠕動を亢進することが知られている。

7. 脱水について適切でないものはどれか。

① 水欠乏性脱水は，血液の浸透圧や血圧が低下する。
② ナトリウム欠乏性脱水では，循環血漿量が減少する。
③ 低張性脱水は利尿薬の多用，多量の嘔吐や下痢などが原因となる場合が多い。
④ 高張性脱水性は皮膚の乾燥や尿量の低下などが起こる。

①

水欠乏性脱水は，血液組織液から水分が欠乏するので，血液の浸透圧が上昇し，浸透圧の低い細胞内から血漿中に水が移動するため，血液量は保たれ血圧は低下しない。

基礎看護／臨床看護概論 ■

8. **終末期にある患者・家族について正しいのはどれか。**

1. 予期的悲嘆とは患者の死に伴う家族の悲しみの反応のことをいう。
2. キューブラ＝ロスの死の受容過程では必ず各段階を経て進んでいく。
3. 疼痛緩和の薬剤は痛みが出現しないように効果的に使用する。
4. 霊的苦痛は自己の存在価値を肯定することから生じる。

3

1：予期悲嘆とは死別したときのことを想定して嘆き悲しむことで，現実の死別に対する心の準備が行われることをいう。

2：キューブラ＝ロスは，死の受容過程では5段階（否認，怒り，取引，抑うつ，受容）の心理的傾向をたどることを示し，全過程を通して最後まで希望を持ち続けるとしている。すべての人が必ずしもこのような過程をたどるとは限らないが，このモデルは，患者の心理の理解には欠かせない。

4：人生の意味への問いかけに関わる霊的苦痛は，身体的苦痛，精神的苦痛，社会的苦痛と相まって全人的な苦痛（トータルペイン）となる。

9. **発熱のある患者の看護について，誤っているものはどれか。**

1. 体温には年齢などの個人差があり，その人個人の平熱を基準とする。通常0.5℃の上昇で発熱という。
2. エネルギー消費を最小限にし，体力消耗を防ぐために安静の保持に努める。
3. 熱を産生するために末梢の血管が収縮し，立毛筋が緊張して鳥肌が立ち，ふるえが起こった状態を悪寒という。
4. 発熱時の発汗により脱水を起こしやすいので，水分や電解質補給に努める。

1

体温は主に骨格筋による熱の産生と放散のバランスで一定に保たれており，値には個人差がある。そのため一律に何度以上が発熱であると定義することは難しいが，個人の平熱を基準として，1℃以上の上昇を発熱とみなすことが多い。

109

10. 放射線療法に関して，正しいものには〇，誤っているものには×をつけなさい。

1．放射線による全身症状を放射線宿酔といい全身倦怠感，吐き気，嘔吐などの症状がある。
2．看護師は，患者に接する際，被曝を避けるために時間，遮蔽，気流の3原則を守る。
3．骨髄では白血球・血小板の減少が出現し感染症，出血に注意が必要である。
4．放射線の作用によって体力を消耗するので高タンパク，高エネルギー食をすすめる。
5．皮膚インクでマークされた照射野のしるしは照射後，毎回消し清潔を保つ。

〇＝1，3，4
×＝2，5

2：放射線被曝を避ける3原則は，線源からの時間・遮蔽・距離を守ることである。
5：放射線照射野を示すしるしは照射部位を正確に示すマークであることから毎回の照射後に消すものではない。また，照射部位の皮膚は傷つきやすく保護する必要がある。

---

11. 術後の早期離床の目的について，適切でないのはどれか。

1．呼吸器合併症の予防
2．筋力低下の予防
3．静脈血栓の予防
4．腸蠕動運動の抑制

4

術後は様々な合併症を予防するため早期離床を促すが，腸蠕動運動を促進することもその目的である。腸蠕動が調整されることで食事摂取が可能となり，栄養摂取や免疫機能の正常化も促進される。

---

12. ショック状態の患者の特徴と看護について誤っているものを選びなさい。

a．ショック状態の患者を発見した場合は，その場を離れて直ちに人を呼びに行く。
b．症状には頻脈・顔面蒼白・尿量減少・冷汗がある。
c．循環血液量減少性ショックの血圧低下に対しては，仰臥位，両下肢挙上とする。
d．指示された薬物を速やかに準備し確実に投与する。
　　1．a　　　2．b　　　3．c　　　4．d

1

ショックは急性の全身性循環障害で，急激な血圧低下をきたす。要因により循環血液量減少性ショック，心原性ショック，心外閉塞・拘束性ショック，血液分布異常性ショックに分類される。原因を除去できずショック状態が続くと死に至ることから直ちに処置が必要で，その場で直ちに人を呼び，脳への血流を絶やさぬように酸素の供給を行うことが重要となる。指示された薬物があれば速やかに投与する。

基礎看護／臨床看護概論 ■

13. **手術後の看護について，誤っているのはどれか。**

1．ベッドを温め，帰室後も保温に努める。
2．麻酔から全覚醒まで患者の側から離れない。
3．医師の指示の下で鎮痛薬を用いる。
4．看護師の判断で飲水を許可する。

4

術前に使用した分泌抑制薬や術中の水分の喪失により，術後の患者は口渇を訴える。看護師は，患者の意識覚醒に合わせ可能な体位で含嗽をさせるが，術式・麻酔の種類や手術部位などにより消化管の回復状況は異なるため，飲水は医師の判断のもとに行う。

14. **リハビリテーションについて，正しいものに○，誤りに×をつけなさい。**

① 回復期リハビリテーションは，障害発生から約1〜6か月とされる。
② 褥瘡予防のため，片麻痺患者では背臥位と側臥位を交互にとり，麻痺側を下にする。
③ 傾斜台を利用した立位訓練は，血圧下降よりも上昇に注意しながら行う。
④ ホットパックを使用するときは，熱傷を起こさないように注意する。
⑤ 摂食嚥下訓練は，片麻痺の場合，麻痺側を上方にするほうが嚥下しやすい。

○：①，④，⑤
×：②，③

②：ベッド上で臥位状態が続く患者は，体幹や四肢の障害に応じた姿勢を保つ必要がある。褥瘡予防のために少なくとも2時間ごとに体位変換する。片麻痺患者では背臥位と側臥位を交互にとり，側臥位では麻痺側を上にする。
③：傾斜台（起立台）を利用した立位訓練は，下肢の支持性が著明に低下している場合や起立性低血圧が認められる場合に行われる。血圧低下には十分な注意を要する。

15. **検査を行う患者の看護について，正しいものを選びなさい。**

⑴ 気管支鏡検査後は，約4時間の絶飲食とする。
⑵ 上部消化管内視鏡検査時は，患者を右側臥位とする。
⑶ 心臓カテーテル検査前日は，穿刺部位の皮膚を清潔にし，必要に応じて除毛を行う。
⑷ 下部消化管内視鏡検査前日は，経口洗腸剤を服用する。

⑶

⑴：約4時間→約2時間
気管支鏡検査後は，咽頭・喉頭の麻酔がとれるまでは絶飲食とする。
⑵：右側臥位→左側臥位
上部消化管内視鏡では，胃の湾曲が左にあることから逆流防止や内視鏡の自然な走行を理由に左側臥位とする。
⑷：検査前日→検査当日

111

16. 薬物療法の実施と患者への援助について適切ではないもの
を選びなさい。

　1．ほかの専門職との連携を調整する。
　2．看護師は適切に投与する薬物の理解が必要である。
　3．薬物療法へのノンコンプライアンスへの援助が必要である。
　4．患者自身が自己管理している場合は，確実に服薬しているかを
　　確認する必要はない。

4

　3：これまでの医療では「患者は
医療者の命令に従順に従う人」と
いう考え方に基づき，薬物療法な
どで指示に従う場合に「コンプラ
イアンスが良い」と表現し患者を
管理していた。従って「ノンコン
プライアンス」の場合，患者が指
示に従えるよう援助が必要である。
　4：しかし生涯にわたって薬物療
法を必要とする人の場合，指示通
りに実施し自己管理を続けること
は困難な場合が多く，患者は積極
的に自らの意思で薬物療法の決定
に参加し，自らの決定に従って薬
物療法の実行を目指すことができ
る「アドヒアランス」という考え
方に変化してきた。看護師は患者
の薬物療法継続の難しさや負担感
を理解し，自身の健康は自身で守
るという患者の持つ力を信じ，患
者が中心となって服薬継続のため
の問題を見出し納得した形でライ
フスタイルに組み込んでいけるよ
う支援を行うことが必要である。

17. 放射線被曝からの防護として誤っているものを１つ選びな
さい。

　1．被曝時間を短くする。
　2．線源からの距離を小さくする。
　3．線源と身体の間に遮蔽物を置く。
　4．個人線量計（フィルムバッジ）を装着し被曝量を測定する。

4

被曝防護の３原則は，線源からの
時間・遮蔽・距離を守ることであ
る。

基礎看護／臨床看護概論 ■

18. **がんに対する化学療法を受ける患者の看護について，適切なのはどれか。**

1．脱毛が予想される際は，治療が終了すれば生えてくるので，気にしないように説明する。
2．気分転換のため，積極的に散歩を勧める。
3．口腔内の清潔を保つため，軟らかめの歯ブラシで丁寧に磨くよう指導する。
4．化学療法の影響による白血球の増加に注意する。

3

抗がん剤による治療（がん化学療法）は，がん細胞の分裂を阻害することによりがんの増殖を抑えようとするものであるが，全身の正常細胞の分裂にも障害をきたす。特に分裂周期の早い細胞への影響が大きく，毛根や造血機能の障害では典型的な副作用が現れる。がん細胞より分裂速度の遅い細胞では，一定の期間を経ることで再び正常化するものの，脱毛などではボディイメージの変化を患者が気にするため，介入が必要なケースがある。また白血球やリンパ球が減少した際には，感染予防のため積極的な外出を控えるよう指導する。

19. **浮腫について，誤っているものを選びなさい。**

1．褥瘡はおこりにくい。
2．感染予防のため，皮膚の清潔を保つ。
3．外から観察できるものを顕性浮腫という。
4．全身性浮腫は身体全体の体液量の調節を担う腎臓の水・ナトリウムの排泄障害によりおこる。

1

浮腫のある患者全般の特徴として，皮膚の弾力性の低下・乾燥（皮膚の脆弱化），皮膚温の低下，倦怠感，疲労感，食欲不振などがある。浮腫の発生する疾患では，治療上安静が必要であることや，倦怠感で身体活動が低下する。疾患や運動不足により食欲不振に陥り，栄養状態の悪化を招く。さらに臥床しがちなため衣類や寝具の圧迫により褥瘡を起こしやすい。

113

20. 疾病各期の看護目標について誤っているのはどれか。

a 健康～半健康期 ────── 衛生教育
b 急性期 ────── 苦痛の緩和
c 慢性期 ────── 社会復帰
d 回復期 ────── セルフケア

c

a：健康の保持・増進・予防のための看護には，誰もが健康増進に努めるための健康教育，保健指導，心身の健康に関する健康相談などがある。衛生教育はその一環である。
b：生命の維持・生理機能の安定を最優先に考えながら，合併症の予防，患者・家族の苦痛の緩和が基本的な日常生活の援助とともに行われることが目標である。
c：慢性疾患そのものは治らなくても，どのような生き方をしていくか，患者のQOLに焦点を合わせた援助が求められる。
d：患者が自らの力で可能な限り日常生活の自立に向かうことが看護援助の目標になる。

21. 集中治療を受ける患者の看護で，誤っているものを１つ選び，記号で答えなさい。

1．ICU入室が予定されている場合は，事前にオリエンテーションを行い，患者の不安や心配を緩和する。
2．救命処置に伴う機器や声，警報音などの騒音などにより，睡眠障害やストレスを伴いやすいので，ストレス除去やプライバシー保護に努める。
3．経時的な変化を迅速に観察し，異常の早期発見，全身状態の改善に努める。
4．高齢者は，環境面での適応能力が高いので，成人にくらべてICUシンドロームになりにくい。
5．病状の悪化や合併症を予測し，予防する。

4

4：ICUシンドロームとは，治療や身体監視のための器械装着や警報音・夜間の光など集中治療室特有の環境から精神的に不安定となり，不眠や幻覚，妄想などの精神障害を引き起こすものである。高齢者は，環境面での適応力が低いため，成人よりもICUシンドロームになりやすい。

成人看護
呼吸器疾患患者の看護

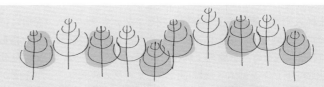

Point

呼吸器系の器官には，鼻腔，咽頭，喉頭，器官，気管支などの**気道**，肺，胸膜などがある。呼吸とは，酸素を摂取し二酸化炭素を排出する過程を指し，人体の代謝に重要な役割を果たす。肺で行われる呼吸を外呼吸，末梢細胞で行われる呼吸を内呼吸と呼び，呼吸器系が司るのは主に外呼吸である。頻繁に出題されている**呼吸器疾患**では，肺がん，慢性閉塞性肺疾患（COPD），肺炎，気管支喘息，肺結核がある。肺がんについては近年の死亡率上昇，男女比，喫煙との関係のほか，病理（腺がん，扁平上皮がん，大細胞がん，小細胞がん），症状，診断，治療を十分に学習しておくとよい。近年，呼吸器の**検査・処置**では，気管支鏡検査，経気管支肺生検，胸腔ドレーン管理の出題が増えている。**看護**では，症状別看護・疾患別看護・周術期患者の看護も学習しておくことが重要である。

Keyword

▶呼吸器疾患で生じる主な症状

1）咳（咳嗽）：ある刺激に対する**防御反射反応**で，無意識下で起こる。**分類**：痰を伴う**湿性咳嗽**（気管支炎，気管支拡張症），痰を伴わない**乾性咳嗽**（間質性肺炎）がある。

2）痰（喀痰）：気道内腔で分泌された粘液が，口から喀出されたもの。**病態**：病原微生物や汚染粒子など外界からの異物が，気道の分泌物とともに咳嗽により排出される。**分類：粘性痰**（透明），**膿性痰**（白〜黄，緑色）に分けられる。

3）血痰・喀血：血痰は，痰に血液が混じるもの。喀血は出血源が呼吸器系に由来するもの。喀血は消化器系の吐血との鑑別が必要である。**病態**：気道に分布する**気管支動脈からの出血**が多い。色は鮮紅色で時間の経過とともに暗赤色に変化する。

4）呼吸困難（息切れ）：呼吸時，必要以上の努力を要する感覚。**病態**：PaO_2の低下，$PaCO_2$の上昇，pHの低下などがあり，酸素投与で低酸素血症が改善しても呼吸困難が持続する場合もある。**分類**：修正MRC息切れスケールが用いられている。

▶呼吸器の検査・処置

1）パルスオキシメーター（経皮的動脈血酸素飽和度）
目的：皮膚の表面から動脈血液の酸素飽和度（SpO_2）を測定。**方法**：プローブを指尖に挟む非侵襲的検査。**基準値**：SpO_2が96％以上。**看護**：使用時は患者の爪の汚れやマニキュアを除去する。循環不全のある側にはプローブを装着しない。

2）経気管支肺生検（TBLB）
目的：呼吸器疾患の病理組織診断。**方法**：口腔や鼻腔から気管支鏡を挿入し，肺野の組織を採取する。**看護**：検査前日の就寝時から禁食，検査前2〜3時間から飲水禁止。検査後2時間を絶飲食とすることが多い。

3）胸腔穿刺・胸腔ドレナージ
目的：気胸や血胸，胸水貯留などの検査・治療のため，胸腔内に貯留した空気や血液，滲出液を採取・排出させる。**方法**：肋間腔へ穿刺針や胸腔ドレーン

を挿入する。**看護**：上半身挙上のセミファーラー位では，患側の手を頭上に挙上させる。処置後は，胸部X線検査を行う。**管理**：胸腔ドレナージ中は呼吸状態やドレーン挿入・接続部，エアリークの観察を行う。排液バッグはドレーン挿入部より下に置く。

4）酸素療法
目標値：PaO$_2$：60mmHg（60Torr）以上。
慢性呼吸不全患者の在宅酸素導入適応基準：PaO$_2$が55mmHg以下，またはPaO$_2$が60mmHg以下で，睡眠時または運動負荷時に著しい低酸素血症を来たす者であり，医師が在宅酸素を必要であると認めた者。**方法**：鼻腔カニューレ（6L/分まで），酸素マスク（8〜10L/分），ベンチュリーマスク（アダプターを選択，一定濃度の酸素吸入が可能）。

▶ 体位ドレナージ

目的：分泌物（痰）の排出。**方法**：痰が貯留している部位を上側にして，重力を利用し，貯留した痰を中枢気道へ移動・排出させる。バイブレータやスクイージングを併用するとさらに喀出しやすくなる。

▶ 肺炎

病態：肺に細菌やウイルスなどの病原微生物が感染し，急性炎症を起こす。**症状**：発熱，呼吸困難，チアノーゼ，頻脈など。**看護**：心身の安静を保ち，必要時にはセミファーラー位をとり，薬剤と酸素の投与を確実に実施する。そのほか，ネブライザーや水分摂取により排痰援助を行う。**市中肺炎：病院外（外来）で日常生活をしていた人に感染・発症した肺炎。**細菌性（肺炎球菌など）と非定型（マイコプラズマなど）の鑑別が重要である。**院内肺炎：入院48時間以降**で新規に認められる肺炎を指す。

▶ 慢性閉塞性肺疾患（COPD）

原因：喫煙（喫煙者の15〜20％が発症とされる）。**症状**：慢性の咳嗽，喀痰・労作時の呼吸困難（息切れ）が主症状。**治療**：禁煙，運動療法（呼吸リハビリテーション），HOT導入。**看護**：禁煙，インフルエンザ・肺炎球菌ワクチン接種を勧める。

▶ 肺がん

病態：気管支や細気管支，肺胞の細胞から発生する。厚生労働省の統計によると，2022（令和4）年の部位別がん死亡数でもっとも多かったのは肺がんである。男性のほうが女性より罹患・死亡率ともに高く，

発症には喫煙習慣が関係するとされる。[**ブリンクマン指数**＝1日の本数×喫煙年数。400超で肺がん発症危険群]。**分類：非小細胞肺がん**（腺がん，扁平上皮がん，大細胞がん）と**小細胞肺がん**に大別される。日本では非小細胞肺がんの腺がんが最も多い。**症状**：特有の症状は少ない。肺門付近に生じたがんでは，咳嗽・血痰がみられる。進行後は呼吸困難，胸痛が生じる。**検査**：胸部X線検査，胸部CT，気管支鏡検査など。**診断**：喀痰細胞診，肺生検を行う。**病期分類**：国際的にTMN分類が用いられる。**治療**：がんの進行度，腫瘍の分類により手術療法，化学療法，放射線療法を選択する。

▶ 気胸

病態：誘因なく自然に発症する**自然気胸**，胸部外傷に伴う**外傷性気胸**，医療行為などによる**医原性気胸**がある。**症状**：無症状の場合が多いが，急激な胸痛や呼吸困難が起こることがある。**治療**：胸腔ドレナージを行う。再発を繰り返す場合には外科的治療を行う。**看護**：胸腔ドレーンの管理（エアリーク，呼吸性移動の有無，排液量，ドレーン挿入部周囲の皮下気腫の有無などの確認）を行う。

▶ インフルエンザ

病態：インフルエンザウイルス。**様式**：飛沫感染，接触感染。**症状**：潜伏1〜2日。**診断**：鼻腔ぬぐい検査。**治療**：抗インフルエンザ薬

▶ 周術期患者の看護

術前：術前オリエンテーション，呼吸・排痰の訓練，全身の清潔，手術部位の塗毛。**術後**：呼吸などバイタルサインの観察，創部・胸腔ドレーンの管理，口腔ケア，清拭。早期離床をすすめ，呼吸リハビリテーションを行う。

▶ 人工呼吸器装着中の看護

看護：人工呼吸器装着中は発語できないため，筆談や文字盤を使用してコミュニケーションを図る。自発呼吸と人工呼吸が同調の確認をする（同調していないことを**ファイティング**という）。全身状態が安定したら**ウィーニング**（呼吸器からの離脱）を開始し，抜管後は自己排痰ができるよう，体位ドレナージやネブライザーによる吸引などを行う。また呼吸器感染予防のため，口腔ケアが重要である。

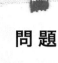

問題

1. 呼吸器の疾患について，誤っているものを選びなさい。

1. インフルエンザは，伝染性の急性呼吸器感染症であり，潜伏期間は1〜3日，急性の症状は3日前後で終わる。
2. 気管支喘息は，発作性の咳，呼吸困難と喘鳴を生じる気道の慢性炎症疾患である。
3. マイコプラズマ肺炎は，非定型肺炎のなかで最も頻度が高く，15〜30歳代の若年者は少なく，60歳以上の高齢者に多い。
4. 慢性閉塞性肺疾患（COPD）は，タバコの煙を主とする有害物質を長期間吸入することにより発生した肺の炎症性疾患である。

2. 気管支喘息の患者が重積発作にて入院してきました。

1) この患者の状態を下記に示しました。（　）内に当てはまる言葉を下記の語群から選択して記入してください。
『気管支喘息とは，刺激に対する気管・気管支の過敏反応であり，広範囲な気道（ ① ）を生じる疾患である。そのため発作時には，（ ② ）や（ ③ ）が出現し，身体的な苦痛とともに，不安や恐怖感が強く生じる。そのため，看護師は安楽な体位の工夫や維持，また低酸素血症時には酸素投与による呼吸状態の改善に努めていく。』

【語群】

| 収縮 | 拡張 | 胸痛 | 喘鳴 | 呼吸困難 | 腹痛 |

2) 1) の文章内に「安楽な体位の工夫」とあるが，この患者にとって今一番安楽だと考えられる体位は以下のどれか。㋐または㋑どちらか選択し，その体位の名称を答えてください。また，その体位を考えた理由も簡潔に答えてください。

(ア)　　　　　　　　　　　　(イ)

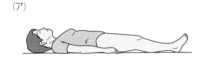 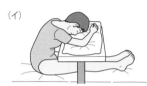

解答

1，3

1：潜伏期間は1〜2日。
3：小児に多い。

1) ①収縮
②喘鳴
③呼吸困難
（②と③は順不同）

2) 記号＝(イ)
名称＝起座位
理由＝横隔膜を下げ，呼吸面積を広げることにより呼吸をしやすくする。

3. 肺炎とその看護について，誤っているものはどれか。

1．市中肺炎は，感冒などのウイルス感染に続発することが多い。
2．院内肺炎予防では，医療従事者の手洗いの励行が重要である。
3．食事は低カロリー食とする。
4．水分は十分に補給する。

3

3：食事は低カロリー食とする→
高エネルギー食（高たんぱく，高
ビタミン）食とする。

---

4. 人工呼吸器を装着している患者に対し，積極的に口腔ケアを行う理由で最も適切なのはどれか。

1．肺炎の予防
2．齲歯の予防
3．咀嚼力の維持
4．感覚機能への刺激

1

1：人工呼吸中の患者は，一般的
に低栄養により免疫機能も低下し
感染を起こしやすいため，口腔ケ
アが重要である。

---

5. 胸腔ドレーンを受ける患者の看護について誤っているのはどれか。

① 胸腔内に貯留した液体や気体を体外に排出し，肺の再膨張を促す。
② エアリークの有無を確認する。
③ ドレーン挿入部・接続部は無菌操作で処置をする。
④ ドレーンが閉塞している場合は，水封室で呼吸性移動がみられる。

④

④：ドレーンが閉塞している場合
は，水封室で呼吸性移動がみられ
る→みられない。胸腔ドレーンは
肺と胸腔の間のデッドスペースに
留置することになる。呼吸性移動
では水封室の水が吸気時に上昇，
呼気時に下降し，ドレーンの液体
が呼吸に伴い変動するため，ドレ
ーンが閉塞の場合は，呼吸性移動
はみられない。

---

6. 肺うっ血による呼吸困難時の安楽な体位について，適切なのはどれか。

⑴ 仰臥位
⑵ 側臥位
⑶ 起座位
⑷ 腹臥位

⑶

⑶：起座位にすると，重力の効果
で下半身から右心系に戻る静脈血
流が減少し，呼吸困難が軽減する。

成人看護／呼吸器疾患患者の看護 ■

---

7. 肺結核について正しいのはどれか。

1．結核患者の死亡率は増加傾向にある。
2．飛沫核感染である。
3．ツベルクリン反応は，結核症の発症の有無を調べる検査である。
4．結核治療薬のリファンピシンは，内耳神経障害の副作用に注意が必要である。

2

1：増加傾向→減少傾向
3：発症の有無→感染の有無
近年はQFT，IGRAに加え，
T-SPOT®，TBが普及している。
4：リファンピシンの副作用は，
発熱，発疹，胃腸障害。副作用で
内耳神経障害を起こすのはストレ
プトマイシン。

---

8. 酸素療法について正しいものを選びなさい。

a．鼻腔カニューレは6L/分までの流量に適応する。
b．鼻腔カニューレの装着後は口からゆっくり吸気を促す。
c．酸素マスク（フェイスマスク）は15L/分までの流量に適応する。
d．加湿が必要な場合は加湿器内に生理食塩水を適切な水位まで入れる。
e．酸素吸入しながらの外出は控えるように指導する。
　　1．a　　2．b　　3．c　　4．d　　5．e

1

b：口呼吸は効果が得られない。
c：15L/分→5〜8L/分
d：生理食塩水→滅菌蒸留水
e：QOL改善の視点から在宅酸
素療法がある。外出を控える必要
はない。

---

9. 肺がんについて，正しいものはどれか。

a．腺がんは，肺門部に発生しやすい。
b．扁平上皮がんは，喫煙との関係が深い。
c．小細胞がんの治療は，手術療法が第一選択である。
d．血行性転移により，がん性胸膜炎を起こす。

b

a：腺がんは，肺野部に発生する。
c：小細胞がんの治療は，化学療
法（抗がん剤）が第一選択である。
d：血行性転移では，反対側の肺，
骨，脳，肝臓，副腎（腎臓の上に
左右1つずつある）への転移の頻
度が高い。

10. 呼吸器疾患患者の検査について，誤っているのはどれか。

1. 胸部CT検査では，禁食にする必要はない。
2. 胸水検査では合併症として気胸・血胸・疼痛を起こすおそれがある。
3. 気管支鏡検査終了後に咽頭痛，発熱，血痰が出現することがあるが，検査によるものであることを説明する。
4. ピークフローメーターは，最大呼気流速を自己測定できる簡易機器である。

1

検査内容によっては禁食が必要。血管造影検査などの造影剤使用時にアレルギー反応を起こすおそれがあり，また嘔吐により窒息や急変のおそれがある。

---

11. 呼吸困難は，原因疾患によって急激に出現するものと徐々に出現するものとに分かれています。以下の疾患を急激に出現するものと徐々に出現するものとに分けて，番号を記入してください。

1. 心不全　　2. 肺炎　　3. 気管支喘息　　4. 貧血
5. 肺血栓塞栓症

急激に出現するもの：2，3，5
徐々に出現するもの：1，4

---

12. 呼吸パターンの図を示す。チェーン-ストークス呼吸はどれか。

3

3：チェーン・ストークス呼吸は呼吸が徐々に増減を繰り返し無呼吸状態になることを繰り返す。尿毒症や脳出血，アルコール依存症の患者に多い。

1.

2.

3.

4.

成人看護／呼吸器疾患患者の看護 ■

13. 以下の設問に，番号で答えなさい。

自然気胸について，正しいものはどれか。
① 女性に多い。
② 呼吸困難が突然出現する。
③ 年齢とともに罹患率が高くなる。
④ 軽症の場合，手術療法が行われる。

②

①：女性→男性
③：15〜30歳の青年層に多く発症する。
④：軽症の場合は安静にする。手術療法は再発を繰り返す場合に行われる。

14. 慢性閉塞性肺疾患（COPD）患者の看護で正しいのはどれか。

１．労作時の呼吸困難を改善するために胸式呼吸を促す。
２．喫煙が原因のひとつであることを説明し禁煙を促す。
３．適正な体重を維持するために厳格なカロリー制限を促す。
４．インフルエンザなどのワクチンは接種しないよう促す。

2

１：胸式呼吸→労作性の呼吸困難を改善するために呼吸リハビリテーション（口すぼめ呼吸）を促す。
３：COPDでは呼吸不全に陥る以前から特徴的かつ高率な栄養障害が認められるため，高エネルギー，高たんぱく食の指導が基本である。
４：インフルエンザワクチンは，COPDの重篤な患者の症状を軽減するために有効な予防方法である。

成人看護
循環器疾患患者の看護

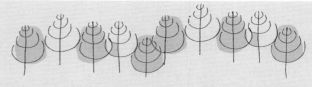

Point

心不全や心電図に関係した問題は必ず出題されている。心臓や血液循環の仕組みと調節機能について，整理しながら学習し効率よく覚えるとよい。

急性期では，心筋梗塞後や手術後など，経過が速く生命の危機状態にある重要な時期における病態生理，緊急処置，薬物療法，看護のポイントを整理しておくとよい。手術の対象となる疾患，術式，心臓カテーテル検査法の知識も再確認が必要である。**回復期**では，日常生活指導，すなわち食事，服薬，排便，入浴など，細かい点まで問われるため，一つひとつ根拠を確認しながらまとめておくことを勧める。

Keyword

▶ 心不全

心筋の収縮機能が低下し，心拍出量が減少した状態。左心不全の症状は肺うっ血，呼吸困難（起座呼吸），肺水腫，右心不全では静脈圧上昇（肝うっ血），肝腫大，胸水，腹水，浮腫などがみられる。

▶ 不整脈

正常洞調律以外の心臓調律（リズム）異常の総称をいう。不整脈が原因で心不全，冠不全，ショック，アダムス-ストークス発作（めまい，失神）を起こし死に至る場合がある。

頻脈性不整脈：期外収縮，発作性頻拍，心房細動，WPW症候群，心室細動など。

徐脈性不整脈：洞不全症候群，房室ブロック，脚ブロックなど。

診断には安静時12誘導心電図のほか，ホルター心電図が有用である。

▶ 高血圧

高血圧には，明らかな疾患がなく血圧のみが高い本態性高血圧と，原因となる明らかな疾患があり，そ

成人における血圧値の分類

分類	診察室血圧（mmHg）			家庭血圧（mmHg）		
	収縮期血圧		拡張期血圧	収縮期血圧		拡張期血圧
正常血圧	<120	かつ	<80	<115	かつ	<75
正常高値血圧	120～129	かつ	<80	115～124	かつ	<75
高値血圧	130～139	かつ/または	80～89	125～134	かつ/または	75～84
Ⅰ度高血圧	140～159	かつ/または	90～99	135～144	かつ/または	85～89
Ⅱ度高血圧	160～179	かつ/または	100～109	145～159	かつ/または	90～99
Ⅲ度高血圧	≧180	かつ/または	≧110	≧160	かつ/または	≧100
（孤立性）収縮期高血圧	≧140	かつ	<90	≧135	かつ	<85

（日本高血圧学会高血圧治療ガイドライン作成委員会編：高血圧治療ガイドライン2019，ライフサイエンス出版，p.18 表2-5）

の疾患のために高血圧を呈する二次性高血圧がある。

▶ 虚血性心疾患

冠動脈が何らかの原因により狭窄し，心筋への冠血流障害が起こり胸痛をはじめとする症状が発生する疾患群。心筋障害が可逆性の疾患が狭心症，非可逆性の疾患が心筋梗塞である。

安定冠動脈疾患：発作の起こり方や血行動態が安定した状態にある虚血性心疾患で，労作性狭心症や冠攣縮性狭心症などがある。

労作性狭心症：安静時には症状がなく労作時に限って胸痛などの症状が現れる。痛みは徐々に始まり数分間で最高に達し徐々に消失（数分間）する。放散痛や関連痛として現れることがある。ニトログリセリンの舌下投与が有効。心電図はST低下を示す。内科的にはPCI（経皮的冠動脈インターベンション），外科的にはCABG（冠動脈バイパス術）が行われる。

冠攣縮性狭心症：器質性狭窄を認めないが冠動脈に攣縮が生じて，血流の途絶が生じ狭心発作を生じる。深夜から早朝に出現する。心電図上ST上昇をきたす。心筋梗塞への移行は少ない。薬物療法で発作の予防が可能なことが多い。多くの場合予後は良好。

▶ 急性冠症候群

不安定狭心症，急性心筋梗塞，心臓突然死からなり，同一の病態を基盤として急性の心筋虚血を呈する疾患群である。

不安定狭心症：安静時に狭心発作が起こり数分〜20分程度持続。心筋梗塞に進展する可能性が高い。

急性心筋梗塞：冠動脈でアテローム性プラークが破綻，血栓を生じ冠動脈が閉塞し，末梢の血流が途絶し急速に心筋が壊死する。胸骨中央部にえぐられるような痛みが20分以上持続。心電図上ST，T波の上昇を認める。心臓マーカーのCK，CK-MB，AST，LDH，心筋トロポニンTの値が上昇する。死亡の大部分は不整脈，心不全，ショック，心破裂の合併によるもの。治療として胸痛寛解にはモルヒネ塩酸塩，血栓予防のためアスピリン，ヘパリンなどを投与する。病態により経皮的冠動脈インターベンション（PCI）や血栓溶解療法，冠動脈バイパス術（CABG）が行われる。

▶ 弁膜症

心臓疾患の中でも大きな部分を占める疾患である。心臓には4つの弁があり，弁膜の変形によって弁の作用が障害され血流に異常を生じた状態。

僧帽弁狭窄症：リウマチ熱や加齢による弁の肥大化・石灰化で僧帽弁に狭窄が生じ，血流障害が起こる。呼吸困難や頻脈が主症状。重症度評価は断層心エコーによる僧帽弁口面積測定を中心に行う。治療は重症度に応じPTMC，弁置換術などが行われる。

僧帽弁閉鎖不全症：リウマチ熱や加齢による弁の肥大・変性により，血液が左室から左房へ逆流し左症状をきたす。重症度は心エコー（TTE）で診断され，原因や重症度で弁形成術や弁置換術が選択される。

大動脈弁狭窄症：原因は加齢に伴う大動脈弁変性や先天性，リウマチ熱など。大動脈弁の解放制限で左心室に圧負荷がかかる。胸痛や心不全症状を伴うこともある。重症度は主に心エコーと大動脈弁口面積測定で評価し，治療はSAVRやTAVIを行う。

大動脈閉鎖不全症：血液が大動脈から左室に逆流する。リウマチ熱や加齢による弁異常のほか，上行大動脈の拡大で弁の閉鎖不全が生じる場合もある。重症度は主に心エコーで評価される。治療には弁置換術や弁形成術が行われる。

▶ 血管疾患

大動脈瘤：先天性，外傷性，梅毒性，動脈硬化症，感染性が原因だが，動脈硬化症が最も多い。一般的には異常な拍動を感じ，圧迫によって神経麻痺，疼痛などを生じる。内科的治療では血圧上昇を予防する。場合によって外科的手術を行う。

大動脈解離：原因不明の中膜壊死や動脈硬化により，大動脈内膜に亀裂が生じて血液が中膜層間に進入した状態。失神するほどの激痛が突然始まる。内科的には血圧を100mmHg前後に保つよう降圧療法を徹底。スタンフォードA型は緊急手術の適応である。

▶ ショック

急性かつ全身性の循環不全で，臓器・組織への血流量が低下し低酸素をきたす。ショックは，①循環血液量の減少，②心臓のポンプ機能の低下，③血管壁緊張性の破綻のいずれか1つあれば引き起こされる。**原因別分類**：循環血液量減少性ショック，心原性ショック，血液分布異常性ショック，心外閉塞・拘束性ショック。**ショックの5P**：蒼白（pallor），虚脱（prostration），冷汗（perspiration），脈拍触知不可（pulselessness），呼吸不全（pulmonary insufficiency）。

問 題

1. 循環器疾患について正しいものはどれか。

1. 左心不全が進行すると心臓喘息をきたす。
2. 不安定狭心症に，運動負荷試験を実施する。
3. 急性心筋梗塞の発症後24時間以内であれば，血栓溶解療法等が有効である。
4. 心房細動では抗凝固薬は不要である。

解 答

1

2：運動負荷試験は禁忌である。
3：発症後24時間以内→発症後6時間以内。
4：抗凝固薬は必要である。

---

2. ファロー四徴症の病変で誤っているものを1つ選び，記号で答えなさい。

a. 心房中隔欠損
b. 大動脈騎乗
c. 肺動脈狭窄
d. 右心室肥大

a

a：心房中隔欠損→心室中隔欠損

---

3. 不整脈のある患者の看護について正しいものを選びなさい。

a. 心房性期外収縮が出現したら直ちに除細動を行い医師へ報告する。
b. 心房細動は塞栓症の発生に注意する必要がある。
c. 不整脈の診断に用いられるトレッドミル検査は，24時間以上の連続した心電図を記録する検査法である。
d. アダムス-ストークス症候群に伴う失神発作は頻脈時に起こりやすいので注意する。
    1. a   2. b   3. c   4. d

2

a：多くの期外収縮では緊急性の処置は要しない。心室細動では，除細動が唯一の治療方法である。
c：トレッドミル検査→ホルター心電図検査。トレッドミル検査は，運動負荷試験の一つ。
d：アダムス-ストークス発作は著明な徐脈，心室停止または頻脈発作で生じる。

---

4. 高血圧症患者の薬物療法時の看護で，適切でないものはどれか。

a. 自宅での継続的な血圧測定の必要性を説明する。
b. カルシウム拮抗薬は，グレープフルーツで作用が増強されることを説明する。
c. アンギオテンシン変換酵素（ACE）阻害薬では，空咳がでることを説明する。
d. 利尿薬使用時には，低尿酸血症に留意する。

d

d：低尿酸血症→低カリウム血症

成人看護／循環器疾患患者の看護 ■

5. 左心不全の症状として正しいのはどれか。

1．下肢の浮腫
2．静脈怒張
3．呼吸困難
4．肝腫大

3

3：左心不全は，何らかの左心室の障害による肺静脈圧上昇や肺うっ血で，呼吸困難が生じる。右心不全は，右心室に過剰な負荷が加わって静脈圧が上昇することで，静脈怒張，肝腫大，下肢浮腫，腹水などが生じる。

6. 大動脈解離患者の看護で適切なものはどれか。

① 積極的な運動を勧める。
② 胸背部痛の有無を確認する。
③ 疼痛は我慢するように説明する。
④ 血圧の低下は解離を進行させるため血圧の管理が重要である。

②

①：運動など血圧を上昇させる刺激を避ける。
③：疼痛の我慢は血圧上昇につながるため，疼痛管理が重要になる。疼痛時は報告するよう指導する。
④：血圧の低下→血圧の上昇

7. 不安定狭心症患者の看護で適切なのはどれか。

a．発作時は医師の指示によりニトログリセリン舌下錠を投与する。
b．胸痛が治まったあとは心電図モニターでの観察は不要である。
c．運動負荷心電図検査を実施する。
d．心臓カテーテル治療は適応にならない。

a

b：心電図モニターの観察が必要。
c：運動負荷心電図検査は禁忌。
d：心臓カテーテル治療を行うことが多い。

125

8. 循環器疾患患者の看護で，正しいものには〇を誤っている
ものには×をつけなさい。

1．ペースメーカーは皮内に埋め込まれているため，創部の保護や
感染予防は特に必要としない。

2．大動脈弁狭窄症では左室圧負荷により心肥大が進行する。狭窄
が高度になると狭心痛，失神，心不全を生じる。

3．労作性狭心症では血管壁のプラークは安定しており，血管内に
血栓は生じていない。

4．PCI（経皮的冠状動脈インターベンション）は鎖骨下静脈から穿
刺されるため，カテーテル刺入部の止血状態などに留意する。

5．狭心症で胸痛が生じた場合は，ニトログリセリンの舌下錠を投
与する。

〇＝2，3，5
×＝1，4

1：ペースメーカーは筋膜と皮下
脂肪の間に袋（皮下ポケット）を
作り，植え込む。抜糸後も傷が回
復するまでは感染症を引き起こす
おそれがある。

2：大動脈弁狭窄症の場合，左室
が大動脈に送り出した血液は狭い
通路を通り抜けなければならない
ため，左室に負荷がかかるため，
大動脈弁を境に圧の格差が出てく
る。そして，左室は求心性肥大す
る。狭窄が進むと，失神，狭心症，
心不全を生じる。

3：労作性狭心症では，プラーク
が外側に進展せず，内側に進展し
狭窄する状態（ネガティブリモデ
リング）であるため，プラークが
破裂しないため血栓は生じない。

4：PCI（percutaneous coronary
intervention：経皮的冠動脈形成
術）は，心臓カテーテル法による
冠動脈造影を行い，冠動脈狭窄部
位をバルーンで拡張し，再狭窄を
防ぐための筒状の金属であるステ
ントを留置する方法である。穿刺
部位は，大腿動脈，上腕動脈，橈
骨動脈の3か所である。

5：前胸部の絞めつけられるよう
な不快な痛み（狭心痛）がある。
狭心症は安静から短時間で消失す
るが，ニトログリセリン舌下錠の
投与により速やかに消失する。

成人看護／循環器疾患患者の看護 ■

9. 循環器疾患の治療・処置で正しいものを1つ選びなさい。

1．抗凝固薬服用中は，出血に注意する。
2．ワルファリン内服中は，ビタミンA含有量の多い食品の摂取を禁止する。
3．日常生活活動による負荷の程度を比較換算する方法に，mMRCスケールがある。
4．酸素療法は，92％以上の血中酸素飽和度（SpO$_2$）と80mmHg以上の酸素分圧（PaO$_2$）を目標とする。

1

2：ビタミンA→ビタミンK。納豆やほうれん草などの緑黄色野菜に多く含まれている。
3：mMRCスケール→METs。mMRCスケールは，主にCOPDの呼吸困難の重症度を示すスケール。
4：92％以上→95％以上

---

10. ペースメーカー植え込み術後の患者の看護について，誤っているものはどれか。

1．術後観察のポイントとして，ペースメーカー挿入部の皮膚の観察，疼痛の有無，ペースメーカーの設定条件，心電図の波形などを見る必要がある。
2．ペースメーカーに関する正しい知識を提供し，患者が生活の質を維持できるように支援する必要がある。
3．退院指導は塩分制限に関する食事指導が中心になる。
4．ペースメーカー手帳は常に携帯し，定期的にペースメーカー外来を受診するように指導する。
5．ペースメーカーが正常に作動しているかを判断するために，自己検脈を指導する。

3

---

11. 循環器疾患患者について正しいものを選びなさい。

1．心筋梗塞では発症してから3～4時間後に血中の白血球，酵素（CPK，GOT，LDH）が低下する。
2．右心不全では胸痛，血性痰などの症状を呈する。
3．左心不全のある患者では呼吸困難などの症状の観察を行う。
4．大動脈弁狭窄症では狭窄が高度になると，右室圧負荷により右心不全を生じる。

3

1：低下→上昇
2：右心不全は静脈怒張，肝腫大，下肢浮腫，腹水などの徴候を示す。
3：左心不全では左心室に負荷が加わり，肺毛細血管圧上昇によるうっ血から呼吸困難を生じる。
4：右室圧負荷→左室圧負荷，右心不全→左心不全

12. 不整脈について正しいものを選びなさい。

　a．心房細動は放置すると死亡する危険な不整脈である。
　b．ウェンケバッハ型房室ブロックは重症度が高い。
　c．発作性上室頻拍は不規則なP波（心房波）を認める。
　d．WPW症候群の多くは無症状である。
　　　1．a　　　　　　2．b　　　　　3．c　　　　　4．d

3

　a：心房細動はP波を認めず，基線が不規則に揺れている。RR間隔が完全に不整である。
　b：ウェンケバッハ型はP波とQRS波の間隔が少しずつ広がり，やがてQRSが欠落する。Ⅱ度房室ブロックでは，モービッツⅡ型のほうが危険である。
　c：発作性上室頻脈は，心房内，房室結節付近で1分間に140〜220回程度の興奮が突然発症し，突然消失する。P波はQRS波に埋もれたり，逆行性のP波が出現する。
　d：通常の刺激伝導系以外に，心房と心室をつなぐ副伝導路が生じることがある。症状は頻脈の発作が突然起こるため，動悸，気分不快，めまいなどが現れる。

---

13. 次の事例を読み，設問に答えなさい。

　55歳男性，運送業。重い荷物を抱えて運搬する作業中に，締めつけられるような胸痛が出現し，安静にしたところ2〜3分で治まった。心臓カテーテル検査の結果，労作性狭心症と診断され，通院で内服治療が開始された。
　BMI 28，LDLコレステロール値150mg/dL

1．心臓カテーテル検査の看護について，正しいものはどれか。
　a．カテーテル挿入時は，一般的に座位で行う。
　b．検査中は，モニター観察など全身状態の観察を行う。
　c．帰室後すぐに穿刺部の固定をはずし，出血の有無を確認する。
　d．検査後，造影剤は腎臓から排出されるため，水分摂取は控える。

2．この患者への生活指導として，誤っているものはどれか。
　a．いつ発作が起こるかわからないので，仕事は辞めた方が良いと説明した。
　b．ニトログリセリン舌下錠の携帯と服用方法について指導をした。
　c．塩分，脂肪，総エネルギーの過剰摂取を避けるよう指導をした。
　d．定期的な受診や自覚症状のチェックなどを続ける必要があることを説明した。

1＝b

　b：心臓カテーテル検査は，冠動脈内にカテーテルを挿入し，狭窄血管をみつける検査である。侵襲度が高いため，施行中は全身状態の観察を行う必要がある。
　a：仰臥位で行う。
　c：大腿動脈から挿入した場合，止血のため終日ベッド安静となる。

2＝a

　a：労作性狭心症の場合，激しい運動などにより起こるので活動には注意が必要なため，仕事の内容により心臓に負荷がかかるようなら考える必要がある。

成人看護
消化器疾患患者の看護

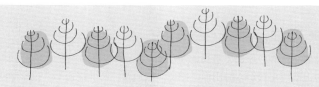

Point

消化器疾患は，食物の摂取，消化・吸収・排泄という経路において，何らかの臓器・機能に障害を起こしている状態である。消化器疾患患者の看護は消化器各臓器の解剖生理・病態を理解し，障害から生じた身体・生活上の苦痛の軽減に努めていく必要がある。以下にポイントをまとめる。

消化器疾患は出題頻度が高く，病態生理を十分に理解しておくことが大切である。

出題頻度の高い検査には消化管X線検査，内視鏡検査，超音波検査，腹腔鏡検査，CT，MRI，血液検査などがあり，検査の目的と介助方法を整理しておく。

出題頻度の高い疾患には肝硬変における肝性脳症（肝性昏睡），ウイルス性肝炎の種類・予防対策・キャリア，腫瘍性病変がある。さらには胆石症，胃・十二指腸潰瘍などの良性疾患や潰瘍性大腸炎，クローン病など難治性疾患がある。悪性腫瘍では食道がん，胃がん，結腸がん，直腸がん，膵臓がん，胆道がん，肝臓がんがあり，症状と病態生理のほか，疫学的知識まで要求されることがある。最近の医療技術の進歩の一つに内視鏡下手術がある。対象となっている疾患や手術法についてひととおり学習しておく。

また，消化器疾患患者の看護としては，吐血・下血，疝痛発作時の処置法，服薬指導，食事指導を整理しておくことが重要である。

Keyword

▶ 消化酵素

アミラーゼは炭水化物（糖質），**ペプシン**はたんぱく質，**トリプシン**はたんぱく質，**リパーゼ**は中性脂肪を消化する。

▶ 肝臓の機能

栄養分の貯蔵，全身へのエネルギー供給，糖代謝，たんぱく質代謝，脂質代謝，ビタミンの貯蔵，凝固因子の生成，薬物代謝と解毒，胆汁の生成とビリルビン代謝など，生体内で行われる生化学反応の大部分は，肝臓で行われる。

▶ 消化器系の検査

X線検査：腹部単純撮影，上部消化管透視，注腸造影など。**超音波検査**：画像下の腫瘍生検や治療も行われる。**内視鏡検査**：上部消化管では口や鼻から，下部消化管では肛門から挿入する。**検体検査**：血液，糞便，尿，腹水，胃液，十二指腸液などがある。

▶ 黄疸

ビリルビンが種々の原因により血液や組織内に増加した状態をいう。随伴症状には皮膚，眼球粘膜の黄染，食欲不振，瘙痒感，全身倦怠感，出血傾向などがある。黄疸には，肝細胞性黄疸，閉塞性黄疸，胆汁うっ滞性黄疸，溶血性黄疸などがある。

▶ 吐血，下血

吐血：胃酸の作用で暗褐色となった，十二指腸までの上部消化管からの出血。部位，出血量，時間経過などで胃酸にさらされる時間が長いほど，黒色化していく。

下血：消化管からの出血の排泄。①食道，胃，十二指腸からの出血は「タール便」，②回盲部より肛門側からの出血は「血便」となる。

▶ 胃潰瘍，胃炎

消化性潰瘍の発生・治癒に関係する**ヘリコバクター・ピロリ**の除菌治療，H_2受容体拮抗薬やプロトンポンプ阻害薬による薬物療法など内科的治療が可能な症例が増えている。

▶ 急性ウイルス性肝炎

A型肝炎：A型肺炎ウイルスに汚染された食品や飲料水を介して**経口感染**する。

B型肝炎：**血液を介しての感染**，母親から新生児への**垂直感染，性交による感染**。予防対策および受動免疫とワクチンの組み合わせにより，わが国では新しい発生は激減した。

C型肝炎：血液を介しての感染。慢性化しやすい。輸血・血液製剤による感染が多かったが，献血時にHCV抗体の検査を行うことで，輸血後のC型急性肝炎は激減した。

▶ 肝硬変

慢性肝炎が持続した結果，肝細胞が壊死し，肝小葉の周囲を線維が取り囲む状態。

代償性（期）肝硬変：肝臓の一部に障害があっても残りの部分がそれを補うことができる状態。

非代償性（期）肝硬変：肝臓が機能障害を代償しきれなくなった時期で，浮腫，腹水，黄疸，食道静脈瘤，出血傾向など様々な症状が出現する。

肝性脳症（肝性昏睡）：肝機能の低下によって起こる意識障害。特有の症状に，肝性口臭，羽ばたき振戦などがある。悪化を予防するために，低たんぱく食にしてアンモニアの生成を防ぎ，便通を調整してアンモニアを排泄することが重要。

▶ 食道がん

食道粘膜上皮由来の悪性腫瘍で，ほとんどが扁平上皮がん。リンパ節転移を起こしやすい。治療法は，食道摘出術以外に内視鏡的粘膜切除法，放射線療法，化学療法も行われる。

▶ 胃がん

早期胃がん（深達度が粘膜下層までのがん）の分類と，進行胃がんの分類（ボールマン分類）がある。小さな早期胃がんに対しては内視鏡的粘膜切除術（EMR）が行われ，進行胃がんは胃切除手術，手術不能の場合は化学療法，免疫療法，放射線療法が行われる。

▶ 大腸がん（結腸がん，直腸がん）

食生活の欧米化により年々増加傾向にある。主症状は便通異常と血便である。早期がんはほとんど隆起型で粘膜内および粘膜下層にとどまり，治療として内視鏡的ポリペクトミーが行われる。進行がんでは腸管の切除とともに系統的リンパ節郭清が必要であり，人工肛門を造設する場合がある。直腸がん手術後は排便・排尿・性機能障害を伴うことが多い。

▶ 大腸ポリープ

限局性の隆起性病変であり，腺腫性，炎症性，若年性などがある。ポリープが多発した場合をポリポーシスという。腺腫はがん化することがあるので，内視鏡的ポリペクトミーが行われる。

▶ クローン病

若年層に発症する原因不明の肉芽腫性病変。腹痛，下痢，体重減少，発熱などの症状がみられる。食道から肛門に至る全消化管に，潰瘍と炎症が非連続性に発生し，小腸末端部に好発する。肛門部病変を合併しやすい。治療としては，抗炎症薬や免疫抑制薬などの薬物投与と絶食下の中心静脈栄養法の組み合わせが主である。

▶ 潰瘍性大腸炎

頻繁な血性の下痢や粘血便，腹痛，発熱などを主訴とし，大腸の粘膜に潰瘍性病変を形成する非特異性炎症疾患である。病変は大腸に限局し，直腸から口側結腸に連続性に広がる。若年層に好発する。

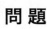

問題

1. 消化器疾患患者の看護について誤っているのはどれか。

1. 腹水による腹部膨満がある場合は，安楽な体位を工夫する。
2. 人工肛門周囲の皮膚の保護のため，入浴時にストーマ装具の交換をする等考慮する。
3. 上部消化管の内視鏡検査後は，すぐに飲食できるよう準備する。
4. 悪心・嘔吐がある場合は，安楽かつ誤嚥予防ができるような，体位の工夫をする。

2. 胃がん患者の術後看護について，誤っているのはどれか。

a 術直前より着用しているストッキングは，術後速やかに脱がせる。
b 離床は，基本的に胃チューブが抜去されてから，促すようにする。
c 創痛が強い場合に，指示の鎮痛薬を効果的に使用し，苦痛の緩和を図る。
d 術後の食事指導は，栄養士とともに行う。

① a，b　② b，c　③ c，d　④ a，d

3. 48歳のBさんは，直腸がんのため全身麻酔下で手術中，出血量が多く輸血が行われたところ，41℃に体温が上昇し，頻脈，血圧低下もみられた。麻酔科医は下顎から頸部の筋肉の硬直も確認した。既往歴は特になし。
この状況で最も考えられるものを選びなさい。

1. アナフィラキシー
2. 悪性高熱症
3. 菌血症
4. 貧血

解答

3

3：咽頭麻酔を行うので，検査後1時間はその影響が残るため禁飲食とするのが一般的である。

①

a：術後動かさず寝ていることで下肢の静脈に深部静脈血栓症を起こすリスクがある。その予防のため，ベッドからの起き上がりがスムーズに行えるまで弾性ストッキングの着用が推奨されている。
b：合併症の予防や気分転換などの目的で，基本的に第1病日より年齢・手術の術式・回復状況を考慮して離床を積極的に進めていく。

2

1：アナフィラキシーショックでは全身が紅潮するが，発熱や筋肉の硬直を伴わない。
2：悪性高熱症は全身麻酔に併発する症状である。
3：菌血症では，急激な発熱や筋肉の硬直を伴わない。
4：貧血では，発熱や筋肉の硬直を伴わない。

4. **消化器疾患について正しいのはどれか。**

a．食道がんは胸部上部に発生することが多い。
b．A型肝炎は慢性肝炎に移行する。
c．急性膵炎は自己免疫疾患である。
d．大腸がんの広がり方の分類をデュークス分類という。

d

a：食道がんは，日本では胸部中部に発生が多い。
b：A型肝炎は致死的な劇症肝炎にならなければ慢性化することはなく，二度と発病しないのが特徴である。
c：急性膵炎の原因として最も多いのはアルコールで，次に胆石と特発性（原因不明）が続く。自己免疫型膵炎は自己免疫の仕組みの異常により膵臓が障害を受ける。すなわち体内に自身の膵臓を攻撃する因子が出現することにより，膵臓に慢性的な炎症をきたすものである。

5. **消化器症状に対する看護について，正しいのはどれか。**

a　腹痛増強時は，筋肉の緊張を和らげるために，疾患にかかわらず腹部温罨法を行う。
b　嘔吐時は，吐物が鼻腔や気管内に詰まらないように，側臥位または腹臥位をとらせる。
c　黄疸出現時は，瘙痒感が強くなるため，清拭後に医師の指示にて止痒剤を塗布する。
d　下痢時は，肛門周囲のびらん予防のため，水道水にてよく洗い，苦痛や不快感を和らげる。
　　①a，b　　②b，c　　③c，d　　④a，d

②

a：虫垂炎や腹膜炎の場合は温罨法は行ってはならない。
d：温水でよく拭き，撥水クリームの塗布およびパウダー散布を行う。

6. **肝性脳症の看護で誤っているのはどれか，選びなさい。**

1）高たんぱく食にする。
2）粘膜保護薬を使用する。
3）尿量の管理を行う。
4）便通を整える。

1）

1）：高たんぱく→低たんぱく。

132

成人看護／消化器疾患患者の看護 ■

7. 次の文章を読み，（　）内の語句から正しいものを選び，記号で答えなさい。

1．食道がんの全体の50〜60％は（ア．胸部中部　・　イ．胸部下部）食道に発生し，50歳以上の男性に多い。

2．胃切除術後は，胃内因子の欠乏から，（ア．ビタミンB_6　・　イ．ビタミンB_{12}）の吸収が障害され貧血を発症することがある。

3．潰瘍性大腸炎は，大腸粘膜にびまん性のびらんや潰瘍を形成する原因不明の非特異性炎症性疾患で，（ア．30歳以下の若年者　・　イ．40〜50歳の成人）に多い。

4．胆石症の疼痛は激烈で，過労や（ア．炭水化物　・　イ．脂肪）に富んだ食事などが誘因となる。

5．膵臓がんの初期症状には，腹痛，食欲不振，体重減少などがある。その他に，無痛性胆のう腫大（ア．グレイ−ターナー　・　イ．クールボアジェ）徴候がみられることもある。

1＝ア
2＝イ
3＝ア
4＝イ
5＝イ

2：赤血球を合成するためには，鉄とビタミンB_{12}が欠かせない。鉄を食物から吸収するためには胃酸の働きが必要である。またビタミンB_{12}の吸収には，胃粘膜で分泌され，正常な赤血球の生産にかかわるビタミンB_{12}結合たんぱく質内因子が関与している。
3：青年期の発症が多い。

8. 人工肛門造設術を受ける患者とその看護について，誤っているのはどれか。

(1) 人工肛門造設に関するオリエンテーションは，家族を含めて行う。
(2) ストーマの位置は，ベルトラインを選択する。
(3) 臭気には，食事の工夫を説明する。
(4) 永久的人工肛門の場合は，身体障害者認定が受けられることを説明する。

(2)

(2)：ベルトを装着する可能性を考慮して，ベルトライン（臍の位置）での造設は避ける。ストーマの位置は以下，①〜⑤の「クリーブランドクリニックの原則」に準拠して決定する。①臍より低い位置，②腹直筋を貫く位置，③腹部脂肪層の頂点，④皮膚のしわ，くぼみ，瘢痕，上前腸骨棘の近くを避けた位置，⑤本人が見ることができ，セルフケアしやすい位置。

9. 大腸がんの手術後の看護で正しいのはどれか。

① 疼痛がある場合は，安静を促す。
② 手術後7日目から，流動食を開始する。
③ 骨盤底筋群体操を行い，肛門括約筋を強化する。
④ 手術後1日目から，シャワー浴で保清を行う。

③

①：疼痛緩和を図り，早期離床を促す。
②：一般的にはもっと早期に開始される。
④：シャワー浴は，ドレーンなど管類抜去後。

133

10. 消化器疾患で手術を受ける患者の看護について正しいのはどれか。

1．全ての手術において剃毛の必要はない。
2．術後の創痛に対し，多少は我慢するよう説明する。
3．術後ドレーンが挿入されている場合は，排液の量・性状に注意する。
4．術後は絶対安静のため，体位変換も必要ない。

3

1：手術創部からの感染予防のため，手術部位を中心に広範囲に除毛する。
2：術後の創痛は我慢させずに効果的に鎮痛薬を用いる。
4：術後は合併症（肺炎，深部静脈血栓症など）の予防や気分転換のため，年齢や手術の術式，回復状態を考慮し体位変換を積極的に進める。

---

11. ビルロートⅠ法を受ける患者への説明内容について適切でないものを選びなさい。

1．創痛が強い場合には，指示の鎮痛薬を使用し苦痛の軽減ができること。
2．胃チューブは排便を確認できた時点で抜去できること。
3．ダンピング症状や腹痛，発熱，嘔気などの出現があればすぐに伝えること。
4．食事は1回量を少なくし，分割摂取できるようにしていくこと。

2

2：術後の排液の色が安定して排液量が減少し，腸蠕動音や排ガスを確認してからの抜去となる。

---

12. 肝硬変患者の看護について正しいものはいくつあるか。

a．羽ばたき振戦，異常言動が見られたときは，食事のたんぱく質を制限する。
b．吐物や便に血液が混入している場合は，医師に速やかに報告する。
c．食事のエネルギー量は40 〜 50kcal/kg(標準体重)/日とする。
d．排便コントロールを行い，肝性脳症を予防する。
　　　1．1つ　　2．2つ　　3．3つ　　4．4つ

3

c：食事のエネルギー量は25 〜 35kcal/kg(標準体重)/日とされている。

---

13. 消化器症状について正しいのはどれか。

1．虫垂炎では右下腹部の圧痛点をメイヨー点という。
2．嘔吐後は胃部に温罨法を行うと症状が落ち着く。
3．閉塞性黄疸では直接ビリルビン値が低下する。
4．大腸癌による下血が続く場合には，鉄欠乏性貧血を起こしやすい。

4

1：メイヨー点→マックバーネー点
4：持続的な出血により，ヘモグロビンの合成に必要な生体内の鉄が不足するため。

134

成人看護／消化器疾患患者の看護 ■

14. 肝細胞がんに移行しやすいウイルス性肝炎はどれか。

- (1) A型肝炎
- (2) B型肝炎
- (3) C型肝炎
- (4) E型肝炎

(3)

(3)：C型肝炎はウイルス性肝炎のなかで最も慢性化しやすく，肝細胞がんに移行しやすい。わが国における肝細胞がんの最大の原因はC型肝炎である。

---

15. 潰瘍性大腸炎患者の看護について，誤っているものを1つ選びなさい。

1. 回復後は，継続的な治療や看護は必要ない。
2. 病状により，絶食となるため，水分出納バランスに注意する。
3. 副腎皮質ステロイド薬を使用する場合は，感染予防の指導を行う。
4. 自由に食べられない患者のストレスを十分理解した上で，食事制限を守れるように援助する。

1

1：難治性のため寛解と再燃を繰り返す。長期に寛解を維持できるように，内服と食事療法を行い，腸の炎症を抑えることが重要である。

---

16. 胃切除術を受けた患者のダンピング症候群予防の指導で，適切なものはどれか。

- a. 「1日の食事回数を減らしましょう」
- b. 「短時間で食事するようにしましょう」
- c. 「低血糖症状が出現したら飴をなめましょう」
- d. 「食後30分以内に症状が起こらなければ問題はありません」

c

a：1回の食事量を減らし，1日の食事の回数を増やす。
b：時間をかけてゆっくりよく噛んで食べる。
d：食後すぐ起こる早期ダンピング症候群と，食後2～3時間後に起こる後期ダンピング症候群がある。

---

17. 消化器疾患とその食事療法について誤っているものを選びなさい。

- a. 胃・十二指腸潰瘍 ―――― 低脂肪食
- b. 潰瘍性大腸炎 ―――――― 低残渣食
- c. 肝硬変 ―――――――――― 高エネルギー食
- d. 胆石症 ―――――――――― 低たんぱく食

　　1．a　　2．b　　3．c　　4．d

4

4：低たんぱく食→低脂肪食。胆石発作の原因は脂質の摂り過ぎによる胆のう，胆管の収縮が原因。たんぱく質の制限はない。

135

成人看護
血液・造血器疾患患者の看護

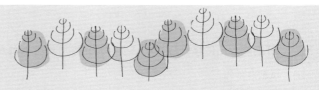

Point

白血病,悪性リンパ腫など代表的な疾患の特徴的な症状,検査所見,治療法を血液の生理と造血のしくみと照らし合わせながら復習しておくとよい。

また血液・造血器疾患は全身の臓器にも影響を与えるので,全身的な機能の変化やそれに対する看護も含めて学習しておく。特に白血病および貧血は数種類に分けられるため,整理しながらそれぞれを確実に理解しておきたい。

白血病などで化学療法を受ける患者や,易感染,貧血,出血傾向がある患者への看護に関して,日常生活での援助方法の問題が出題されることがある。そのため疾患の特徴を十分に理解したうえで,看護上どのような注意点があるのか学習しておきたい。

Keyword

▶急性白血病

造血幹細胞に遺伝子異常が生じ分化能を失った異常な芽球（白血病細胞）が増殖する疾患である。正常造血が抑制され,成熟白血球や赤血球,血小板は減少するため,易感染,貧血,出血傾向が急激に発症し,無治療だと致命的となる。治療は,total cell kill（白血病細胞の全滅）を目指し,複数の抗がん薬を用いた化学療法を繰り返し行う。再発や予後不良の病型の急性白血病では造血幹細胞移植も行われる。急性骨髄性白血病は中高齢者に多く,急性リンパ性白血病は小児に多い。

▶慢性白血病

脾腫大,白血球数の著明な増加,骨髄細胞におけるフィラデルフィア染色体の高頻度の出現が特徴である。初期は自覚症状に乏しく,健診で発見される場合も多い。倦怠感,脱力感,微熱,脾腫による腹部膨満などの症状がみられる。数年の慢性期,移行期を経て急性転化（急性白血病化）すると予後不良である。化学療法,造血幹細胞移植に加え,インターフェロンを用いた治療も取り入れられている。

▶成人T細胞白血病リンパ腫

HTLV-I型ウイルスの感染により発症するリンパ系の腫瘍で,輸血,母乳,性交などが感染経路となる。九州・四国など西南地方に多い。血液からHTLV-I抗体が検出され,リンパ節腫脹,皮膚浸潤を伴う。治療は悪性リンパ腫に準じるが予後不良。

▶悪性リンパ腫

リンパ系組織の悪性腫瘍で,**ホジキンリンパ腫**と**非ホジキンリンパ腫**に分けられる。全身的および局所的にリンパ節の腫脹が出現するが,圧痛はみられない。頸部に初発することが多い。病期が進み深部リンパ節の腫脹がみられると,圧迫症状（呼吸困難,咳嗽など）や脾腫がみられる。発熱,体重減少,皮膚瘙痒感などはホジキンリンパ腫に多い。治療には

放射線療法と化学療法があり，病変の広がりにより選択される。

多発性骨髄腫

　免疫グロブリンを産生する形質細胞が腫瘍性に増殖して正常な免疫グロブリンが減少し，Mたんぱく血症を示す。さらに周囲の骨質を破壊し，X線像上では特徴的な骨打ち抜き像を認める。腰痛などの骨痛，易疲労感，貧血症状がある。尿中に**ベンス・ジョーンズたんぱく**がみられることもある。

貧血

鉄欠乏性貧血：ヘモグロビンの材料である鉄分の不足による貧血である。治療として出血の原因となるもの（慢性消化管出血・子宮筋腫など）があれば除去し，鉄剤の経口投与や静脈注射が行われる。

巨赤芽球性貧血：ビタミンB$_{12}$あるいは葉酸の欠乏による貧血である。**悪性貧血**はビタミンB$_{12}$欠乏（吸収障害）の代表疾患で，貧血の一般症状のほかに，特徴的な症状として消化器症状と神経症状がある。治療は，主にビタミンB$_{12}$の筋肉内注射が行われる。葉酸欠乏に対しては葉酸を経口薬として投与する。

再生不良性貧血：免疫異常により骨髄の造血機能が低下し，末梢血で**汎血球減少**（赤血球，白血球，血小板のすべてが減少する）を起こす疾患。重症度分類に従って治療法を選択する。軽症にはホルモン投与，中等症や骨髄移植が実施できない重症例に対しては抗リンパ球あるいは抗胸腺細胞グロブリン（ATG）療法とシクロスポリンを併用した免疫抑制療法，造血幹細胞移植が有効である。

溶血性貧血：赤血球の寿命が短縮するために発生する貧血。症状として，黄疸と脾腫がみられる。血液検査では網赤血球が著明に増加する。自己免疫性溶血性貧血や新生児溶血性貧血，赤血球破砕症候群などがある。

血友病

　血液の凝固因子の欠乏によって血液凝固が障害され出血傾向を生じる代表的な遺伝性血液凝固異常症で，第VIII因子欠乏症を血友病A，第IX因子欠乏症を血友病Bという。伴性潜性（劣性）遺伝なので，女性の保因者を介して男性に発症する。出血の予防および対策が必要となる。

播種性血管内凝固症候群（DIC）

　様々な原因により血液凝固機転が亢進し，末梢血管に広範に微小血栓が形成され，凝固異常など多様な病態を呈する疾患群を指す。凝固異常により血小板と凝固因子が消費されて減少するため，大量出血が起こる。フィブリノゲン減少，FDP増加，PTの延長，Dダイマー高値，血小板減少などの所見がある。

　凝固機能を抑えるためには，ヘパリンやたんぱく分解酵素阻害薬が投与される。

出血傾向

　特別の原因がないのに，またはわずかの外傷によって出血が起こり，なかなか止血しない状態。血小板の減少や血小板の機能低下，あるいは凝固因子の欠乏などによって生じる。

骨髄穿刺

　腸骨や胸骨に骨髄穿刺針を刺し，吸引した骨髄液中の細胞数を算定したり，各血球数の百分比や形態の変化染色体・遺伝子などを調べる。

骨髄生検

　骨髄組織を観察するためのもの。骨髄線維症など骨髄液採取不能の際にも有用。

造血幹細胞移植

　造血幹細胞移植は，HLAの一致したドナーからの造血幹細胞を移植する方法（**同種移植**）と，自らの造血幹細胞を移植する方法（**自家移植**）がある。また，造血幹細胞の種類としては，骨髄，末梢血，臍帯血がある。

　通常の造血幹細胞移植は，移植の前処置として，腫瘍細胞の根絶を目的に，大量の抗がん薬と全身の放射線照射を行う過酷な治療であり，55歳くらいまでが適応とされていた。しかし，近年では免疫系の破壊だけを目的とした骨髄非破壊的移植（**ミニ移植**）も普及し，高齢者や臓器障害をもつ患者にも適応が拡大されている。

問題

解答

1. 貧血について誤っているのはどれか。

① 鉄欠乏症貧血は，出血の原因である基礎疾患の治療を行い，鉄剤を投与する。
② 巨赤芽球性貧血は，アルコール中毒者に多く見られ，ビタミンB_{12}吸収障害が起こる。
③ 再生不良性貧血は，造血機能が低下し，汎血球減少症をきたした難治性のものである。
④ 溶血性貧血は，自己免疫性溶血性貧血が最も多い。

③

再生不良性貧血は，治療により予後の改善が期待できる。

---

2. 血液疾患患者の看護で誤っているものを１つ選びなさい。

1. 貧血患者の看護では，転倒を予防する。
2. 輸血療法時，患者名などの確認は，２人で行う。
3. 出血傾向のある患者の採血時には，駆血帯による圧迫を最小限にする。
4. 化学療法による吐きけ・嘔吐がある患者の食事は規則的にとれるようにする。

4

化学療法による悪心（吐き気）・嘔吐は食事のにおいで誘発される場合があるため，食事時間をずらしたり，患者が食べやすいように味つけなどを工夫したりする。

---

3. 出血傾向のある患者の看護について誤っているのはどれか。

1. 衣類や駆血帯，マンシェットでの圧迫は最小限にする。
2. 口腔内出血を予防するため，柔らかい歯ブラシやスポンジブラシを使用する。
3. 肛門出血，脳出血の予防のため，排便コントロールを行う。
4. 食事形態の制限はないので，患者が希望すれば何でも摂取させる。

4

硬い食物や熱いものは口腔粘膜を傷つけるおそれがあるため避ける。

---

4. 白血病の化学療法時の看護で適切なものを２つ選びなさい。

1. 使用する抗がん剤の副作用と発生時期を患者に説明する。
2. 抗がん剤開始後２か月程度で脱毛が出現することを説明する。
3. 抗がん剤での脱毛は再び髪の毛が生えることがないため，医療用ウィッグや帽子，バンダナの使用をすすめる。
4. 感染予防行動を患者や面会者に指導する。

1，4

2：2か月程度→2週間程度
3：髪の毛が生えることがない→治療の3〜6か月後に再び生えてくる。

成人看護／血液・造血器疾患患者の看護 ■

5. 造血器腫瘍患者の化学療法の副作用出現の時期で関連しないものを1つ選びなさい。

1. 投与　当日　──────　アレルギー反応
2. 投与　2日〜3日　───　易感染
3. 投与　7日〜14日　──　口内炎
4. 投与　14日〜18日　──　脱毛

2

2：易感染→全身倦怠感，悪心・嘔吐など

6. 白血病について誤っているのはどれか。

① 急性白血病の症状の1つには，貧血がある。
② 急性白血病の分類の1つに，WHO分類がある。
③ 慢性白血病では，フィラデルフィア染色体がみられる。
④ 慢性白血病では，肝臓の腫大が特徴である。

②

②：WHO分類→FAB分類。WHO分類とは，WHOが定めた腫瘍の組織型分類の規約である。

7. 次のうち正しいのはどれか。

1. 再生不良性貧血では，赤血球数の低下を認めるが，白血球数は低下しない。
2. 骨髄移植後の移植片対宿主病予防には，免疫抑制剤の服薬が必要であることを説明する。
3. 血液透析患者の体重増加は，目標体重の8％とし，1日の水分量を調整するように指導する。
4. 血液透析患者には，できるだけ高リン食品を摂取するよう指導する。

2

1：再生不良性貧血では，赤血球・白血球・血小板のすべてが減少する。これを汎血球減少症という。
3：体重増加は，透析間隔が中1日は3％以内，中2日は5％以内とする。
4：血液透析患者はリン制限食とする。慢性腎不全における高リン血症は，二次性副甲状腺機能亢進症の悪化を招く。

8. 不足しても貧血にならないものはどれか。

a. ビタミンA
b. ビタミンB$_{12}$
c. 葉酸
d. 鉄

a

bのビタミンB$_{12}$，cの葉酸の欠乏は巨赤芽球性貧血。特に，ビタミンB$_{12}$が欠乏した疾患を悪性貧血とよぶ。dの鉄の欠乏は鉄欠乏性貧血である。

139

9. **骨髄移植について，誤っているものを１つ選びなさい。**

① 骨髄移植は，正常な骨髄細胞を患者の静脈より静注して移植する方法である。
② 骨髄移植は再生不良性貧血の治療として行われる。
③ 骨髄移植後から骨髄の生着までの約３か月間は無菌室に入室する。
④ 骨髄移植を受けた患者は，ドナーの骨髄細胞が生着し，造血を開始するまで，家族や友人との接触を制限する。

③

約３か月間→約１か月間
この間は，感染予防のために患者は無菌室で過ごす。

---

10. **多発性骨髄腫の特徴について誤っているものを選びなさい。**

a．病的骨折を起こすことがある。
b．血清中に異常な免疫グロブリンが出現する。
c．尿中にベンス・ジョーンズたんぱくが出現することがある。
d．低ナトリウム血症が出現する。

1．a 2．b 3．c 4．d

○＝4
×＝1，2，3

b，c：骨髄腫細胞が異常な抗体（Mたんぱく）を産生。このMたんぱくの１つであるベンス・ジョーンズたんぱくが血液中や尿中に排出される。
d：総たんぱくが高値になることで「偽性低ナトリウム血症」となり，治療により総たんぱくの値が低下するとナトリウム値は上昇する。

---

11. **溶血性貧血で見られるのはどれか。**

⑴ スプーン状爪
⑵ 黄疸
⑶ 灰白色便
⑷ 舌炎

⑵

⑴：スプーン状爪は鉄欠乏性貧血でみられる。
⑵：検査値上，間接ビリルビンが上昇する。
⑶：灰白色便は胆道閉鎖などにより起こる。胆道閉鎖の場合，直接ビリルビンが上昇し，黄疸がみられる。
⑷：舌炎は巨赤芽球性貧血（悪性貧血）でみられる。

成人看護
内分泌・代謝疾患患者の看護

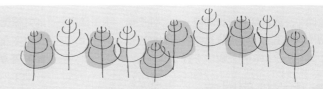

Point

　内分泌疾患では，各器官から分泌される**主なホルモンの種類と作用**がよく出題されるため，種類と作用を関連づけてきちんと整理しておく必要がある。出題頻度の高い**バセドウ病，甲状腺機能低下症，副甲状腺機能低下症，クッシング症候群**については，病態生理，治療，検査，看護の留意点について十分に理解しておきたい。手術を要する疾患（乳がん，甲状腺疾患）については，病態生理や治療はもちろん，周術期の看護についても押さえておこう。**代謝疾患**では糖尿病に関する出題が多い。出題範囲も病態，検査，治療，合併症，看護など多岐にわたる。糖尿病の3大治療（食事療法・運動療法・薬物療法）の基本，3大合併症（網膜症，腎症，神経障害）を中心に学習が必要である。

Keyword

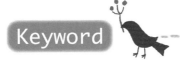

▶バセドウ病（グレーブス病）

　甲状腺機能亢進症をきたす代表的な疾患。自己免疫性。TSH受容体の抗体が体内で産生されることでTSH受容体を刺激し，甲状腺ホルモンの過剰分泌が起こって発症する。
　20〜30歳代の女性に多く，**メルゼブルクの3主徴**（甲状腺腫大，頻脈，眼球突出）のほか，多汗，体重の減少，手指振戦などがみられる。甲状腺ホルモン値や抗体の測定で診断し，治療では主に抗甲状腺薬の内服を行う。内服で改善されない場合は，**放射性ヨード療法**，甲状腺亜全摘術の適応となる。

▶甲状腺機能低下症

　何らかの原因で甲状腺ホルモンの分泌が低下し，全身の代謝が低下した状態。**橋本病**（慢性甲状腺炎）は，甲状腺ホルモンが少なくなる本疾患の代表的なものである。症状としては，寒がり，便秘，嗜眠傾向，体重の増加，浮腫（粘液水腫）などがみられる。治療には甲状腺ホルモン製剤の内服を行う。

▶副甲状腺機能低下症

　副甲状腺ホルモンの作用低下により低カルシウム血症，高リン血症となる。症状は低カルシウムによる**テタニー**，全身痙攣に加え，精神症状を伴うこともある。治療はカルシウム製剤とビタミンDの経口投与を行う。

▶原発性副腎皮質機能低下症（アジソン病）

　副腎皮質刺激ホルモン（ACTH）分泌不全で易疲労感，体重減少，低血圧などが起こる。ストレスによる副腎クリーゼで生命危機に陥ることがある。

▶クッシング症候群

　副腎から分泌されるコルチゾールの作用が過剰になることを指す。副腎の異常でコルチゾールが過剰分泌される**副腎性クッシング**，下垂体でのACTH産出過剰による**ACTH依存性クッシング**，薬剤によりコルチゾール作用過剰の症状を呈する**薬剤性クッシング**に大別される。なかでも主な原因は副腎皮質

141

腺腫で, 症状は満月様顔貌, 中心性肥満, 水牛様脂肪沈着がある。治療は患側の副腎摘出術ともう片方にコルチゾール補充療法を行う。

▶ 中枢性尿崩症

下垂体からの抗利尿ホルモン（**ADH**）の分泌障害による。尿比重1.010以下の低張尿と激しい口渇, 多飲, 多尿, 脱水がみられる。治療ではADHの補充（デスモプレシン点鼻薬, 内服）を行う。

▶ 褐色細胞腫

カテコラミンを産出する副腎髄質や交感神経節から生じる腫瘍により高血圧, 頭痛, 発汗過多, 代謝亢進, 高血糖をきたす。90%は副腎髄質腫瘍による。治療は, 副腎摘除術を原則とする。

▶ 乳がん

症状：乳房に生じたしこりで触知される。好発部位は外側上部（C区）。転移は, 肺, 骨, 肝, 反対側の乳房, 脳, リンパ節, 皮膚などに多い。**手術**：乳房部分切除術（乳房温存手術）または乳房全切除術にセンチネルリンパ節生検を行い, 迅速細胞診の結果, 腋窩リンパ節に転移が認められた場合, 腋窩リンパ節を行う。

看護：術後から機能訓練やボディイメージ変化に対する精神面のサポートを行う。腋窩リンパ節郭清後はリンパ浮腫が起こりやすいので患肢は挙上し, 圧迫を防ぐ。退院後は患肢を保護し, 感染予防に努める。（健側）乳房の自己検診の指導を行う。

▶ 糖尿病

①**1型糖尿病**：膵β細胞破壊と絶対的なインスリン分泌欠乏が特徴。自己抗体の陽性率が高い。急性合併症の**糖尿病性ケトアシドーシス**（意識障害, クスマウル大呼吸）が認められる。

②**2型糖尿病**：膵β細胞のインスリン分泌不全とインスリン抵抗性を示す因子（過食, 運動不足など）が加わり, インスリン作用不足を生じる。発症は中年期以降に多いが, 近年は若年齢層にも広がっている。肥満傾向がみられる。自己抗体は陰性。急性合併症の**高浸透圧高血糖状態**（意識障害, 高度の脱水）が認められる。経口糖尿病薬の内服やインスリン治療中に低血糖昏睡が起こる場合がある。

③**その他**：遺伝子異常, 他疾患の合併症など。

④**妊娠糖尿病**：妊娠中に発覚した, 糖尿病の基準を満たさない軽度の糖代謝異常。

診断基準：糖尿病型/血糖値（空腹時≧126mg/dL, OGTT2時間≧200mg/dL, 随時≧200mg/dLのいずれか）,〔HbA1c≧6.5%〕。

主な症状：高血糖による症状（口渇, 多飲, 多尿, 体重減少, 易疲労感など）。

主な合併症：細小血管症（**網膜症, 腎症, 神経障害**）, 大血管症など。

治療目標：体重, 血圧, 血糖, 脂質について, 個々の症例で適切な値が設定される。

治療法：

①**血糖コントロール**：I型糖尿病では, インスリン治療が絶対適応となる。インスリン治療が非適応の場合は, 食事・運動療法を基本とし, 経口血糖降下薬を適宜追加する。

②**食事療法**：総エネルギー摂取量（kcal）＝目標体重×エネルギー係数

③**運動療法**：①有酸素運動：中程度で150分/週（週3回以上）。運動しない日が2日間以上続かないように行う。空腹時を避け, 食後1時間ごろに行う。②レジスタンス運動：連続しない日程で2～3回/週を行う。禁忌でなければ両方の運動を行う。空腹時を避け, 食後1時間ごろに行う。

④**薬物療法**：インスリン以外の血糖降下薬は10系統に大別される。薬剤の安全性, 病態を考慮し治療薬を選択する。患者への説明・同意の下, 単剤を少量から開始する。

低血糖時の対応：ブドウ糖（10g）や砂糖（20g）, ブドウ糖を含む清涼飲料水（150～200mL）を摂取させる。

インスリン注射部位：腹部, 上腕外側部, 大腿部, 殿部。毎回, 注射部位を変えること。

フットケア：糖尿病神経障害や足の知覚異常により外傷に注意が必要である。足の観察を行い清潔を保ち, 深爪に注意する。足に合った靴を選び, 靴下を履き保護する。やけどに注意する。白癬症や鶏眼がある場合は診察を受け治療を開始する。

（参考文献：日本糖尿病学会編著：糖尿病治療ガイド2024, 文光堂, 2024, 日本糖尿病学会：糖尿病の分類と診断基準に関する委員会報告〔国際標準化対応版〕, 糖尿病55（7）, 2012, 日本糖尿病・生活習慣病ヒューマンデータ学会：糖尿病標準診療マニュアル2022, 2022）

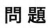

問題

1. 下垂体の手術を受ける患者の看護について，正しいのはどれですか。

① 頭痛が起こることはないと説明した。
② 術前に呼吸法や含嗽の練習をする必要はない。
③ 視野障害がおこっていないか確認をした。
④ 鼻汁が出たら感冒なので心配ないと説明した。

2. 副甲状腺機能低下症患者の観察のポイントについて，正しいのはどれか。

① テタニー症状
② 心不全症状
③ 病的骨折
④ 皮膚の乾燥・脱毛

3. 糖尿病患者のフットケアの指導について，誤っているのはどれか。

⑴ 靴下をはかず，素足で過ごす。
⑵ こたつでは，低温熱傷に注意する。
⑶ 爪の手入れは，深爪に注意する。
⑷ 鶏眼があるときは，診察を受ける。

解 答

③

①：下垂体腺腫の特徴に腫瘍内で出血する下垂体卒中とよばれる病態がある。急激な頭痛が起こる場合がある。
②：入院時からポビドンヨード液を用いてうがいを行う。手術後は，両側の鼻腔にガーゼを詰めるので，口呼吸となることを説明し，鼻栓をして呼吸や飲食の練習を行う。
④：手術後合併症に髄液鼻漏や鼻出血が予測されるので，鼻汁が出たら必ず確認し，すぐに知らせるように説明する。

①

②：副甲状腺機能亢進症で不整脈が出ることがある。
③：副甲状腺機能亢進症で重症になると起こる。
④：皮膚症状は出ない。

⑴

⑴：糖尿病患者は神経障害や足の知覚異常により，外傷に注意が必要である。足の観察を行い，足に合った靴と靴下を着用する習慣をつけるよう指導する。

4. 糖尿病について以下の文章の（　　）内から正しいほうを選び，記号で答えなさい。

1．インスリンは，膵臓の①（a．α細胞　　b．β細胞）から分泌される。1型糖尿病ではその多くが発症から短時間のうちにインスリン②（a．依存　　b．非依存）状態になる。

2．糖尿病ケトアシドーシスは，③（a．若年者　　b．高齢者）に多く，アセトン臭が④（a．する　　b．しない）

3．インスリン注射をしている患者で食事が摂取できない場合，インスリンは⑤（a．通常通りに注射する　　b．食事が摂取できるまで注射しない）ように説明をする。

1：①= b，②= a
2：③= a，④= a
3：⑤= b

1：インスリンは，膵臓ランゲルハンス島のβ細胞から分泌されるホルモンである。1型糖尿病は，膵β細胞が何らかの原因で破壊され，インスリン分泌が枯渇して生じる。1型糖尿病は，主にインスリン依存状態となる。

2：糖尿病ケトアシドーシスは，主に，インスリンがほとんどまたはまったく産生されない1型糖尿病の人に発生するため，若年者(小児)に多い。高浸透圧高血糖状態は，2型糖尿病の高齢者に多くみられる。

3：食事摂取が不十分な場合にインスリン注射をしてしまうと低血糖になる可能性があるため，食事摂取できるまで注射はしないよう説明する。

---

5. 甲状腺機能亢進症患者の看護について適切でないのはどれですか。

1．内服を正しく継続出来る方法を，一緒に考える。
2．体重の増減の有無，程度を観察する。
3．心身の安静を保てるように，環境を整える。
4．低エネルギー食を摂取するよう指導する。

4

4：甲状腺機能亢進症では，食欲は亢進し，代謝亢進もあり体重は減少していく。エネルギーの確保が必要である。

---

6. 糖尿病患者への説明内容として適切なのはどれか。

a　糖尿病性大血管障害の発症進展予防のため禁煙が必要である。
b　HbA1cは過去1〜2週間の平均血糖値の指標となる。
c　食事療法は身体活動量のみで摂取カロリーを計算する。
d　運動療法はインスリン抵抗性を改善する効果がある。
　　⑴　aとb　　⑵　bとc　　⑶　cとd　　⑷　aとd

⑷

b：1〜2週間→1〜2か月間
c：摂取エネルギー量は，標準体重をもとに身体活動量を考慮して算出する。

144

成人看護／内分泌・代謝疾患患者の看護 ■

7. 甲状腺機能低下症患者の看護で正しいものを１つ選びなさい。

1．頻脈に注意する。
2．テタニー症状を観察する。
3．眼球突出の有無を観察する。
4．ローションやクリームで皮膚を保湿する。

4

１：頻脈は甲状腺機能亢進症の症状である。
２：テタニー症状は副甲状腺機能低下症の症状である。
３：眼球突出は甲状腺機能亢進症の症状である。

---

8. 乳がんの手術を受ける患者の看護について，誤っているものはどれか。

a．患者の言動，表情に注意し，不安の徴候を観察する。
b．手術後，リハビリテーションは早期から開始する。
c．リンパ節郭清後，患者上肢は下垂しておくように指導する。
d．定期的に，手術後の乳房と反対側の乳房を自己検診する様指導する。

c

c：リンパ節郭清後，患側上肢は下垂しておく→循環障害予防のため，患肢の挙上を行う。

---

9. 次の文章はクッシング症候群について述べてある。下記の語群より適切な語句を選び，その記号を記入してください。

　クッシング症候群は，副腎皮質ホルモンである（　①　）の過剰分泌によって起こる。
　クッシング症候群では（　②　）性肥満を生じる。
　尿中への（　③　）の排泄が減少していることからも血圧が（　④　）する。
　逆に（　⑤　）は排泄が促進されているため，低（　⑤　）血症をまねきやすい。

語　群

ア．ナトリウム	イ．カリウム	ウ．アルドステロン
エ．コルチコステロイド	オ．下降	カ．上昇
キ．中心	ク．全身	

①＝エ
②＝キ
③＝ア
④＝カ
⑤＝イ

---

10. 甲状腺機能亢進症にみられるメルゼブルクの三主徴を書きなさい。

　（　①　）　　（　②　）　　（　③　）

（①〜③は順不同）
①＝眼球突出
②＝甲状腺腫大
③＝頻脈

145

成人看護
腎・泌尿器疾患患者の看護

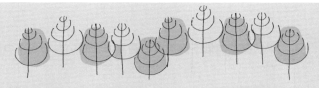

Point

ネフローゼ症候群や腎不全など代表的な疾患について症状，治療，看護を整理しながら学習しておく必要がある。特に，ネフローゼ症候群と血液透析を受けている患者の看護は重要なので，その目的や方法などを復習しておきたい。また，食事療法に関しては，疾患の原因や症状と関連づけて制限すべき電解質や栄養素を確実に理解しておく。また，膀胱がん，前立腺がんとその治療法と看護もおさえておきたい。

一方，尿や分泌物などの様々な検査および放射線（造影）検査の種類，目的・前処置を含めた方法，用いられる薬液や造影剤の正しい理解も必要である。

Keyword

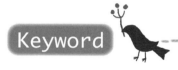

▶ ネフローゼ症候群

大量の血漿たんぱくが尿中に喪失する病態で，**大量のたんぱく尿，低たんぱく血症，脂質異常症，浮腫**を主徴とする。治療はステロイド，免疫抑制薬などにより糸球体基底膜のたんぱく透過性を改善する。食事はたんぱく質，塩分を制限する。浮腫がみられるので安静を保持し，褥瘡や感染の予防に留意する。尿量や体重を測定し，水分出納バランスを保持する。

▶ 急性糸球体腎炎

多くはA群β溶血性レンサ球菌の上気道感染を経て発病する。小児に多く，**浮腫，血尿，高血圧**が3主徴である。**安静，保温，食事療法**が治療の中心で，食事は高エネルギー・低たんぱく質とし，水分・塩分を制限する。感染予防に留意する。

▶ 急性腎不全

急激に著しい腎機能低下を起こした状態。原因によって腎前性，腎性，腎後性に分類され，腎前性が最も多い。**薬物療法**（降圧薬, 利尿薬)，**食事療法**（たんぱく質制限，食塩制限・水分調整）を行う。これらの治療で管理が難しいときは透析療法を行う。

▶ 慢性腎臓病／慢性腎不全

慢性腎臓病の定義は，次の1・2のいずれかまたは両方が3か月以上持続する場合である。
1．尿異常，画像診断，血液，病理で腎障害が明らか。
2．糸球体濾過量＜60mL/分/1.73m²

▶ 血液透析

腎不全に陥った腎臓の機能を代行させる方法として，血液を体外に導き，半透膜による拡散を利用して，血中から余分な尿素窒素・クレアチニン電解質と水を除去する方法。透析中は，頭痛，悪心・嘔吐など不均衡症候群がみられることがあるので，十分な患者の観察と透析装置の管理が必要である。

成人看護／腎・泌尿器疾患患者の看護

▶ 尿路感染症

基礎疾患がない場合は単純性尿路感染症として扱う。女性の急性膀胱炎が多く，その原因の大半は大腸菌による感染である。抗菌薬の投与と，安静，保温，水分摂取が大切である。

▶ 尿路結石症

ほとんどが**カルシウム含有結石**。結石が存在する尿路系の部位によって腎結石，尿管結石，膀胱結石，尿道結石に大別される。尿路結石の3大主徴は，疼痛，血尿，結石の排泄である。横径5mm以下の結石は自然排出を期待でき，排出を促すために，**多量の水分摂取**，**利尿薬の投与**および**適度の運動**をする。自然排出できない場合は，体外衝撃波結石破砕術（ESWL）や外科手術を行う。

▶ 前立腺肥大症

50歳以上に多い。前立腺の内側にある内腺部が肥大し，尿道を圧迫し排尿困難をきたす。治療は，薬物療法，経尿道的前立腺切除術などが行われる。

▶ 腎細胞がん

近位尿細管由来のものが多い。血尿，腹部腫瘤，疼痛が3主徴とされるが，他疾患の精査中に偶然，発見される無症状のがんも多い。従来は，根治的腎摘出術が行われてきたが，最近では部分切除も行われるようになっている。転移の場合は免疫療法（インターフェロン）や分子標的薬が用いられている。

▶ 前立腺がん

前立腺肥大症との鑑別が重要。確定診断は生検による。前立腺肥大症と比べて初期の排尿困難は生じにくい。治療は精巣摘出術，エストロゲン投与などの内分泌療法，前立腺全摘術，放射線療法など。

▶ 精巣腫瘍

陰嚢内の無痛性腫瘤として発見される。早期に転移を起こしやすく予後不良である。治療は除睾術を基本として放射線照射，薬物療法はCDDPなど各種抗がん薬を組み合わせて行う。

▶ 膀胱腫瘍

無症候性血尿をみる。表在がんでは経尿道的腫瘍切除術（TUR-BT）が，浸潤がんでは膀胱全摘術が行われる。

▶ 尿検査

尿の採取：早朝第1尿が望ましい。中間尿を採取する。

外観：通常は淡黄褐色。尿1L中に1～2mL以上の血液が含まれれば肉眼的血尿。酸性尿で混濁していれば異常（細菌，脂肪，白血球などによる）。

▶ 総腎機能検査

両側の腎機能を調べる検査方法。糸球体濾過率（GFR），腎血漿流量（RPF），濃縮試験，血清クレアチニン，血中尿素窒素測定などが含まれる。

▶ フィッシュバーグ濃縮試験

水分を制限し，尿の濃縮能が正常かどうか調べる検査である。検査前日の夕食後より禁飲食とする。起床とともに1回目の採尿を行い，さらに1時間後，2時間後まで採尿する。

▶ クリアランス法

腎臓の排泄能力を定量的に示す。糸球体濾過値の指標として，クレアチニンクリアランスがある。

▶ 分腎機能検査

左右の腎機能を別々に調べる検査方法。腎シンチグラフィ，静脈性尿路造影など。

▶ 静脈性尿路造影法

造影剤を静脈内に注射し，経時的に造影剤が腎から腎杯・腎盂へ排泄され，尿管を経て膀胱にたまる状態を造影する。

▶ 膀胱尿道鏡検査

膀胱・尿道を直接観察し，異常の有無を調べる方法である。

問題

1. 血液浄化法について正しいのはどれか。

1. 腹膜透析法は，持続携行式腹膜透析が普及している。
2. 血液濾過法は，薬物中毒や肝性昏睡などの治療で適応となる。
3. 血液透析法で血液を体外循環させる回路を，ダイアライザーという。
4. 血液透析法で血液を浄化する透析器（人工腎臓）を，バスキュラーアクセスという。

2. 急性糸球体腎炎患者の看護について正しいものはどれか。

1. 高窒素血症がある時には，塩分を制限する。
2. 退院後の運動制限は必要ないと指導する。
3. 血圧亢進や眼瞼の浮腫の程度を観察する。
4. 水分は退院後も継続して制限される。

3. 尿崩症について，正しいものはどれか。

a. 抗利尿ホルモン（ADH）の分泌を抑制する。
b. 主な症状は，腹部膨満，食欲低下である。
c. 尿量は，1 〜 2L/日になる。
d. 脱水症はおこらない。

4. 慢性腎不全の治療で誤っているのはどれか。

1. 食事療法
2. 薬物療法
3. 運動療法
4. 透析療法

解 答

1

2：薬物中毒や肝性昏睡では適応外。
3：血液を体外循環させる回路をバスキュラーアクセスという。
4：血液を浄化する透析器をダイアライザーという。

3

1：塩分→たんぱく質
2：退院後，1か月程度は激しい運動は避けるよう指導する。
4：水分は，利尿が始まったら制限しない。

a

b：主な症状は多飲，多尿である。
c：尿量は5 〜 10L/日。
d：脱水を起こしやすい。

3

腎機能低下の予防のため腎臓の負担を減らす。食事療法，安静療法，薬物療法が必要である。

成人看護／腎・泌尿器疾患患者の看護 ■

5. **ネフローゼ症候群について正しいのはどれか。**

① 診断の必須基準として，たんぱく尿・低アルブミン血症のどちらかを認める。

② 浮腫が上肢，特に手背に著明に出現する。

③ 合併症として血栓症を起こしやすいため，胸痛や呼吸困難などの有無を観察する。

④ 低たんぱく血症となるため，高たんぱく食を摂取するよう説明する。

③

①：たんぱく尿と低アルブミン血症の両方を認める。
②：手足，目の周囲に浮腫を認める。
④：低たんぱく，高エネルギー食を摂取するよう説明する。

---

6. **透析療法を受ける患者への説明内容で，誤っているのはどれか。**

a 食事は，5大栄養素を十分に摂取するよう心がける。

b 血圧測定は，一定の条件で透析日に行い記録する。

c シャント部の血流音や感染徴候を1日1回は観察する。

d 体重増加は，目標体重の3 〜 5 ％とし，1日の水分摂取量を調整する。

①a，b　　②b，c　　③c，d　　④a，d

①

a：たんぱく質はとりすぎないようにする。
b：血圧測定は，毎日行う。

---

7. **次の文章を読み，正しいものに〇，誤っているものに×をつけなさい。**

1. 急性腎不全は3つに分類され，腎臓には病気がないが腎臓に流れ込む血液が急に減った時に起こるものを腎後性腎不全という。

2. 急性糸球体腎炎の主な症状は，①尿量減少やたんぱく尿，血尿，②浮腫，③高血圧である。

3. ネフローゼ症候群の4つの主な症状は，血尿，高アルブミン血症，浮腫，脂質異常症である。

4. 血液透析療法中の患者に対して，シャント側での血圧測定や点滴，採血は行ってよい。

5. 腎不全の根治療法は腎移植であり，家族からの生体腎移植と，心臓死あるいは脳死からの献腎移植があり，わが国では生体腎移植が多い。

〇＝ 2，5
×＝ 1，3，4

1：急性腎不全は以下の3つに分類される。腎前性腎不全―心拍出量，循環血液量の著明な低下で起こる。腎性腎不全―急速に進行する腎疾患による。腎後性腎不全―両側尿管閉塞，前立腺肥大などで起こる。

3：ネフローゼ症候群の主な症状は，たんぱく尿，低たんぱく血症，脂質異常症（高脂血症），浮腫である。

4：行ってよい→行わない

149

8. 腎・泌尿器疾患患者に関する下記の文章を読み，正しいものには〇，誤っているものには×をつけなさい。

1. 急性糸球体腎炎の主な症状には，血尿，たんぱく尿，浮腫，高血圧等がある。
2. 慢性腎臓病は，糖尿病性腎症，慢性糸球体腎炎によるものが多い。
3. 成人ネフローゼ症候群の診断基準には，たんぱく尿，低アルブミン血症，低たんぱく血症，浮腫，脂質異常症の項目がある。
4. 経尿道的前立腺切除術後の観察点の1つに低カルシウム血症の有無がある。
5. 血液透析の合併症には，不均衡症候群，感染，血圧下降などがある。

〇＝1，2，3，5
×＝4

4：低カルシウム血症→低ナトリウム血症。前立腺切除手術により灌流液が血管の断面から組織に再吸収され，血液が希釈されると，低ナトリウム血症によるショック状態をきたす可能性があるため観察が必要である。

---

9. 血液透析導入期の看護について正しいものには〇を，誤っているものには×を書いてください。

(ア) 血圧は毎日，シャント側で測るように指導する。
(イ) 体重は毎日，一定の条件で測定し記録するよう指導する。
(ウ) 透析で除水するため，水分制限は必要ない。
(エ) カリウムやリンは摂りすぎないように指導する。
(オ) 血液透析中の血圧低下に対しては，透析の血流量を緩徐にする。

〇＝(イ)，(エ)，(オ)
×＝(ア)，(ウ)

(ア)：シャント側→シャントを造設していない側
(ウ)：水分制限をせずに，より体重が増えると，除水量が増えて血圧低下などを起こしやすいので，制限は必要である。

---

10. 尿失禁の種類について誤っているのはどれか。

① 切迫性尿失禁は，尿を我慢できず漏れてしまう状態である。
② 機能性尿失禁は，前立腺肥大によって尿道が圧迫されだらだらとでる状態である。
③ 腹圧性尿失禁は，腹圧がかかった時やくしゃみをした時に漏れる状態である。
④ 反射性尿失禁は，本人の意志とは関係なく尿が反射的に出てしまう状態である。

②

機能性尿失禁は，排尿機構は保たれているが，体動が不自由であり，尿意を感じてからトイレに着くまでにもらしてしまう状態のこと。ちなみに前立腺肥大は溢流性尿失禁である。

成人看護
脳神経疾患患者の看護

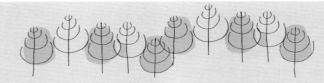

Point

　脳神経疾患は特異的な症状を示し，障害部位によって症状が異なる。そのため中枢神経の支配領域を解剖生理から復習し，確実に理解しておくことが大切である。

　代表的な疾患には，脳梗塞，クモ膜下出血，脳内出血，髄膜炎，パーキンソン病，進行性筋ジストロフィーなどがある。個々の疾患の病態生理と症状を合わせて整理しておく。また，脳卒中発作直後の患者の看護や，運動麻痺のある患者の看護については具体的な事例を用いて学習するのが効果的である。

　患者の観察のポイントでは，意識レベルと頭蓋内圧亢進症状，検査では，CTスキャン，MRI，脳血管造影，髄液検査が重要である。それぞれを疾患と関連させて覚えておく。

Keyword

▶ 脳梗塞

　血栓や塞栓により脳血管に狭窄や閉塞が起こり，脳血流が阻害され，脳が虚血性壊死を起こした状態。
脳血栓：脳血管の障害によって生じる血栓が原因となる。アテローム血栓とラクナ梗塞に大別される。頭痛，めまい，言語障害などの前駆症状を伴い，一過性脳虚血性疾患の既往をもつ例がしばしばみられる。発症は脳塞栓より緩徐，神経症状より意識障害の程度は軽い。高血圧，糖尿病などの合併が多い。
脳塞栓：心房細動の不整脈や，心筋梗塞後などに心臓の中で形成された血栓が，頸動脈などを通って血流に乗り，より遠位部の脳動脈に詰まって急性に閉塞する心原性脳塞栓症がある。おもな基礎疾患は心房細動の不整脈，弁膜症など。程度はさまざまだが意識障害を伴いやすい。

▶ クモ膜下出血

　クモ膜下腔への出血で，大部分が脳動脈瘤の破裂による。脳動脈瘤破裂の危険因子として，喫煙，高血圧，飲酒，瘤の大きさや形があげられる。診断はCTやMRI，もしくは腰椎穿刺によって確定される。突然の激しい頭痛，髄膜刺激症状，嘔吐，意識障害が主症状。片麻痺そのほかの局所脳神経症状はまれである。予後は若年者では比較的良好。開頭手術による治療が行われることが多い。

▶ 髄膜炎

　脳脊髄を取り巻く髄膜の炎症。原因は細菌（結核を含む），マイコプラズマ，ウイルス，真菌などである。発熱，激しい頭痛で発症し，頭蓋内圧亢進症状，髄膜刺激症状が現れる。

▶ パーキンソン病

　無動・寡黙，筋固縮，安静時振戦，姿勢反射障害の4大症状が特徴的で，脳幹部黒質の変性によるドパミン不足が原因の錐体外路系障害。薬物療法としてドパミン伝達系促進薬L-ドパが使用される。

▶ 進行性筋ジストロフィー

　デュシェンヌ型が最も多く，伴性潜性（劣性）遺伝で，男性のみに発症する。10歳前後で歩行困難と

151

なり近位型筋萎縮，筋力低下，腱反射消失，関節萎縮，下腿の仮性肥大がみられる。心不全や呼吸不全について対症療法で生命予後は改善しているが，治療法は解明されておらず，患者本人だけでなく家族への心身のサポートが重要である。

筋萎縮性側索硬化症（ALS）

好発年齢は中年以降だが，60～70歳代に好発し，男性にやや多い。呼吸・嚥下筋を含む進行性の骨格筋の筋力低下と，筋萎縮が特徴である。発症後1～5年で呼吸器合併症の肺炎などで死亡することが多い。患者の残存機能を最大限に生かし，心理的なケアとあわせてQOLを尊重したケアが必要である。

脳腫瘍

原発性と転移性がある。悪性の代表はグリオーマで約1/3を占め，良性は髄膜腫，下垂体腺腫が代表的である。転移性の場合，肺がんからの転移が半数で，以下乳がん，消化器がんである。腫瘍が大きくなると頭蓋内圧亢進症状，てんかん発作を主症状とする。

硬膜下血腫

急性硬膜下血腫：脳挫傷などの外傷時，脳表からの出血が著しい場合に起こる。受傷直後から意識障害やバイタルサインの変動に注意する。頭部CTにて，受傷部と反対側に三日月型の高吸収域がみられる。
慢性硬膜下血腫：1～3か月前の転倒，軽い頭部外傷，多飲酒などが原因。頭蓋内圧亢進症状，意識レベルの低下，認知機能障害，運動麻痺の出現などに注意する。

意識障害

脳器質的疾患，代謝疾患，心疾患，中毒性疾患，てんかんなどが原因で起こる。意識レベルの評価法には，**ジャパン・コーマ・スケール**（JCS，3-3-9度方式）と**グラスゴー・コーマ・スケール**（GCS）がある。JCSでは点数が高いほど状態が悪く，GCSでは点数が低いほど状態が悪い。

痙攣

全身の筋肉に発作性に，かつ一時的に起こる不随意の収縮。脳器質的疾患（脳腫瘍，頭部外傷等），全身性代謝異常（低血糖，尿毒症等），機能的異常（てんかん，ヒステリー等）などにより起こる。

髄膜刺激症状

髄膜炎やクモ膜下出血時にみられる症状。項部硬直，ケルニッヒ徴候，ブルジンスキー徴候のほかに，羞明，頭痛，悪心・嘔吐，めまい，光線・音響過敏，運動亢進，筋緊張亢進，痙攣などがある。
項部硬直：仰臥位での頭部挙上で異常な抵抗がある。
ケルニッヒ徴候：仰臥位で下肢を挙上すると，膝関節が屈曲しこわばって伸展しない。
ブルジンスキー徴候：両下肢を伸展した仰臥位の患者の頭部を挙上すると，反射的に股関節と膝関節が屈曲する。

頭蓋内圧亢進症状

脳腫瘍，脳出血，脳浮腫などにより脳実質，血液，脳脊髄液が増加すると，頭蓋内圧が上昇する。急性症状は意識障害，徐脈，血圧上昇，異常呼吸，慢性症状は頭痛，悪心・嘔吐，うっ血乳頭がある。

言語障害

構語障害：発語に必要な運動器官の障害で起こる。嗄声，爆発性言語，失調性言語など。
失語症：大脳優位半球にある言語中枢の病変により起こる。運動性失語（ブローカ失語），感覚性失語（ウェルニッケ失語），健忘失語など。

運動麻痺

神経系の障害によって筋肉の随意運動が困難あるいは不可能になる状態。程度によって完全麻痺と不全麻痺に，性質によって痙性麻痺と弛緩性麻痺に，障害部位によって中枢性麻痺（大脳・脳幹・脊髄の錐体路の障害）と末梢性麻痺（脊髄前角細胞・末梢神経・筋の障害）に分類される。中枢性麻痺には次のような様式がある。
単麻痺：一肢の麻痺。脊髄前角以下の神経など末梢性の障害，あるいは大脳皮質運動野の極めて限局した部位の障害で起こる。
片麻痺：左右片方の上肢と下肢の麻痺。脳出血，脳梗塞，脳腫瘍や髄膜炎，脳炎などにより，麻痺側とは反対側の脳が障害されて起こる。
対麻痺：両側下肢の麻痺で，胸腰髄の高さでの障害で起こる。
交代性片麻痺：脳幹の障害による，障害の反対側の上下肢の麻痺と障害同側の顔面麻痺や眼球運動の麻痺。
四肢麻痺：四肢すべての麻痺。

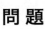

問題

1. 高次脳機能障害で現れないのはどれか。
① 失語
② 失行
③ 認知機能障害
④ 痙攣

解答

④

①，②，③は高次脳機能障害の代表的な症状である。また主な症状として，注意力や集中力が低下する「注意障害」，新しいことが覚えられなくなったり，以前のことを思い出せなくなったりする「記憶障害」，作業内容を整理，計画，処理することが難しくなる「遂行機能の障害」，感情や行動を自分で調節することが難しくなる「社会的行動障害」などがある。

---

2. 次のうち正しい組合せはどれか答えなさい。
a．ジャパンコーマスケールでⅡ-10は，「痛みに対し，払いのけるような動作をする」状態である。
b．小脳が障害されると運動失調が見られ，歩行時のふらつきや転倒などがあらわれる。
c．舌咽神経，迷走神経，舌下神経，延髄の損傷で，構音障害や嚥下障害が生じるものを球麻痺という。
d．急性硬膜下血腫は頭蓋骨骨折に伴って打撲側に生じる。
　1．a・b　　2．a・c　　3．a・d　　4．b・c

4

a：痛みに対し，払いのけるような動作はⅢ-100である。
d：急性硬膜下血腫は硬膜下腔に血腫が生じるもので，大脳皮質表面の欠陥や架橋静脈の損傷によって出血が起こる。衝撃を受けた側にも反対側にも血腫を生じる。

---

3. クモ膜下出血の手術後一日目，頭蓋内圧亢進や脳血管れん縮予防のための看護で適切なのはどれか。
a．水平仰臥位とした。
b．瞳孔を確認した。
c．頻脈に注意した。
d．肺雑音を確認した。

b

a：頭部挙上，安楽な体位とする。
b：瞳孔の大きさ，左右差，対光反射の有無などの神経症状の変化に注意する。
c：頻脈→徐脈
d：術後，呼吸器感染症を発症しやすいため，呼吸状態の観察は必要であるが，設問においては優先度は低い。

4. 脳神経疾患患者の看護について正しいものには〇を，誤っているものには×をつけなさい。

1. パーキンソン病はアドレナリンの欠乏によって起こり，動作が緩慢となる。
2. 失行とは，麻痺，運動失調，感覚障害がなく，運動の内容を理解しているにもかかわらず，随意運動ができない状態をいう。
3. クモ膜下出血は，突然の強い頭痛や意識障害で始まり，片麻痺の出現も多くみられる。
4. 両側の下肢の麻痺で，脊髄病変でみられる麻痺を単麻痺という。
5. 痙攣発作時は，衣服をゆるめ，危険物を除去し打撲や外傷を防止する。安全確保のため，できるだけ部屋を明るくし，意識状態を把握するためにも頻回に声掛けをしたり刺激を与える。

〇：2
×：1，3，4，5

1：アドレナリン→ドパミンの減少。振戦，動作緩慢，筋強剛（筋固縮），姿勢保持障害の運動症状が見られる。

3：くも膜下出血が起こったときの主な症状は「激しい頭痛」「意識障害」「嘔吐」などである。脳内出血のように片麻痺などの脳局所症状が起こることは少ない。

4：両側の下肢の麻痺は対麻痺という。単麻痺とは，片側の上肢もしくは下肢のいずれかに限局した麻痺といい，左右どちらか半身の上下肢麻痺を片麻痺という。

5：発作時は刺激をさける。部屋の照度を落とし，からだを揺すったり声掛けはせず，安静にする。

---

5. パーキンソン病について正しいのはどれか。

1. 羽ばたき振戦がみられる。
2. 四肢の筋肉は弛緩する。
3. 動作が緩慢になる。
4. アドレナリンの欠乏によって起こる。

3

パーキンソン病は，40歳以降に安静時の手足のふるえ，動作緩慢で発症し，歩行障害を呈する。中脳の黒質の変性がみられ，ドパミンが欠乏する。

---

6. 失語症について，正しいものはどれか。

a. 運動性失語は，ブローカ野の障害で生じる。
b. 運動性失語は，発語することが可能である。
c. 感覚性失語は，書字による言語の理解は可能である。
d. 感覚性失語は，聴覚による言語の理解は可能である。

a

b：運動性失語はブローカ失語とも言い，言葉を理解できるが，自分の意思を言葉で伝えることが困難となる。

c，d：感覚性失語はウェルニッケ失語とも言い，流暢で多弁，言い間違えが多い。人の言葉や文字が理解できない。

7. 以下の事例を読み，【問題1】〜【問題3】に答えなさい。

> Aさん（85歳，男性）は，妻と2人で暮らしていたが，自宅で意識を消失して緊急入院した。検査の結果，右中大脳動脈領域の脳梗塞と診断された。意識は回復したが左片麻痺があり，発症後3日からベッド上で関節可動域訓練（ROM訓練）が開始された。

【問題1】A氏の観察として，不適切なものはどれか。
1．バイタルサイン
2．運動障害の有無，部位と程度
3．言語障害の有無と程度
4．頭蓋内圧亢進症状

【問題2】発症後3週。5分粥と軟菜の経口摂取もできるようになった。食事中，うまく呑み込めずに時々むせることがあり，食事摂取に40〜50分かかっている。Aさんへの看護で適切なものに〇，誤っているものに×を記しなさい。
1．座位を保つ。
2．食事の前にお茶などで口を湿らせる。
3．五分粥を摂取する時は大きいスプーンを使う。
4．もちなど粘着性がある食物を勧める。
5．飲食物にトロミをつける。
6．準備体操として首や舌の運動をするとよい。

【問題3】発症から4週間が経ち，Aさんは順調に回復し，退院に向けての準備が進められた。妻から「この状態で家に帰ってきて大丈夫かしら」と看護師に相談があった。妻への看護師の対応で優先するのはどれか。
1．介護に対する不安について詳しく聴く。
2．再発予防のための管理方法を妻にのみ指導する。
3．家族の負担や不安が大きいため，特別養護老人ホームへの入所を勧める。
4．退院後に予測される問題について説明する。

問題1＝4

頭蓋内圧が亢進する原因として，頭蓋内占拠病変（頭蓋内血腫，脳腫瘍，脳膿瘍など），脳実質の増加によって起こる脳浮腫，髄液量の増加や髄液の吸収障害による水頭症（髄液還流障害）によるものがあげられる。

問題2
〇＝2，5，6
×＝1，3，4

1：左片麻痺があり，長時間の座位は体勢が維持できないことを考慮する。
3：時々むせることがあり，大きいスプーンは的確ではない。
6：嚥下訓練には，食物を使用する直接訓練と，食物を使用しない間接訓練がある。開始前に口腔周囲筋軍の運動訓練とともに，嚥下体操を行って頸部や体幹の緊張をとり，リラックスさせておくと誤嚥に予防効果がある。

問題3＝1

患者や家族は退院することに非常に不安を抱きやすい傾向にあり，退院支援においては家族の協力が必須であることからも，まず優先すべきこととして，その気持ちを十分理解したうえで支援にあたる必要がある。また，基礎疾患の重症化と合併症の予防についても考慮しながら，退院後の生活がイメージできるように指導していくことが重要である。

成人看護
アレルギー疾患・膠原病患者の看護

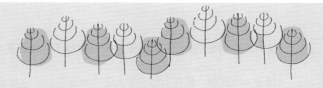

Point

アレルギー疾患や膠原病は、身体の一部の病変としてではなく、全身疾患としてとらえ、代表的な疾患については様々な症状をよく把握しておきたい。最近は当該領域のみならず、成人看護のいくつかの領域と組み合わせて1つの設問をつくる傾向があるので、戸惑うことなく取り組んでほしい。出題数は決して多くはないが、全身疾患であるだけに出現する症状も多様である。知識の整理を常日頃から心がけておきたい。

以下にここ数年でよく出題されている疾患名、症状などをあげたが、診断・治療・看護の実際、さらに日常生活指導に至るまで、幅広く押さえておく必要がある。

Keyword

▶ 免疫反応

生体内に異物（抗原）が侵入すると、生体はそれに対する抗体をつくり、抗原を処理する。これを免疫反応といい、その過程で生体に不利益を及ぼす現象をアレルギーという。自己免疫が関連して多彩な自己抗体が出現し、多くの臓器に障害が起こる疾患は、全身性（臓器非特異的）自己免疫疾患と言われ、膠原病と同義語である。関節リウマチ、全身性エリテマトーデス、全身性強皮症などがある。

▶ 膠原病の主な身体症状と臓器障害

①関節痛・関節炎（発赤・腫脹・熱感・圧痛）、②レイノー現象（手指あるいは足趾が3相性の色調変化）、③皮膚・粘膜症状（皮疹［特異性の高い蝶形紅斑など含む］）・紫斑、口内炎・口内乾燥、陰部潰瘍など）、④発熱、⑤たんぱく尿、⑥筋力低下。

▶ 全身性エリテマトーデス（SLE）

皮膚、関節、腎臓、心臓、神経など多臓器を侵し、寛解と増悪を繰り返す代表的な膠原病である。女性に多く、好発年齢は20～40歳である。症状には、皮膚症状（**蝶形紅斑**、レイノー現象）、関節炎、光線過敏、腎障害（ループス腎炎）、精神神経症状、胸膜炎などがあり、臨床症状や溶血性貧血、白血球減少、抗DNA抗体陽性などの免疫血清学的所見が診断基準とされる。副腎皮質ステロイド薬、免疫抑制薬などによる治療が行われる。増悪因子（日光、感染、妊娠、ストレスなど）を避け、ステロイド療法の継続を指導する。精神的な支援も行う。

▶ 関節リウマチ（RA）

左右対称の慢性多発性関節炎を主症状とする。女性に多い。初発症状として、手指にみられる**朝のこわばり**がある。そのほか、全身倦怠感や関節痛など。寛解と増悪を繰り返しつつ関節が変形したり、軟骨の破壊が起こる。内科的治療（非ステロイド性抗炎症薬、副腎皮質ステロイド薬など）、整形外科的治療、リハビリテーションを行う。血清リウマトイド因子陽性などの検査所見がみられる。

▶ 全身性強皮症（SSc）

皮膚をはじめ、肺、消化器、心臓、腎臓など多臓器が、コラーゲンの過剰な蓄積により線維化するの

を特徴とする。レイノー現象や血管病変が現れる。

多発性筋炎（PM）・皮膚筋炎（DM）

多発性筋炎は，横紋筋の炎症性筋疾患であり，対象性筋力低下を特徴とする。加えて皮膚病変のあるものを皮膚筋炎という。皮膚筋炎では，ヘリオトロープ疹（上眼瞼部の浮腫性紅斑）やゴットロン徴候（手指や肘・膝の関節伸側の紅斑）が特徴的である。そのほか，高頻度で間質性肺炎を認める。

結節性多発動脈炎（PAN）

中小動脈壁にフィブリノイド壊死を伴う血管炎。発熱，体重減少，高血圧，腎症状，筋炎，関節炎などの症状がみられる。

レイノー現象

四肢末梢の一過性の循環障害により，皮膚が蒼白〜紫色（チアノーゼ）〜紅潮（充血）に変化し，冷感，しびれ，疼痛を伴う。強皮症，全身性エリテマトーデスで多く出現する。

副腎皮質ステロイド薬

抗炎症作用，免疫抑制作用を期待してアレルギー疾患や膠原病の治療に頻繁に使用される。副作用は，服用直後にはイライラ感，下痢，悪心，食欲亢進など，長期服用では**易感染**，骨粗鬆症，消化性潰瘍，糖尿病，中心性肥満，**満月様顔貌（ムーンフェイス）**，精神症状などがある。ボディイメージの変化にも配慮が必要となる。

薬物の中断や急激な減量によって反跳現象や離脱症状が出現するため，自己判断で服用を中止・減量することのないように十分な説明と指導を行う。

減感作療法

希釈アレルゲンを微量から徐々に増量して定期的に投与し，アレルゲンに対する抵抗力を強化することを目的に行われる。治療開始から終了までに数年を要する。まれに，最初の抗原希釈液の投与での発症，アナフィラキシーショックを引き起こす危険性があるため，最近ではあまり用いられていない。

アレルギー

免疫反応には，T細胞が抗原を認識して抗原の直接排除を促す中心的役割を果たす細胞性免疫反応（IV型アレルギー）と，B細胞が産生する抗体が関与する液性免疫反応（I〜III型アレルギー）に大きく分類できる。

I型アレルギー

即時型アレルギー，アナフィラキシー型とよばれ，即時型皮膚反応（発赤，膨疹）を示す。代表的な疾患には，気管支喘息，蕁麻疹，アトピー性皮膚炎，アナフィラキシーショックなどがある。

蕁麻疹：症状は瘙痒感を伴う紅斑，膨疹など。抗ヒスタミン薬の投与を行う。瘙痒感の緩和を図り，アレルゲンとなる物質を避けるよう指導する。

アトピー性皮膚炎：遺伝的素因（アトピー素因）をもつと考えられている。慢性の経過を呈し，炎症と瘙痒を繰り返す。発疹は湿疹病変で紅斑・丘疹・鱗屑・痂皮などがある。成人期には，上半身（顔・頸部・胸部・背部）に皮疹が強い傾向がある。治療は，スキンケア（清潔）および増悪因子の除去が基本である。ステロイド外用薬と保湿剤を併用する。

アナフィラキシーショック：I型（即時型）のアレルギー反応で，アレルゲンとIgE抗体の反応の結果，肥満細胞や好塩基球などからヒスタミンが大量に放出されると，末梢血管が拡張して血圧が低下し，ショック状態に至る。症状の早期発見と迅速な対処が必要とされる。前駆症状として，口腔内違和感，喉頭部狭窄感，四肢のしびれ，四肢冷感，動悸，胸部苦悶感，悪心・嘔吐，全身瘙痒感，蕁麻疹などを認め，重篤な場合では顔面蒼白，血圧低下，呼吸困難，意識消失などのショック症状を呈する。

II型アレルギー

細胞傷害型，細胞融解型とよばれる。代表的な疾患には，溶血性貧血，特発性血小板減少性紫斑病などがある。

III型アレルギー

免疫複合体型，アルサス型とよばれる。代表的な疾患には，血清病，全身性エリテマトーデスなどの自己免疫疾患，糸球体腎炎などがある。

IV型アレルギー

遅延型アレルギー，ツベルクリン型とよばれる。代表的な疾患には，ツベルクリン反応，接触性皮膚炎などがある。

問 題

解 答

1. 膠原病に属する疾患で誤っているのはどれか。

①　全身性エリテマトーデス
②　強皮症
③　変形性関節症
④　多発性動脈炎

③

---

2. 膠原病について，正しいものはどれか。

1．シェーグレン症候群は，涙腺と唾液腺の分泌過剰が特徴である。
2．全身性エリテマトーデスでは，眼瞼にヘリオトロープ疹がみられる。
3．強皮症は，女性に多く，レイノー現象がみられる。
4．皮膚筋炎では，顔面に特徴的な蝶形紅斑を伴う。

3

1：分泌過剰→分泌抑制
2：ヘリオトロープ疹は皮膚筋炎の症状である。
4：蝶型紅斑は全身性エリテマトーデスの症状である。

---

3. 膠原病患者の特徴として正しいものを選びなさい。

a．多臓器障害はない。
b．慢性に経過し，軽快と再燃を繰り返す。
c．免疫異常を認めない。
d．発症に，家族的・遺伝的な素因は認められない。
　　1．a　　2．b　　3．c　　4．d

2

a：多臓器に障害が現れる。
c：自己免疫疾患である。
d：原因不明であるが，近年遺伝因子や環境因子が関与して発症すると考えられている。

---

4. 全身性エリテマトーデス（SLE）とその看護について正しいものを選びなさい。

a．男性に多く発症する。
b．レイノー症状がみられる。
c．日光浴を勧める。
d．蝶形紅斑がある場合は，石けんで洗顔するように指導する。
　　1．a　　2．b　　3．c　　4．d

2

a：全身性エリテマトーデスは女性に多い。
c：紫外線による症状の悪化を防ぐため直射日光を避ける。
d：蝶形紅斑には刺激を与えないように指導する。

成人看護／アレルギー疾患・膠原病患者の看護 ■

5. 全身性エリテマトーデス患者の看護で誤っているものを1つ選びなさい。

1．十分な睡眠と休息をとるように指導する。
2．寒冷刺激を避け，保温に努めるよう指導する。
3．体力の低下を防ぐため，毎日積極的に運動を行うよう指導する。
4．外出時は，帽子や長袖を着用し，直接日光にあたらないよう指導する。

3

3：長時間の激しい運動は避けるよう指導する。

---

6. アレルギーについて，正しいのはどれか。

1．Ⅰ型アレルギーには蕁麻疹がある。
2．Ⅱ型アレルギーにはアナフィラキシーショックがある。
3．Ⅲ型アレルギーには接触性皮膚炎がある。
4．Ⅳ型アレルギーには気管支喘息がある。

1

---

7. 次の疾患の中で，膠原病ではないものを1つ選び，番号で答えなさい。

1．関節リウマチ
2．大動脈炎症候群
3．全身性エリテマトーデス
4．クロイツフェルト‐ヤコブ病
5．多発性筋炎

4

4：クロイツフェルト‐ヤコブ病はプリオンとよばれる感染因子が原因となる。

---

8. 全身性エリテマトーデス患者の看護について，適切でないのはどれか。

1．安定期に計画すれば，妊娠は可能であることを説明する。
2．帰宅時は，手洗いやうがいを行うよう指導する。
3．寒冷刺激を避け，保温に努める。
4．安定期には，日中の明るい間の散歩をすすめる。

4

1：安定期であっても一定の条件が満たされなければ不可能である。妊娠出産が再燃の機会になるため，主治医と相談したうえで計画的な妊娠が求められる。それまでは避妊が必須である。
4：日光過敏症を伴う場合は，直射日光を避ける必要がある。

159

成人看護
感染症・結核患者の看護

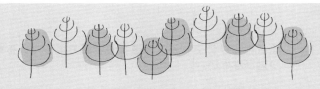

Point

感染症の領域では，最近はMRSAやHIV感染症/AIDS，性感染症，細菌性食中毒，腸管出血性大腸菌感染症（O157）などの**新興感染症・再興感染症**や，麻疹，風疹，帯状疱疹，インフルエンザなどの**ウイルス性疾患**についての出題が目立っている。また，その内容は，原因，症状，感染経路，具体的ケアなどを問うものである。

結核では，感染経路，好発部位，治療薬，および感染予防について問われている。

この領域の問題は出題の範囲がある程度限定できるので，学習もしやすいと考えられる。取りこぼしのないようにしておきたい。

いずれにしても，感染予防のための知識を再確認しておけば，恐れることのない領域である。

Keyword

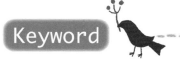

▶ HIV感染症/AIDS

ヒト免疫不全ウイルス（HIV）による感染症。後天性免疫不全症候群（AIDS）はHIV感染によって引き起こされる病態であり，免疫不全を起こし，日和見感染や悪性リンパ腫などの悪性腫瘍を発症する。HIVの感染経路は，性行為，血液との濃厚接触（汚染された血液製剤・注射器），母子感染である。

▶ 日和見感染

宿主側に疾病や治療による抵抗力の低下，あるいは抗菌薬投与などによる常在細菌叢の混乱が生じたときに，元来は非病原性である微生物によって引き起こされる感染をいう。治療の高度化によってコンプロマイズド・ホスト（易感染宿主）が増えたため，増加の傾向にある。

▶ MRSA感染症

メチシリン耐性黄色ブドウ球菌による感染症。これが問題となるのは，①多くの抗菌薬に耐性があり治療薬が限られる，②免疫機能の低下した患者に発症することが多く重篤化しやすいことである。以前は院内感染が問題となっていたが，近年は保菌者による内因感染も増加している。

▶ 溶血性レンサ球菌感染症

上気道と皮膚の感染症が多い。続発症として，扁桃炎，リウマチ熱，猩紅熱，咽頭炎，丹毒，腎炎，心内膜炎など，多くの疾患を引き起こす。

▶ 腸管出血性大腸菌感染症（O157など）

腸管出血性大腸菌（EHEC）が産生するベロ毒素により発症する。3類感染症。様々な食材からの感染が報告されており，牛肉，井戸水，プールの水などが感染源となる。3〜7日の潜伏期を経て，腹痛，下痢が発症し，重症例では消化管壊死，穿孔，腸重積などを合併する。ヒトからヒトへも感染する。予

防としては，手洗いの励行，食品や調理器具の加熱処理などを行う。

▶ 細菌性食中毒

感染型食中毒：食品内で増殖した生菌によって発症する。サルモネラ，組織侵入性大腸菌，カンピロバクター，腸炎ビブリオ，エルシニアなどによる。
毒素型食中毒：菌が食品内で増殖するときに産生した毒素によって発症する。ブドウ球菌，ボツリヌス菌，セレウス菌などによる。

▶ 結核

肺結核：結核菌によって起こる肺の感染症。空気感染によって伝播する。菌の侵入によって初めて感染すると，胸膜付近に病変を生じる（初感染原発巣）が，発病せずに自然治癒することが多い。免疫機能が低下しているとき（高齢者，乳幼児，塵肺，悪性腫瘍，膠原病など）に発病しやすい。咳嗽，喀痰，血痰，胸痛などが主要症状である。

　抗結核薬を2〜4種併用し，長期にわたる薬物療法が行われる。主な薬物には，イソニアジド，リファンピシン，ピラジナミド，エタンブトール，ストレプトマイシンなどがある。近年，抗結核薬に耐性をもつ多剤耐性結核菌が問題となっている。
肺外結核：結核性胸膜炎，リンパ節結核，粟粒結核，骨・関節結核などがある。HIV感染者には肺外結核が多い。

▶ 麻疹（はしか）

　平均11日の潜伏期を経て，発熱，咳，鼻水，くしゃみ，結膜充血，コプリック斑，皮膚の発疹などが出現し，発疹の消退と前後して解熱して回復する。感染力が極めて強いため，患者を隔離する必要がある。成人が感染すると重症化しやすい。

▶ 風疹

　平均17日の潜伏期の後に発熱，頭痛，咽頭痛，鼻汁，頸部リンパ節腫脹がみられ，続けて発疹が出現する。小児に多いが，成人，特に妊娠初期に罹患すると先天性風疹症候群（心奇形など）の児を出産することがある。患者の隔離が必要である。

▶ インフルエンザ

　咳によるインフルエンザウイルスの飛沫感染で，強い伝播力がある。流行を起こすのは，A型とB型であるが，多くはA型である。最近では，高齢者施設での感染が問題となっている。1〜3日程度の潜伏期を経て，38℃以上の発熱で始まり，頭痛，筋肉痛，関節痛，全身倦怠感などを伴う。不活化ワクチンの接種による予防がすすめられている。

▶ 感染経路

　病原体が，感染源から個体に侵入して感染を引き起こす道筋を感染経路という。病原体が侵入した部位を侵入門戸という。感染経路には水平感染と垂直感染がある。

水平感染：個体間で病原体が伝播することをいい，経口感染，飛沫感染，空気感染，接触感染，一般媒介物や昆虫の媒介による感染がある。
垂直感染：病原体が親から子どもに伝播される感染様式をいう。妊娠中の胎内感染，出産時の産道感染，出生後の経母乳感染などがある。母子感染ともいう。垂直感染を起こしうる疾患に，風疹，梅毒，ヘルペス，B型肝炎，HIV感染症などがある。

▶ 感染症に関する法律

　「**感染症の予防及び感染症の患者に対する医療に関する法律**」では，1〜5類感染症，新型インフルエンザ等感染症，指定感染症，新感染症の区分がなされている。医療体制についても特定感染症指定医療機関（1類・2類感染症，新型インフルエンザ等感染症および新感染症患者の治療を担当），第一種感染症指定医療機関（1類・2類感染症，新型インフルエンザ等感染症患者の治療を担当），第二種感染症指定医療機関（2類感染症，新型インフルエンザ等感染症患者の治療を担当）が指定されている。

▶ 標準予防策 （スタンダードプリコーション）

　アメリカ疾病予防管理センター（CDC）により発表された感染予防策。「すべての患者の血液，体液などの湿性生体物質（汗を除く）は，感染の可能性のある物質として取り扱うこと」とし，感染症の有無にかかわらず，全患者に適用される。

問 題

解 答

1. ウィルス性肝炎について正しいのはどれか。

1．A 〜 C 型の 3 つのみ存在する。
2．A 型肝炎は血液感染が原因である。
3．B 型肝炎は慢性化することが少ない。
4．C 型肝炎はワクチン接種により予防が可能である。

3

1：ウイルス性肝炎には，A，B，C，D，E，Gの型がある。
2：血液感染→主に経口感染
3：B型肝炎は，成人期に感染した場合は慢性化する割合は少ないが，小児期で感染した場合に慢性化が生じやすい。
4：C型肝炎の予防のためのワクチンはない。

---

2. 腸管出血性大腸菌（O-157）の感染予防で，優先順位が低いのはどれか。

① 食品の十分な加熱
② 飲料水の衛生管理
③ 手指の洗浄消毒
④ 室内環境の清潔保持

④

ほかの選択肢に比べ，水や食品に直接関わらないため，優先順位が低い。

---

3. 肺結核について正しいのはどれか。

1．本国において罹患率は増加傾向にある。
2．結核菌に感染して未発病の状態を 1 次結核症とよぶ。
3．結核と診断した場合はただちに都道府県知事に届け出る。
4．多剤併用療法を行うため直接服薬確認療法の普及が進められている。

4

1：2000（平成12）年以降は減少傾向にある。
2：1次結核症とは，感染後の初期に発病する結核のことである。
3：都道府県知事→最寄りの保健所の所長
4：直接服薬確認療法（DOTS）は，確実に服薬してもらうため医療従事者が目の前で服薬を確認し，治癒するまでの経過を観察する治療方法。

成人看護／感染症・結核患者の看護 ■

4. 感染症の潜伏期と感染経路について，誤っているのはどれか。

a 突発性発疹 ——— 10 ～ 12日 —— 飛沫感染
b 溶レン菌感染症 ——— 1 ～ 5日 —— 飛沫感染
c 手足口病 ——— 3 ～ 5日 —— 飛沫・接触感染
d 伝染性紅斑 ——— 1 ～ 3日 —— 接触感染
①a，b ②b，c ③c，d ④a，d

④

a：突発性発疹は経口感染の可能性が高い。
d：伝染性紅斑の潜伏期は10日程度（4 ～ 20日）で，飛沫感染や接触感染をする。

---

5. 帯状疱疹について，誤っているものはどれか。

a．水痘－帯状疱疹ウイルスによって引き起こされる。
b．治癒後神経痛が続き，女性に頻度が高い。
c．一定の神経支配領域に片側性に出現する。
d．抗ウイルス薬の点滴，内服，外用で治療する。

b

b：治癒後の神経痛は必ずあるわけではない。「治癒後神経痛が続くことがあり」なら正解。女性に頻度が多いのは正しい。

---

6. 次の組み合わせで誤っているのはどれか

1）デングウイルス ——— 発熱，四肢・背部の疼痛
2）エボラウイルス ——— 発熱，出血
3）風疹ウイルス ——— 急性灰白髄炎
4）ムンプスウイルス —— 髄膜炎

3）

3）：急性灰白髄炎を引き起こすのはポリオウイルスである。風疹ウイルスは，多くは飛沫感染により，風疹を引き起こす。

---

7. 感染症について，正しいものに○，誤っているものに×をつけなさい。

1）日和見感染とは，感染に対する抵抗性が低下した人に起こる感染症で，病原性の強い微生物によって引き起こされる。
2）同時に2種類以上の病原体に感染することを重複感染といい，はじめに1種類の病原体に感染したあとに，さらに他の病原体による感染が加わることを混合感染という。
3）飛沫感染をする病原体には，百日咳菌，ジフテリア菌，インフルエンザウイルスなどがある。
4）経口感染する病原体には，赤痢菌，チフス菌，A型およびE型肝炎ウイルスなどがある。

○＝3），4）
×＝1），2）

1）：病原性の強い→病原性の弱い。感染に対する抵抗力の低下は，免疫不全症の患者やがん治療を受けている患者に起こる。
2）：重複感染→混合感染，混合感染→重複感染

成人看護
女性生殖器疾患患者の看護

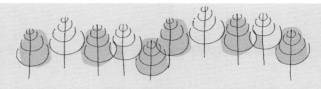

Point

女性生殖器疾患は，子宮・卵巣・月経およびホルモン異常に関連する疾患が主である。女性のライフサイクルと月経およびホルモンの関係について十分理解し，学習を進めるとよい。

良性腫瘍，悪性腫瘍，そのほか代表的な疾患について，その特徴的な症状を知っておく必要がある。また子宮摘出術などの女性生殖器疾患に対する手術は，その方法とともに，術前から術後の生活指導に至る一連の看護を把握しておく。

さらにホルモンの分泌部位とその名称，および作用を理解しておくことも重要である。

Keyword

▶ 基礎体温

心身ともに安静な状態での体温であり，通常毎朝臥床したまま口腔内の舌下で測定する。これにより排卵の有無や時期を知ることができる。約1か月の基礎体温をグラフ（基礎体温曲線）に記録すると，正常な月経周期では低温相と高温相の2相性を呈する。この体温変化はプロゲステロンの体温上昇作用によるものである。低温相から高温相へ移行する時期が排卵の時期であり，無排卵月経では基礎体温曲線は1相性を示す。

▶ 子宮がん

子宮頸がん：40〜50歳代に多いが，近年20歳代からの若年層に増加している。ヒトパピローマウイルス（HPV）感染が主要原因であり，HPVワクチンでの予防が有効とされている。症状は，不正出血と接触出血，帯下の増量，腰痛などであり，子宮頸部の細胞診，コルポスコピー検査，組織診などにより診断する。進行度に合わせて手術療法や放射線療法，化学療法が行われる。

子宮体がん：多くが子宮内膜のがん。50〜60歳代に多く，不正出血や血性帯下の増加，下腹部痛がある。手術療法を第一選択とし，放射線療法や化学療法を補助療法として用いる。

▶ 子宮筋腫

30歳以後に多くみられる良性腫瘍。過多月経や月経困難症，筋腫の増大による下腹部腫瘤感や圧迫症状（頻尿，腰痛）がみられる。小さな筋腫であれば経過を観察するが，臨床症状，年齢，将来の妊娠希望の有無などにより，筋腫核出術，子宮全摘術あるいは薬物療法，ホルモン療法が選択される。

▶ 子宮内膜症

子宮内膜組織が子宮以外の場所（腹膜，子宮筋層内，卵巣，ダグラス窩など）で発育する良性疾患であり，**不妊症の原因**となる。症状は，下腹部痛，性交痛，排便痛，腰痛である。次第に増強する月経痛は特徴的な症状。卵巣に発生し進行するとチョコレート囊胞という血液の塊ができ，卵巣は腫大する。薬物による偽妊娠療法や偽閉経療法といった保存療法を試み，無効な場合に手術療法を行う。

▶ 囊胞腺腫

一般に卵巣囊腫といわれるものの大部分を占める，代表的な良性卵巣腫瘍である。初期にはほとんど無症状で，腫瘤が大きくなると膀胱や直腸の圧迫症状などが出現する。また，腫瘤が茎捻転を起こすと下腹部痛，悪心・嘔吐が出現し，ショック状態となることもある。

▶ 絨毛がん

絨毛が異常増殖して生じる悪性腫瘍である。不正出血，時に下腹部痛がみられる。悪性度の高い腫瘍で，胞状奇胎の後の発生率が高い。胞状奇胎検出後は，尿中または血中ゴナドトロピン量の追跡や基礎体温の測定による経過観察が重要である。治療は手術療法および化学療法が行われる。

▶ 腟の自浄作用

健康な腟は感染を防ぎ，腟を清潔に保つための自浄作用をもつ。腟内にのみ常在するデーデルライン桿菌が，グリコーゲンを乳酸に変えて腟内を常に高酸度に保ち，外からの細菌が増殖しにくい環境をつくっている。腟内の洗浄のしすぎには注意する。

▶ カンジダ腟炎

真菌の一種，カンジダ・アルビカンスによる感染症で，外陰部の強い瘙痒感と白色のヨーグルト状の帯下が特徴。発症の因子としては，性行為がなくても起こり，抗菌薬の大量使用に伴う菌交代現象や糖尿病などがある。性感染症の一種なので，パートナーに対する治療も考慮する。

▶ 性器クラミジア症

クラミジア・トラコマチスの感染による。帯下の増加や下腹部痛などを生じるが，無症状のこともある。付属器炎は不妊の原因にもなる。パートナーも同時に治療する必要がある。

▶ 主な検査

腟分泌物細菌学的検査（子宮頸管炎など炎症性疾患が疑われる場合），子宮頸管粘液検査（卵胞の発育，排卵時期を推定），子宮腟部・頸管・子宮内膜擦過細胞診（子宮がんなどの早期発見），腟拡大鏡検査（内視鏡で子宮腟部と腟粘膜の状態を観察），子宮鏡検査（子宮体がん，子宮ポリープの診断など），組織学的検査（子宮腟部・子宮内膜の生検），卵管疎通性検査（不妊症），超音波診断法など。

▶ 頸管粘液検査

卵巣機能の周期性変化や排卵の有無を知るための検査である。腟鏡挿入後にツベルクリン反応に用いる細長い注射器を挿入して子宮頸管粘液を採取し，視診，粘稠度，シダ状結晶形成検査を行う。

▶ ダグラス窩穿刺

ダグラス窩は子宮と直腸の間にある腹膜腔で，骨盤腔内の滲出液が貯留しやすい。ダグラス窩穿刺は，子宮外妊娠時の腹腔内出血やダグラス窩膿瘍の疑いがあるときに行われる。

▶ クルッケンベルグ腫瘍

胃・腸など消化管の原発巣から転移してできた卵巣がん。一般に卵巣がんは悪性度が高く，予後不良である。

▶ 更年期障害

更年期とは閉経の前後5年ずつの10年間を指す（日本産科婦人科学会）。卵巣機能は衰退し，**エストロゲン分泌が低下**して閉経に至る。この時期に起こる自律神経失調症状を更年期障害という。症状は肩こり，顔のほてり，のぼせ，発汗，精神の不安定，四肢の冷感，憂うつ感，不眠，頭痛，動悸，耳鳴りなど多様である。一生続くものではないので上手に付き合うことが大切で，家族や周囲の協力が必要である。

▶ 不妊症

不妊症とは妊娠を希望して1年以上性生活を行っているにもかかわらず妊娠しない場合をいう。不妊症の原因は，男性，女性の双方にあり，不明の場合もある。治療法は排卵誘発薬，人工授精，体外受精などを行う。心身ともにサポートが必要である。

▶ 性感染症

性行為によって感染する疾患の総称。従来より性病とよばれた淋病，梅毒，軟性下疳，鼠径リンパ肉芽腫のほか，性器ヘルペス，尖圭コンジローマ，クラミジア頸管炎，カンジダ腟炎，トリコモナス腟炎，エイズ，B型肝炎などがある。

問題

解 答

1. 子宮筋腫について，正しいのはどれですか。

① 90％以上は子宮頸部に発症する。
② 症状は過少月経不正出血などがある。
③ 不妊症の原因になることがある。
④ 手術療法では子宮全摘出術が行われることが多い。

③

①：95％が子宮体部に発症する。
②：過多月経や頻発月経などがある。
④：筋腫だけを取り子宮を残す筋腫核出術も多い。

---

2. 婦人科外来における診療の介助について正しいものを選びなさい。

a．膣内にタンポンを挿入したときはタンポンの抜去時刻を患者に伝える。
b．腹部触診時には仰臥位とし腹壁を緊張させるために膝関節を伸展させておく。
c．膣分泌物採取時には砕石位をとらせ検査前に膣の洗浄を行う。
d．卵管疎通性検査は排卵後から月経開始前の黄体期に行う。
　1．a　　2．b　　3．c　　4．d

1

b：腹壁の緊張を和らげるために膝関節を屈曲させる。
c：採取前に消毒はしない。
d：卵管疎通性検査は必ず排卵期以前に行う。

---

3. 女性生殖器の機能について正しいものを選びなさい。

a．膣は自浄作用により常に酸性に保たれている。
b．成熟女性の基礎体温は月経周期前半から排卵日までは高く排卵後に低下する。
c．子宮頸管粘液量は月経直前が最も多い。
d．更年期にはエストロゲンの分泌が増加する。
　1．a　　2．b　　3．c　　4．d

1

b：月経周期の前半は低温相，後半は高温相の二相に分かれる。
c：子宮頸管粘液量は排卵期が最も多く，粘稠度が低い。
d：エストロゲンの分泌が低下する。

---

4. 女性生殖器疾患の特徴・疾患について正しいものを1つ選びなさい。

1．子宮頸がんの代表的な初期症状は下腹部痛である。
2．月経周期が30日以上となるものを希発月経という。
3．15歳で初経を認めない無月経を原発性無月経という。
4．子宮筋腫は，子宮の平滑筋から発生する良性腫瘍である。

4

1：子宮頸がんの代表的な初期症状は不正出血，帯下の増量である。
2：月経周期が30日以上→39日以上
3：15歳→満18歳

成人看護／女性生殖器疾患患者の看護 ■

5. 次の文章を読み，（　　）の中に適切な語句を下の語群から
選び，記号で答えなさい。

卵巣の機能は下垂体前葉から分泌される（　①　）と（　②　）
という2種類の性腺刺激ホルモンにより支配されている。これら
のホルモンの分泌は，さらに上位中枢の視床下部（間脳）から分
泌される（　③　）の支配を受けており，女性性周期は一連のホ
ルモン調節機能によって営まれている。

下垂体前葉から出るゴナドトロピンの刺激を受けて卵巣は，卵
胞形成→卵子形成→排卵→黄体形成→黄体退縮という変化を営む
と同時に，卵胞からは（　④　），黄体からは（　⑤　）を分泌する。

a．プロゲステロン　b．甲状腺ホルモン　c．ゴナドトロ
ピン放出ホルモン　d．プロラクチン　e．エストロゲン
f．卵胞刺激ホルモン　g．アンドロゲン　h．黄体化ホル
モン　i．プロスタグランジン　j．ミューラーホルモン

（①と②は順不同）
①＝f
②＝h
③＝c
④＝e
⑤＝a

6. 次の文章を読み，（　　）の中に下の語群から適切な言葉を
選び，記号で答えなさい。

1．不妊症とは，妊娠を希望して（　　）年以上性生活を行ってい
るにもかかわらず妊娠しない場合をいう。
2．クルッケンベルグ腫瘍は，主に（　①　）から発生した腫瘍細
胞が（　②　）に転移したもので予後は，（　③　）である。
3．カンジダ腟炎，トリコモナス腟炎の症状として，（　　）がある。

【語群】

ア．1　　　イ．2　　　ウ．3　　　エ．肺
オ．消化管　カ．子宮　　キ．卵巣　　ク．ダグラス窩
ケ．良好　　コ．不良　　サ．外陰部疼痛
シ．外陰部掻痒感　　　　ス．不正出血

1＝ア
2①＝オ
　②＝キ
　③＝コ
3＝シ

167

成人看護
骨・関節・筋疾患患者の看護

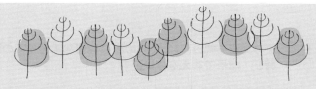

Point

　骨・関節・筋疾患で出題されやすいのは，骨折の分類，高齢者と骨粗鬆症・大腿骨頸部骨折，関節リウマチ，変性疾患の変形性股関節症と椎間板ヘルニア，骨腫瘍である。末梢神経損傷では神経麻痺と手足の形について問うものが多い。脊髄損傷・頸椎損傷による損傷位置と麻痺が現れる部位についても出題される。
　治療法とそれに伴う看護については，固定療法（ギプス固定・装具固定）と牽引療法の合併症予防が出題されやすい。また，看護上の留意点を問う問題が多いので，看護の基本的知識として，杖歩行の患者の指導，麻痺のある患者の体位および移動の援助について理解しておく必要がある。
　全体をとおしてポイントを整理しておくことが重要である。

Keyword

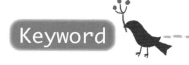

▶ 肢位

基本肢位：手掌を前方に向けて静止直立したときの肢位をいう。
良肢位：機能肢位ともいう。関節の運動性が失われても日常生活動作において支障の少ない肢位をいう。ギプス固定，装具固定，直達牽引，介達牽引，安静臥床など長期間にわたり四肢を一定の肢位に固定する場合に，原則として良肢位で固定する。

▶ 関節可動域（ROM）

　関節の運動範囲を示し，各運動の最大角度で表す。角度計を用いて，関節をつくる中枢側と末梢側の骨の軸に一致させて計測する。基本肢位における基本軸の0°に角度計を固定して測定する。

▶ 徒手筋力テスト（MMT）

　測定する筋が支配する関節を自動的に動かすように働きかけ，そのときの筋力を，0（まったく筋の収縮がない）から5（強い力に抗して自動運動できる）までの6段階で筋力を評価する。

▶ 強直と拘縮

強直：骨・軟骨の病変による関節運動障害の状態をいう。完全強直と不完全強直がある。
拘縮：関節包，靱帯，筋，腱，皮膚などの関節周囲の軟部組織が伸縮性を失った状態をいう。

▶ 跛行

　異常歩行，歩容障害をいう。**トレンデレンブルグ徴候**（弾性墜下性跛行［軟性墜下性跛行］）は先天性股関節脱臼，内反股，中殿筋の筋力低下や麻痺でみられ，健側の骨盤が下降する。逃避性跛行（疼痛性跛行）は，関節炎，坐骨神経痛など下肢の疼痛がある場合にみられる。そのほか，麻痺性跛行，失調性跛行，間欠性跛行などがある。

▶ 骨折

　骨や軟骨の構造の連続性が断たれた状態をいう。
外力の働きによる分類：外傷性骨折，病的骨折，疲労骨折がある。病的骨折は骨腫瘍，骨髄炎，骨粗鬆症，骨形成不全などで起こりやすい。

皮膚の傷の有無による分類：閉鎖骨折（皮下骨折，単純骨折），開放骨折（複雑骨折，皮膚を損傷し外界と交通しているもの）。

骨折の程度による分類：完全骨折，不完全骨折。

骨折線の形による分類：横骨折，縦骨折，斜骨折，らせん骨折，粉砕骨折など。

▶ 骨片の転位

完全骨折の場合に起こる骨折端のずれをいう。骨折時の外力によるものを1次性転位，骨に付着する筋の収縮などによるものを2次性転位とよぶ。

▶ 固定療法

弾性包帯法，絆創膏固定法，副子（シーネ）固定法，ギプス固定法があり，安静保持，変形の矯正，機能回復などの目的で行われる。

▶ 牽引療法

牽引の目的は，整復位の獲得，保持，安静，矯正，疼痛緩和である。

介達牽引法：皮膚と摩擦力を利用する方法で，スピードトラック牽引法，絆創膏牽引法，グリソン（頸椎）牽引法，骨盤牽引法がある。

直達牽引法：キルシュナー鋼線やピンを通し牽引する方法で，頭蓋直達牽引法（クラッチフィールド型など），ハロー牽引法などがある。

▶ 装具

上肢装具：エアプレーン肩外転装具や肘固定装具，手関節背屈装具，トーマススプリントなどがあり，手指装具は神経麻痺の治療によく用いられる。

体幹装具：硬性・軟性コルセット，側彎症にミルウォーキーブレイス，アンダーアームブレイスなどが用いられる。

下肢装具：免荷，固定，矯正の目的で使用される。長下肢装具（LLB，KAFO），短下肢装具（SLB，AFO），PTB装具などがある。

▶ 理学療法

運動療法，温熱療法，低周波治療法，水治療法（ハバードタンクなど），マッサージなどがある。

▶ 大腿骨頸部骨折

骨粗鬆症や転倒により高齢者の女性に頻発する。

骨折線の部位により，内側骨折と外側骨折（転子部骨折）に分けられる。内側骨折の治療方針は，画像上で骨折部位の転位の程度を判断しGarden分類を用いて4つの型に分類する。骨頭への血行障害や大腿骨頭壊死を生じることがあるため，人工骨頭置換術が行われることが多い。

▶ 関節リウマチ

主に関節の内部にある滑膜に炎症が起こることで生じる。20〜40歳代の女性に好発する炎症性自己免疫疾患である。関節の拘縮・強直，朝のこわばり，手指のスワンネック変形がみられる。

▶ 腰椎椎間板ヘルニア

20〜40歳代に多い。下肢の疼痛，しびれ，知覚鈍麻，排尿障害などを起こす。保存的治療で効果がない場合，突出した椎間板の組織を手術で摘出する。

▶ 骨腫瘍

骨肉腫は骨の原発性悪性腫瘍の一つで10歳代に好発し，好発部位は大腿骨遠位部，脛骨近位部である。

▶ 手・足の関節の変形

猿手（正中神経麻痺），**かぎ爪変形・わし手**（尺骨神経麻痺），**下垂手**（橈骨神経麻痺），**下垂足**（腓骨神経麻痺）がある。

▶ 指の変形

スワンネック変形（先天性，外傷，関節リウマチ），ボタンホール変形（外傷，関節リウマチ），マレット指（槌指，突き指）がある。

▶ 先天性股関節脱臼

患側関節の開排制限，下肢短縮，非対称な大腿部の皮膚溝，**トレンデレンブルグ徴候**などの症状により乳幼児健診で発見されることが多い。リーメンビューゲル装具で股関節を開排位にし，整復位を保つ。女性に圧倒的に多く発症する。

▶ 松葉杖歩行

腋窩で杖に体重をかけると橈骨神経圧迫により麻痺を生じることがある。歩行の仕方には二点・三点・四点歩行，引きずり歩行，振り出し歩行などがある。

問 題

解 答

1. 関節リウマチ患者の看護について正しいものを選びなさい。

a．高めの椅子を選ぶなど関節に負担がかからない動作を指導する。

b．関節の腫脹と痛みは非対称性におきやすいので，十分な観察を行う。

c．関節痛に対しては冷罨法を行う。

d．指先に力が入る動作を指導する。

　　1．a　　　　2．b　　　　3．c　　　　4．d

3

c：関節のこわばりを改善するためには温罨法を行い，急性炎症時の疼痛改善には冷罨法を行う。

---

2. 直達牽引はどれか。

a．絆創膏牽引

b．グリソン牽引

c．キルシュナー鋼線牽引

d．骨盤牽引

c

a，b，d：いずれも介達牽引である。

---

3. 大腿骨頸部骨折患者の看護について，正しいものはどれか。

1）腓骨神経麻痺予防のために，外旋位をとる。

2）脱臼防止のために，三角枕を使用する。

3）脱臼防止のために，外旋位をとる。

4）腓骨神経麻痺予防のために，三角枕を使用する。

2）

2）：腓骨神経麻痺とは，仰臥位時に下肢が外旋位をとることで，腓骨頭によって腓骨神経が圧迫された際に起こる症状である。クッションなどを用いて中間位をとることでこれを防ぐ。また，人工骨頭置換術を受けた患者の場合，術側の股関節の屈曲・内転・内旋により股関節脱臼を起こす危険性がある。両下肢の間に三角形の枕を入れるなどして安全な体位をとる。

成人看護／骨・関節・筋疾患患者の看護 ■

4. 脊髄損傷について正しいのはどれか。

　a　頸椎以下で障害されれば四肢麻痺となる。
　b　症状として，損傷部以下の運動・感覚麻痺，膀胱直腸性機能障害を認める。
　c　第3頸髄節以上の損傷では，横隔膜呼吸が障害される。
　d　頸椎部では，クラッチフィールド牽引が多く用いられる。
　　①a，b　②b，c，d　③a，b，d　④a〜dすべて

④

すべて正しい。

---

5. 骨・関節疾患について，正しいものには○を，誤っているものには×をつけなさい。

　1．関節が動かなくなったときに最良の機能を発揮する肢位を基本肢位といい，治療上関節を固定する場合には原則的に基本肢位とする。
　2．徒手筋力テスト（MMT）は，正常値『5』から全く筋収縮を認めない『0』までの6段階で評価する。
　3．先天性股関節脱臼でみられるトレンデレンブルグ徴候では，患側で立たせて健側の下肢を床から上げさせると健側の骨盤が下降する。
　4．椎間板ヘルニアは40〜60歳代の発症が多く，発生部位は上部腰椎が最も多い。
　5．主に頸椎の脱臼や骨折の際に行われる牽引は，グリソン牽引である。

○：2，3
×：1，4，5

1：基本肢位→良肢位。関節の固定は，良肢位をとる。
4：椎間板ヘルニアは20〜40歳代に多く，下部腰椎に多発する。
5：グリソン牽引を行うのは，頸肩腕症候群や変形性頸椎症など。

---

6. 次の組み合わせで正しいものはどれか選びなさい。

　1）腓骨神経麻痺　―――　下垂足
　2）橈骨神経麻痺　―――　わし手
　3）尺骨神経麻痺　―――　猿手
　4）正中神経麻痺　―――　下垂手

1）

2）：橈骨神経麻痺は下垂手となる。
3）：尺骨神経麻痺はわし手となる。
4）：正中神経麻痺は猿手となる。

---

7. 変形性膝関節症手術後の患者の看護について誤っているものを選びなさい。

　a．深部静脈血栓症の予防に努める。
　b．疼痛緩和を図る。
　c．腓骨神経麻痺の予防に努める。
　d．フォルクマン拘縮予防に努める。
　　1．a　　2．b　　3．c　　4．d

4

4：フォルクマン拘縮は，肘や前腕の骨折などにより血管が圧迫されて起こる症状のため，膝関節の術後には起こらない。

171

成人看護
皮膚, 眼, 耳鼻咽喉, 歯・口腔疾患患者の看護

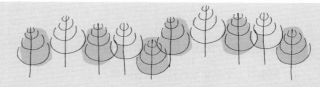

Point

　従来，皮膚疾患，眼疾患，耳鼻咽喉疾患，歯・口腔疾患は，各領域単独で出題されていたが，最近はこれらを組み合わせて出題される傾向がみられる。この傾向は上記の領域に限らず，成人看護すべての領域で同様のことがいえる。

　皮膚疾患の領域では，発疹に関する問題が多く，原発疹や続発疹などについての正確な知識が問われている。熱傷や，褥瘡による皮膚の変化と看護についても出題されている。

　眼疾患の領域では，網膜剥離，緑内障，白内障などの知識，および視力障害をもつ患者のケアについての出題が多かった。

　耳鼻咽喉疾患の領域では，鼻出血に関する問題が多くを占め，メニエール病，難聴，中耳炎などが続いている。聴力障害，聴力検査についても確認が必要である。

　歯・口腔疾患の領域では，歯周病とう蝕についての出題が圧倒的に多い。

　他領域に比べ出題数は少ないが，学習をおろそかにすることなく，漏れのない学習を心がけたい。

Keyword

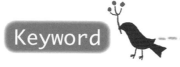

●皮膚疾患

▶ 発疹

　肉眼的に見たり，触知できる皮膚の病変をいう。
原発疹：皮膚病変として最初に発生するもの。斑，膨疹，丘疹，結節，水疱，膿疱，嚢腫がある。
続発疹：原発疹に続いて発生する発疹。鱗屑，痂皮，表皮剥離，掻痕，びらん，潰瘍，膿瘍，亀裂，胼胝，瘢痕，萎縮がある。

▶ 原発疹

斑：大きさが一定の限局した皮膚色調の病変で，隆起は伴わない。
紅斑…紅色で，指で押すと紅色が消失する。**紫斑**…真皮内もしくは皮下組織の出血により生じる。紫紅色を呈する。**白斑**…皮膚色素が消失したために白色調を呈する。**色素斑**…皮膚色素の増加により褐色や黒色の斑を呈する。
膨疹：真皮上層に限局性の浮腫が一時的に生じたもの。
丘疹：直径5mm程度の皮膚面上に隆起したもの。
結節：丘疹より大きい限局性の隆起。皮膚面上に隆起せず，皮下にしこりのあるものを皮下結節という。
腫瘤：皮膚面上に隆起した結節で，大きく増殖傾向の強いもの。
水疱：皮膚面に半球状に隆起して，被膜の中に漿液があるために内部が透けて見える発疹である。米粒大以下の大きさのものは小水疱という。
膿疱：水疱・小水疱中の漿液が膿汁になったもので，内部は不透明で黄色い。
嚢腫：真皮内に生じた空洞に漿液や脂肪などが充満したもの。

成人看護／皮膚，眼，耳鼻咽喉，歯・口腔疾患患者の看護 ■

▶ 薬疹

薬剤が原因で発疹が生じたものをいう。同一部位に再発する皮疹を固定薬疹という。

▶ 蕁麻疹

限局した浮腫性紅斑が一過性に多数できるもの。かゆみが強く，掻くと拡大・融合し地図状になる。原因は，食物，薬剤，吸入抗原など多種にわたる。6週間以内で消失するものを急性蕁麻疹，6週間を超えて続くものを慢性蕁麻疹という（日本皮膚科学会）。

▶ 熱傷

熱傷は高熱の気体，液体，固体により生じた障害をいい，その深さにより3つに分類される。

第1度熱傷：紅斑
第2度熱傷：水疱
第3度熱傷：壊死
熱傷の重症度：深さのほかに受傷面積が関係し，成人では9の法則，幼少児では5の法則が用いられる。

▶ 褥瘡

皮膚が長期にわたって圧迫を受け，毛細血管の血行障害から組織の圧迫壊死が起こり発症する。**好発部位**は，大転子部，仙骨部，腸骨部，踵部である。

▶ アトピー性皮膚炎

遺伝性のアレルギー疾患とされる。IgE抗体が関与している。年齢により症状が変化し，乳幼児では乳児湿疹として頭部・顔面に鱗屑・痂皮を形成し，幼児期には肘窩，膝窩，思春期・成人期になると体幹，頸部などに限局する。瘙痒感が強く，乾燥・苔癬化する。治療はかゆみを抑える対症療法が主体となる。看護においては，掻破の予防，環境因子の除去のほか，精神的な援助が重要である。

▶ パッチテスト（貼布試験）

接触皮膚炎など，Ⅳ型アレルギー反応（遅延型アレルギー反応）の原因物質を調べるために行う。被検材料を調整して基剤に混ぜ，貼布用絆創膏にのばして，上腕屈側や背部などの皮膚に貼る。48時間後に絆創膏を除去して20分ほど後に皮膚の紅斑や小水疱の有無をみる。以降，72時間後，1週間後に判定を行う。

●眼疾患

▶ 屈折・調節異常

近視：平行光線が網膜より前方に像を結ぶ状態。遠くが見にくく，凹レンズで矯正する。
遠視：平行光線が網膜の後方に像を結ぶ状態。凸レンズで矯正する。
乱視：角膜の屈折力が縦と横で異なり，網膜面上に結像しない状態。円柱レンズで矯正する。
老視：加齢による水晶体の弾性低下により調節力が低下し，近くが見えにくくなる状態。

▶ 白内障

水晶体が代謝障害のために混濁し，視力障害が生じる。加齢によるものが多いが，先天性，炎症性などもある。治療として超音波乳化吸引術が行われる。眼内レンズの挿入術が普及している。

▶ 緑内障

眼圧の異常な上昇により視野欠損，視力低下などの機能障害を起こす。ピロカルピンなどの縮瞳薬やβ遮断薬などの眼圧下降の点眼薬を用い，コントロール不良時には手術やレーザー治療も行う。

▶ 網膜剝離

近視眼に多く，糖尿病網膜症，外傷でも起こる。視野欠損，視力障害がみられる。網膜光凝固，網膜冷凍凝固，硝子体手術などを行う。

▶ 斜視

両眼の視線が目標へ同時に向かない状態。内斜視，外斜視がある。遠視による調節性内斜視では眼鏡を使用，そのほか多くは手術適応となる。

▶ 麦粒腫と霰粒腫

麦粒腫：眼瞼分泌腺の急性化膿性炎症で，抗菌薬の点眼を行い，膿点が現れれば切開，排膿する。
霰粒腫：瞼板のマイボーム腺の慢性肉芽性炎症で，抗菌薬投与，切開，掻爬を行う。

▶ アレルギー性結膜炎

花粉，ハウスダスト，ソフトコンタクトレンズなどによるアレルギー性炎症。原因を除去し，抗アレルギー薬やステロイドの点眼を行う。

173

▶ 流行性角結膜炎

　アデノウイルス8型，19型，37型の感染によって起こる。感染力が強く，約1〜2週間の潜伏期の後，眼瞼・結膜の充血，浮腫，眼脂がみられる。治療は抗菌薬の点眼。感染予防のため手洗い消毒を行う。

●耳鼻咽喉疾患

▶ 難聴

　聴覚機能は伝音系（外耳，中耳）と感音系（内耳の蝸牛器，内耳神経）があり，障害された部位によって伝音難聴や感音難聴が生じる。老人性の難聴は感音難聴で高音域の聴力低下が著しい。突発性難聴は，突然に発症する高度の感音難聴で，一側性の場合が多い。原因は不明とされており，極力早期に治療を開始することが大切である。ほかに，騒音に晒される職業などで起こる騒音性難聴（職業性難聴）もある。

▶ 中耳炎

急性中耳炎：耳管から鼓室内への感染が最も多く，耳痛，難聴，耳閉塞感などの症状がみられる。化膿期には鼓膜切開をして排膿する。鼻汁がある場合は強く鼻をかまないよう指導する必要がある。

慢性中耳炎：急性中耳炎を繰り返した後，鼓膜に穿孔が生じ耳漏を伴う。真珠腫を形成する場合は，周囲の骨を破壊して広がっていくことにより，めまいが生じ，顔面神経麻痺を起こす。

滲出性中耳炎：耳管狭窄が強いため中耳腔の陰圧が高まり，滲出液が貯留し，耳閉塞感，難聴などが生じる。診断にはティンパノメトリー検査が行われる。

▶ メニエール病

　内耳全体を形成している迷路の内リンパ水腫が本態とされているが，確定的な原因は不明。反復性の激しい回転性めまい，難聴，耳鳴りが3主徴。難聴は，感音性・低音障害型を示すことが多い。めまい発作出現時は安楽な体位をとり，安静が保てるような環境を整える。

▶ 鼻出血

　出血傾向をきたすような全身疾患や外傷，腫瘍など出血原因の明らかな**症候性鼻出血**と，原因不明の**特発性鼻出血**がある。多くは特発性で，粘膜が薄く，動脈の血管吻合が多いキーゼルバッハ部位に起こる。血管収縮薬を浸した綿花で圧迫止血する。前方から止血が困難な場合は，止血用バルーンや**ベロックタンポン**を用いて後鼻腔から圧迫する。また，出血点の腐食薬塗布，焼灼，電気凝固などが行われる。悪心を防ぐために，血液を飲み込まないよう説明し，安静を保つ。出血量が多い場合には血圧の変動にも注意し，全身状態の観察を行う。

▶ アレルギー性鼻炎

　花粉，ダニ，ハウスダストが原因となることが多い。鼻粘膜が膨張し，強い鼻閉感・水性鼻漏，くしゃみなどが生じる。アレルゲンが特定できる場合は，減感作療法が行われる。

▶ アデノイド（咽頭扁桃肥大）

　持続性鼻閉塞に伴い，いびき，鼻汁，睡眠障害などが起こる。また，耳管入口部を圧迫して耳管炎を起こし，伝音難聴を招く。

●歯・口腔疾患

▶ 歯の構造と形態，機能

　①歯周組織は歯と顎骨とを結合させている組織で，歯肉，セメント質，歯根膜，歯槽骨からなる。②歯はエナメル質，象牙質，セメント質，歯髄で構成される。③歯，口腔の主な機能は，咀嚼と発音である。

▶ う蝕症

　う歯（むしば）ともいい，進行度を第1〜4度（C_1〜C_4）で表す。**第1度**：エナメル質う蝕。**第2度**：象牙質う蝕。**第3度**：歯髄腔にまで進行し，歯髄炎や根尖性歯周組織炎を起こす。急性化膿性歯髄炎では激痛がある。**第4度**：歯冠の大部分が崩壊し，根尖部に炎症のあるものが多い。

▶ 歯周病

　幼年者を除いてあらゆる年齢層に好発する。歯肉炎と歯周炎（歯槽膿漏など）に大別される。ほとんどは歯垢（プラーク）・歯石の沈着が原因の炎症性疾患である。歯牙に対する過重負担による咬合性外傷も含まれる。

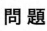

問 題

1. 次の文章を読み，（　）の中に下の語群から適切な言葉を選び，記号で答えなさい。

1. 2種類以上の点眼薬を使用する場合は，（　）以上の間隔を空ける。
2. 帯状疱疹の治療では，（　）薬の点滴，あるいは内服，外用を行う。
3. 鼓膜切開後（　）は，鼓膜に穴が開いているため，耳内に水を入れないよう指導することが必要である。
4. 蜂巣炎（蜂窩織炎）は主に（　）の感染によるびまん性急性化膿性炎症である。
5. 一般的にう蝕は，（　）から起こる。原因菌にはストレプトコッカス・ミュータンス菌がある。

【語群】
ア．エナメル質　　イ．抗真菌　　ウ．3分　　エ．歯髄
オ．5分　　カ．5〜7日間　　キ．2〜3日間
ク．黄色ブドウ球菌　　ケ．エンテロウイルス　　コ．抗ウイルス

2. 眼疾患について正しいのはどれか。

1. 緑内障では眼圧の上昇を生じるが，視野障害は出現しない。
2. 白内障は水晶体のたんぱく質変性により生じ，その原因は糖尿病が最も多い。
3. 流行性角結膜炎はアデノウイルス感染により生じる。
4. 加齢黄斑変性では霧視や眼痛を生じる。

解 答

1＝オ
2＝コ
3＝キ
4＝ク
5＝ア

3

1：緑内障は視野障害（視野の欠損）が生じる代表的な疾患のひとつ。
2：白内障の原因は加齢や外傷，ステロイド投与などによる水晶体の混濁。最も多いのは加齢によるものである。
4：加齢黄斑変性で生じるのは視力の低下，変視症，中心暗点。

3. 熱傷患者の看護について正しいものはどれか。

1. 体液が体外に漏れて高たんぱく血症になるため，低栄養の食事を用意する。
2. 免疫機能が低下していなければ，包帯交換時の無菌操作は不要である。
3. ショック症状に注意し全身管理をする。
4. 受傷直後は循環不全を予防するため患部の保温に努める。

3

1：脱水とたんぱく質の喪失が生じるため，水分と栄養価の高いものを補給する。
2：包帯交換時は無菌操作を厳重に行う。
4：熱傷の進行を防ぐため，冷罨法を行う。

---

4. 歯周病について誤っているものを選びなさい。

a. 中年以降で歯を喪失する原因である。
b. 初期には痛みなどの自覚症状が少ない。
c. 症状として歯肉出血を認め，唾液の粘稠度が低下する。
d. 糖尿病が悪化すると歯周病が重症化する。

1. a   2. b   3. c   4. d

4

歯周病が糖尿病を悪化させる。歯肉の炎症により，サイトカインが増加。サイトカインがインスリンの働きを抑制する。

---

5. 次の組み合わせで，正しいものに〇，誤っているものに×をつけなさい。

1. メニエール病 ──────── 伝音性難聴
2. 近視の矯正 ──────── 凹レンズ
3. 蜂巣炎（蜂窩織炎） ──────── 黄色ブドウ球菌
4. 鼻出血 ──────── ベロックタンポン
5. 熱傷の面積の算出法（成人） ── 5の法則（ブロッカーの法則）

〇：2，3，4
×：1，5

1：伝音性難聴→感音性難聴
5：5の法則（ブロッカーの法則）
→9の法則（ウォーレスの法則）

成人看護
混合問題

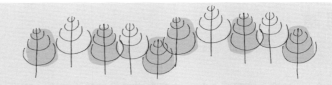

> **Point**

　ここでいう混合問題とは，1つの設問のなかに疾患の領域を特定せず，呼吸器疾患もあれば，耳鼻咽喉疾患もあるというように様々のジャンルが重なり合っているものであり，近年の出題傾向の典型的特徴といえる形式である。

　以前は，感覚器疾患（皮膚疾患，眼疾患，耳鼻咽喉疾患，歯・口腔疾患など）の混合問題が目についたが，最近は呼吸器疾患，循環器疾患，消化器疾患などのいわゆる主要臓器の疾患と，感覚器疾患はもちろん，骨・関節・筋疾患や女性生殖器疾患などとも組み合わせて出題される傾向にある。各領域における問題の集合体にすぎず，解答に特に苦労するということはないが，一設問中の問題数が多いので落ち着いて解答に臨んでほしい。

　受験対策として特別な学習をする必要はないが，いくつかの設問パターンや，治療が専門各科にわたり，総合的な判断を要するものもある。しかし，それも疾患の特徴をきちんとつかんでおけば問題ないはずである。

　さて，出題内容のパターンについて触れておく。どのような形式の問題であれ，慌てることなく対処してほしい。

疾患との関連性：混合問題で最も多いパターンであり，「疾患とその症状」「疾患とその原因」「疾患とその治療法」といった形式で様々の疾患が問われていく。

合併症との関連性：これには，「糖尿病と神経障害」といった疾患とその合併症を問うものがあり，様々な症状と関連させて考える必要がある。

問題

1. （　　　）内に言葉を入れ，文章を完成させてください。

私たちが対象とする成人期には，（　①　）期，（　②　）期，向老期とある。

成人期に発病する健康障害は，そのほとんどが，肥満，糖尿病，動脈硬化，高血圧による血管障害，がんなどの，いわゆる（　③　）とよばれる慢性疾患である。

2. 次の組み合わせで，正しいものには○を，誤っているものには×をつけなさい。

1. 腎機能検査　　　　　　　　　　　　　————　クリアランス法
2. QFT（クオンティフェロン）検査　————　風疹
3. 卵管通気法　　　　　　　　　　　　————　子宮外妊娠
4. 脳波検査　　　　　　　　　　　　　————　てんかん
5. マンモグラフィー　　　　　　　　　————　乳腺炎

解 答

①青年
②壮年
③生活習慣病

青年期：15〜30歳　身体機能の発達，社会的自立の準備。

壮年期：30〜60歳　成熟した身体の維持，社会・精神活動を図る時期。

向老期：身体的衰弱の受容，精神活動の充実，退職・老年期への準備。

○：1，4，5
×：2，3

2：QFT検査は結核菌の感染（または既往の有無）を調べる血液検査で，ツベルクリン反応検査に代わる検査法として行われている。風疹では風疹抗体検査（HI法またはEIA法）を血液検査で行う。

3：卵管通気法は不妊症で卵管の閉塞・狭窄が疑われる場合に行われる検査。子宮外妊娠ではエコー検査を実施する。

成人看護／混合問題 ■

3. 次のうち，正しいものはどれか。

1. 血圧透析中は血圧上昇に注意する。
2. 運動性失語は，ウェルニッケ失語ともいい，話すことはできるが内容は意味不明のことが多い。
3. パーキンソン病は，中脳の黒質から線条体への伝達物質であるドパミン不足が運動障害の原因と考えられている。
4. クモ膜下出血の特徴的な症状として，片麻痺があげられる。

3

1：血圧の低下に注意する。循環血液量の減少，血管収縮性の低下，心機能低下などが原因で血圧が低下しやすい。
2：運動性失語は，ブローカ失語ともいい，言語の表出の障害であり，言語の理解はおおむね良好である。
4：クモ膜下出血の特徴的な症状は，突然の激しい頭痛である。

---

4. 次の文章で正しいものに〇，誤っているものに×をつけなさい。

① 甲状腺機能亢進症には抗甲状腺薬が用いられる。抗甲状腺薬服用後，すぐに顕著な効果が現れるので，できるだけ安静に保つように説明する。
② 腎臓疾患患者の食事は，カリウムやリンが多く含まれている食品を積極的に摂取するように指導する。
③ CKD患者は免疫力が低下しているため，医師と相談のうえ予防接種を勧める。
④ 全身性エリテマトーデスは，ビタミンD欠乏を防ぐための日光を浴びる工夫をする。
⑤ 関節リウマチは関節を動かさないと硬直して生活に支障をきたすため，機能障害を予防し，障害を最大限にするための運動が大切となる。無理がない程度に毎日行う。

〇：③，⑤
×：①，②，④

①：服用を開始して効果が出るまで早くて2〜4週間かかる。
②：たんぱく質制限，塩分制限，カリウム制限などの食事療法を行う。
④：全身性エリテマトーデスは強い紫外線にあたった後に，皮膚に赤い発疹や水膨れ，熱が出るなどの日光過敏症を起こす可能性がある。

---

5. 次のうち，正しいのはどれか。

1. 妊婦高血圧症候群では，1日の塩分摂取量を15g程度にする。
2. 黄疸のある胆石症患者の食事は，高脂肪食とする。
3. ビタミンCは，鉄の吸収を促進する。
4. 慢性腎臓病患者の食事は，高たんぱく食とする。

3

1：1日の塩分摂取量は，目標量7.0g未満である。
2：絶食とし，症状が緩和したら低脂肪食を開始する。
4：たんぱく質制限（0.6g〜0.8g/kg/日）・塩分制限（6g/日未満）食とする。

6. 次の文章の（　　）内から，正しいものを選び，その記号を記入しなさい。

1．脳梗塞を発症し，言語障害をきたした。「生年月日はいつですか。」と尋ねたところ「はい，そうです。何だかわかりません。」と明瞭に答えた。この言語障害を（ア．ブローカ失語　　イ．ウェルニッケ失語）という。

2．全身性エリテマトーデス（SLE）は，（ア．女性　　イ．男性）に多い疾患である。

3．インフルエンザワクチンは（ア．生ワクチン　　イ．不活化ワクチン）である。

4．慢性腎不全の病期分類Ⅳ期（尿毒症）は，GFR（糸球体濾過値）が（ア．30％まで低下　　イ．10〜5％まで低下）した場合をいう。

5．排卵後の分泌期に増えるホルモンは（ア．エストロゲン　　イ．プロゲステロン）である。

6．感覚障害や精神障害がないにもかかわらず，物体・身体・空間などを認知できない状態を（ア．失認　　イ．失行）という。

7．ターナー症候群は，（ア．性染色体異常　　イ．常染色体異常）の疾患である。

8．フォルクマン拘縮は（ア．大腿骨頸部骨折　　イ．上腕骨顆上骨折）にともなっておこる。

1＝イ
2＝ア
3＝イ
4＝イ
5＝イ
6＝ア
7＝ア
8＝イ

1：ウェルニッケ失語は，話す言葉に間違いが多いが，スムーズに話せる。他者の言葉の意味が理解できない。ブローカ失語は話す言葉に間違いが多く，スムーズでない。他者の言葉は理解できる。

2：SLEは男女比1：10で女性に多く，好発年齢は20〜40歳。

3：生ワクチンは病原体の毒性を弱毒化したもので，別のワクチン接種まで27日（4週間）以上あける。不活化ワクチンは病原体の毒性を失わせたもので，別のワクチン接種まで6日（1週間）以上あける必要があり，追加接種が必要である。

4：30％まで低下は病期分類Ⅲ期。

5：エストロゲンは排卵前の増殖期で増える。排卵を契機に卵巣は黄体期へ入り，プロゲステロンを分泌し，子宮内膜は分泌期に変わる。

6：失行とは，学習された行動や動作が行えないこと。そのため，日常の動作が行えなくなる。

7：女性において本来2つあるX染色体が1つ欠損しているため起こる。

8：フォルクマン（阻血性）拘縮は前腕の血行障害による筋組織の壊死や線維化によって引き起こされる。上腕顆粒上骨折後に阻血性壊死であるフォルクマン拘縮が起こる。

7.

次の（　）の中に，適切な語句を入れて文章を完成させなさい。
※ひらがな（漢字で記入できる箇所）は減点とする。

1. （　）病は，いわゆる慢性疾患であり，死亡率の高さもさることながら，いったん発病すれば，生活行動の自己管理や機能障害への適応など長期に渡る療養生活や介護が必要な疾患である。
2. 肺結核の感染は，患者が咳，会話をしたときなどに飛散する飛沫の中に含まれる結核菌を吸入して起こる。これを（　）感染とよぶ。
3. 肺うっ血の強い左心不全からおこる（　）では，患者は急激に呼吸困難に陥り，ピンク色の泡沫状の血性痰を喀出し，苦悶状を呈する。
4. 呼吸機能検査・スパイロメトリーで％肺活量（％VC）が80％以下，1秒率（FEV$_{1.0\%}$）70％以上の換気障害を（　）性換気障害という。
5. （　）の最も重篤な急性合併症は，糖尿病性ケトアシドーシスである。インスリンの欠乏が著しく，ブドウ糖は利用できず，脂肪分解が亢進し，その結果，ケト酸が蓄積して代謝性アシドーシスが起こる。

1＝生活習慣
2＝飛沫
3＝肺水腫
4＝拘束
5＝糖尿病

1：糖尿病，高血圧，がん，心疾患，脳血管疾患は死亡数割合では約6割を占める。
2：飛沫核（感染），または空気（感染）でも可。
4：換気障害の分類については，以下図を参照。

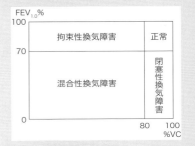

8.

次の文章を読み，（　）の中に適切な語句を入れて文章を完成させなさい。
※ひらがな（漢字で記入できる箇所）は減点とする。

1. 喫煙の程度を示す指数としてブリンクマン指数がある。これは1日当たりの喫煙①（　）×②（　）であらわしたもので，この値が高いほど，肺がんになる可能性が高いといわれている。
2. （　）は右房の上端にあり，およそ1秒間に1回の割合で規則的にシグナルを発生する。この刺激は心房に広がり心房筋の収縮をおこす。
3. 近年の研究から，胃・十二指腸潰瘍の主な原因は（　）感染であることが証明された。
4. 虫垂炎の腹部所見として，（　）圧痛点があり，炎症が進行すると筋性防御やブルンベルグ徴候などもみられる。

1＝①本数　②喫煙年数
2＝洞結節
3＝ヘリコバクター・ピロリ菌
4＝マックバーネー

9. 下記の文章の（　）内に適切な語句を下から選び，その記号を書きなさい。

- （　①　）が白色に混濁する疾患を白内障という。
- 悪性貧血は（　②　）不足によっておこる。
- （　③　）転移は，胃がんなどがダグラス窩（直腸子宮窩），直腸膀胱窩に転移したものである。
- Ⅲ型アレルギーの代表的なものは（　④　）である。
- 肺がんの脳への転移は（　⑤　）転移である。
- デング熱はネッタイシマカが媒体し，病原体は（　⑥　）である。
- 胆汁を産生，分泌するのは（　⑦　）である。
- 膵がんの発生部位は（　⑧　）に多く，組織学的には（　⑨　）である。
- 肝硬変では（　⑩　）処理能力低下による肝性脳症が生じる。

語群

a．ウイルス	b．原虫	c．膵頭部	d．膵体部
e．血行性	f．リンパ行性	g．扁平上皮がん	
h．腺がん	i．ビタミンB_1	j．ビタミンB_2	
k．ビタミンB_{12}	l．水晶体	m．硝子体	n．結膜
o．アルコール	p．アンモニア	q．肝臓	r．胆のう
s．シュニッツラー	t．ウィルヒョウ	u．糸球体腎炎	
v．気管支喘息			

10. 喫煙が関連する疾患について誤っているのはどれか。

① 食道がん
② 慢性閉塞性肺疾患
③ 1型糖尿病
④ 心筋梗塞

---

①＝ l
②＝ k
③＝ s
④＝ u
⑤＝ e
⑥＝ a
⑦＝ q
⑧＝ c
⑨＝ h
⑩＝ p

③

1型糖尿病は主に自己免疫によって起こる。生活習慣病の一種である2型糖尿病とは，まったく異なる性質の糖尿病である。

老年看護

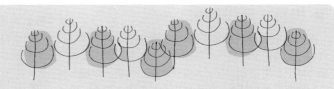

Point

　超高齢社会にある日本においては介護保険の需要がますます高まっており，介護保険制度に関連する問題は出題されやすい。例年の出題傾向として，加齢に伴う身体機能の生理的変化に関する問題が多くみられている。たとえば脳神経，腎，肺機能，心機能と血圧の関係などのほか，感覚器系，骨・筋・運動機能に関する問題も頻出である。

　疾患への看護ではパーキンソン病，大腿骨頸部骨折の術後症状，慢性閉塞性肺疾患（COPD），糖尿病に関する問題も出題されている。認知症に関する設問では最近の傾向として認知症の原因による分類，症状に対するケア，コミュニケーションを含めた支援まで幅広く出題されている。高齢者の日常生活上の援助では睡眠・排泄・脱水のほか，フレイルやロコモティブシンドロームのような外来語の意味と支援についても出題されるようになった。高齢者に多い症状のなかでも，重症化しやすい嚥下障害や褥瘡は重点項目である。さらにコロナウイルスなどによる呼吸器感染症のほか，ノロウイルスやMRSAの消毒法も重点項目である。

Keyword

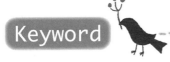

▶ 老年人口比率

　日本では，2015（平成27）年に団塊の世代が65歳以上となった。労働人口の減少や年金給付の急激な増大などの懸念は「2015年問題」として警鐘が鳴らされていた。高齢者人口（65歳以上）の総人口に対する比率は2023年は約29％であり，2025年には団塊の世代が後期高齢者（75歳以上）となるため国民の3人に1人が65歳以上となる。

▶ 介護保険制度

　介護給付（施設，居宅）と予防給付（介護予防）とがある。また，地域密着型サービスとして，認知症の人に対するもの，夜間対応型介護のほか，予防給付を行うデイサービス（通所介護）やグループホーム（認知症対応型共同生活介護）を導入している。

▶ 生理・機能面の低下

　諸臓器の萎縮，細胞の減少のため生命維持機構として重要なホメオスタシスが低下し予備力が弱まる。冠動脈の硬化，肺胞面積の減少，胃・腸・膵臓が萎縮し消化液の分泌が減少する。肝臓が萎縮し解毒能力が低下，腎機能低下，糸球体濾過値の低下，腎血流量の減少，尿細管の水分吸収能力の低下により薄い尿が排出される。感覚機能では視力・聴力が低下し，味覚や皮膚感覚の閾値が成人に比較して上昇する。機能面で顕著なものに，平衡性・筋持久力・協応性・敏捷性・瞬発力の低下がみられる。

▶ 脱水

　高齢者は細胞内液が減少するため体液の調節力が低下し，容易に脱水状態となり，昏睡やショック状態になることもある。脱水予防には観察，積極的な水分摂取が必要である。

▶ 摂食・嚥下障害

高齢者では，歯の欠損による咀嚼力の低下，口腔・食道の筋力低下，食への無関心などの他，咽頭蓋の機能低下が生じる。むせ，湿性咳嗽，喀痰，口腔内食物残渣，食欲低下，体重減少などを伴う場合，摂食・嚥下障害を疑う。摂食・嚥下障害では，誤嚥性肺炎発症のリスクが高まる。嚥下訓練など同時に機能低下の原因をアセスメントする。

▶ フレイル

フレイルは健常と要介護介護の中間の「虚弱」という状態とされる。筋力が衰え歩行速度が低下し，意欲低下が顕著となり，運動習慣が乏しく体重減少が起こっている状態である。放置すると心身の状態が悪化し要介護状態に陥る。予防には慢性疾患の管理，栄養・認知機能低下の管理，生活機能低下の管理が求められる。

▶ サルコペニア（筋肉量減少症）

フレイルの原因とされ，筋肉量が減少し身体機能の低下に伴いADLが低下し，転倒，入院，死亡のリスクが高まる状態を指す。

▶ 高齢患者の特徴

①1人で多くの疾患をもっている。②高年齢であるほど機能・症状の現れ方，検査成績，薬物の効果に個人差が大きい。③疾病に特有な症状，治療への反応が定型的でない。④2次障害・合併症を起こしやすい。⑤薬物の副作用は出やすいが，症状出現が不明瞭のため発見しにくい。⑥回復が遅れ，慢性に経過する。⑦寝たきりになりやすい。

▶ 褥瘡の予防

褥瘡発生の危険性がある人の発生要因を観察する。スキンケアとして，状態に合わせた入浴・シャワー浴・清拭は刺激の少ない洗浄剤を使用し，優しく洗い，拭きとるように愛護的に行う。適宜体位変換を行い，圧迫を避け，エアマットレスなどの褥瘡予防器具を使用する。栄養管理も行う。ブレーデンスケールは点数が低いほど褥瘡発生の危険性が高い。

▶ 老年症候群

老年症候群は高齢者の心身の機能低下と深く関連する症候であり，転倒，失禁，低栄養，嚥下障害，生活機能低下，閉じこもり，睡眠障害，うつ，認知機能低下，口腔の不衛生状態，足のトラブル（爪の変形や白癬菌）などがある。老年症候群の早期発見，早期対応が高齢者の健康長寿を可能にする。

▶ 認知症

認知症：アルツハイマー型認知症，脳血管性認知症，レビー小体型認知症や前頭側頭型認知症など原因によって分類される。特有の症状として中核症状（記憶障害，見当識障害，判断力低下，実行機能低下，失語・失行・失認）と2次的に生じる心理・行動症状（BPSD）がある。

認知症の看護：患者の自尊心・プライドを傷つけない。もの忘れなどによる漠然とした不安を取り除き，温かく見守る姿勢，受容的態度で接する。患者の世界に合わせて対応する。叱らない・説得しない。徘徊や妄想がみられる場合は本人なりの理由（原因）があることを理解し対応する。

▶ 骨粗鬆症

骨量が極度に減少し，骨の力（骨強度）が弱く脆くなり，日常生活におけるささいな外力によって骨折や変形を起こす。主な因子は骨の老化，カルシウム不足，カルシトニン欠乏，女性ホルモンの欠乏，ビタミンD欠乏，運動不足である。

▶ 大腿骨頸部骨折

内側骨折は骨癒合が悪いため人工骨頭置換術を，外側骨折は骨癒合が比較的良好なので内固定術を行う。看護では術前は良肢位（外旋する場合は外側に，内旋する場合は内側に枕を挿入して中間位）の保持を行う。合併症である褥瘡，腓骨神経麻痺，精神障害の有無を観察する。術後は尿路感染，肺炎の予防，人工骨頭置換術の患者には脱臼予防のため外転保持装具や三角枕を使用する。

▶ 慢性閉塞性肺疾患（COPD）

慢性的な気流閉塞を特徴とし，慢性気管支炎・慢性肺気腫の病態が存在する。慢性的な咳，喀痰，労作時の息切れがみられる。進行すると生活が制限されADLやQOLに大きく影響する。患者への指導は，①定期的に診察を受ける，②風邪や大気汚染などにより感染を繰り返すと呼吸不全を起こしやすいので気をつける，③人ごみへの外出は避け，帰宅後はうがいを行い，インフルエンザや肺炎の予防接種を受ける，④規則的な日常生活を送る。

老年看護

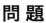

問題

1. 次の文章を読み，（　）の中に下の語群から適切な語句や数字を選び，記号で答えなさい。

1．高齢者の人口比率は年々増え続けているが，2030（令和12）年には（ ① ）％に達するといわれている。
2．介護保険制度の保険者は，（ ② ）と特別区がある。介護保険の被保険者は（ ③ ）歳以上とし，（ ④ ）歳以上の第1号被保険者と，③歳以上④歳未満で医療保険加入者の第2号被保険者の2つに区分される。保険料は，第1号被保険者は②ごとに所得段階に応じて設定されるが，（ ⑤ ）年ごとに見直しがある。
3．わが国の高齢者介護は，家族への依存度が高い。同居の場合の主介護者の割合では（ ⑥ ）が多い。
4．（ ⑦ ）には，高齢者が身近なところで専門職による介護の相談，指導が受けられ，②の窓口に行かなくても必要なサービスが受けられるよう調整する機能がある。
5．老化現象として記憶の低下があるが，（ ⑧ ）記憶は比較的保たれているのに対し（ ⑨ ）記憶は早く喪失しやすい。記憶と密接に関連している脳の部位に（ ⑩ ）があり，⑩は高齢者の脳でその変化が最もよくみられるところである。

【語群】

ア．子ども	イ．市町村	ウ．松果体	エ．都道府県
オ．短期	カ．配偶者	キ．長期	ク．海馬　ケ．3
コ．5	サ．40	シ．45	ス．65　セ．75
ソ．30	タ．50	チ．地域包括支援センター	
ツ．在宅介護支援センター			

解答

①＝ソ
②＝イ
③＝サ
④＝ス
⑤＝ケ
⑥＝カ
⑦＝ツまたはチ
⑧＝キ
⑨＝オ
⑩＝ク

⑦：2005（平成17）年の介護保険法の改正により地域包括支援センターが創設され，従来の「在宅介護支援センター」が「地域包括支援センター」に委託・変更されつつあるため，この場合，ツ，チともに正解となる。

---

2. 言葉の説明として正しいのはどれか。

1．エイジズムとは，個人や集団に対して性別を理由に偏見をもったり差別をすることである。
2．グリーフケアとは，高齢者などを在宅でケアしている家族や介護者の身体的・精神的疲労を軽減するため一時的にケアの代替えを行う家族支援サービスである。
3．フレイルとは，高齢者自身が本来持っている活力や残存機能を引き出しその人のもつ強みを見い出すことである。
4．リロケーションダメージとは，在宅から病院や施設などへと生活場所が移動し，生活環境の変化に対応できず不穏や不眠などの症状が生じることである。

4

1：エイジズムとは年齢を理由とする差別や偏見を差す。
2：グリーフケアとは看取りの後の気持ちの支援のこと。
3：フレイルとは虚弱のことで，近年，高齢者の様々な分野で問題となっている。

3. 廃用症候群によって生じるものはどれか。

　1）高血糖
　2）筋萎縮
　3）食欲増進
　4）心拍出量の増加

2）

廃用症候群は過度の安静や不活発な生活により起こる。局所症状，全身症状，精神・神経症状に分類される。筋萎縮は局所症状である。

---

4. 75歳の男性。妻と2人暮らしである。6か月前から動作が緩慢になり，静かにしている時にも右手が震えるようになった。さらに，最近は歩行時に右足を踏み出すことが困難になってきた。受診の結果パーキンソン病の診断を受け，治療目的で入院となる。患者の看護として誤っているのはどれか。

　1．パーキンソン病の特徴である安静時振戦・筋固縮・動作緩慢・姿勢反射障害を観察する。
　2．抗パーキンソン病薬のレボドパ製剤を内服しており，副作用の高血圧に注意する。
　3．妻に対し，ゆっくりと見守るようにかかわると良いと伝える。
　4．歩行時，環境を整え転倒を予防する。

2

2：レボドパ製剤の副作用は，悪心・嘔吐，起立性低血圧，長期的にはジスキネジア，幻覚など。

---

5. 高齢者の手術後の看護について誤っているのはどれか。

　1．感染防御能力が低下するため，全身状態の観察を行う。
　2．術後は夜間せん妄などが出現しやすいため注意する必要がある。
　3．脱水予防のため，水分出納バランスに注意する。
　4．体力を回復させるために，長期臥床を勧める。

4

---

6. 高齢者のコミュニケーションの特徴で，誤っているものを1つ選び，番号で答えなさい。

　1．聴覚の特性は理解力に応じて，高音域のやさしい声ではっきり話すようにする。
　2．話す速度は，ゆっくりと適度に間を持って高齢者に合わせて話す。
　3．高齢者に言葉をかけるときは，視線を合わせ，表情による表現を行うと効果的である。
　4．タッチング・マッサージなどは，高齢者との非言語的コミュニケーションを促進するのに有効である。
　5．認知症高齢者にとって言語的コミュニケーションは，精神機能の活性化に効果があるとされ，他者からの言葉かけは重要である。

1

1：特に高音域の聴力が低下するので，相手が聞き取りやすい高さの声ではっきりと話す。

老年看護 ■

---

7. 高齢者の罹患時の特徴で正しいものを2つ選び，番号で答えなさい。

① 個人差がない。
② 治癒に時間がかかり，疾患が慢性化しやすい。
③ 薬物の有害作用が出にくい。
④ 症状が定型的である。
⑤ 意識障害やせん妄を起こしやすい。

②，⑤

高齢者の罹患時の特徴は，①個人差がある，②症状が非定型的である，③治癒に時間がかかり疾患が慢性化しやすい，④合併症を起こしやすい，⑤病状が急変しやすい，⑥薬物の有害作用が出やすい，⑦意識障害やせん妄を起こしやすい，⑧脱水を起こしやすい，⑨廃用症候群を起こしやすい，などである。

---

8. 認知症の中核症状ではないものはどれか。

1．記憶障害
2．徘徊
3．見当識障害
4．実行機能障害

2

認知症の中核症状には，記憶障害，見当識障害，失語，失行・失認，実行機能障害などがある。徘徊は行動・心理症状（BPSD，周辺症状）に当たる。

---

9. 次の文章の（　）内から正しいものを選び，その記号を記入しなさい。

1．高齢化社会とは，老年人口の総人口に対する比率が（ア．7％　イ．14％）を超えた社会をいう。
2．加齢により，唾液分泌物は，（ア．増加　イ．減少）する。
3．高齢者が脱水を起こしやすい原因として，（ア．細胞内液量　イ．細胞外液量）の減少がある。
4．介護保険制度の第1号被保険者とは，（ア．40歳〜65歳未満　イ．65歳以上）の者である。
5．地域包括支援センターの責任主体は，（ア．都道府県　イ．市町村）である。

1＝ア
2＝イ
3＝ア
4＝イ
5＝イ

10. 高齢者のせん妄について正しいのはどれか。

1. せん妄は，昼間は比較的しっかりしている人が夜になると不安や興奮をきたす。
2. 手術後のせん妄は，手術後1週間〜2週間程度でおこりやすい。
3. せん妄により出現している症状のみが重要であり，全身状態の変化は関係性がない。
4. できるだけ部屋を暗くし，話しかけない。

1

2，3：術後せん妄は，術後2日から1週間の間，夕刻から夜間にかけて起こりやすい。その際，出現している症状のみにとらわれず，全身状態の変化を把握することが必要である。

---

11. エリクソンの発達課題で老年期の特徴について正しいものを選びなさい。

a.「自律感」対「恥」
b.「統合」対「絶望」
c.「親密性」対「孤独」
d.「同一性」対「同一性混乱」

b

エリクソンの発達課題の老年期の特徴は「統合」対「絶望」である。選択肢aは幼年前期，選択肢cは成人前期，選択肢dは青年期の特徴である。

---

12. 高齢者の生理的変化で正しいのはどれか。

⑴ 残気量の低下
⑵ 尿量の減少
⑶ 細胞内液の減少
⑷ 収縮期血圧の低下

⑶

⑵：高齢者はNa保持機能が低下するため，排尿量は増加する。

---

13. 褥瘡の看護について，正しい組み合わせを1つ選びなさい。

a. 褥瘡の要因 ──────── 感覚障害
b. 褥瘡ステージⅡ ──────── 消退しない発赤
c. 褥瘡の好発部位 ──────── 大転子部（仰臥位）
d. 褥瘡発生スケール ──────── グラスゴーコーマスケール
e. 褥瘡予防法 ──────── 4時間ごとの体位変換

a

右上ヘッダー: 老年看護 ■

14. 在宅における老年者の看護について正しいものに〇，誤っているものに×をつけなさい。

1. 本人・家族の意思を優先し，習慣や価値観を大切にする。
2. 家族を介護している人の割合は要介護者の子が最も多い。
3. 療養者本人を取り巻く家族・介護者・環境も看護の対象となる。
4. 看護の内容は日常生活の援助が中心で医療処置はすべて医師が行う。
5. 在宅看護・介護の場では他職種との連携・協働が必要となる。

〇＝1，3，5
×＝2，4

2：要介護者の子→要介護者の配偶者

---

15. 高齢者の骨粗鬆症の原因について，誤っているものはどれか。

1. カルシウムの不足
2. 運動不足
3. 女性ホルモンの欠乏
4. ビタミンAの不足

4

4：ビタミンA→活性型ビタミンD

---

16. 高齢者の身体的特徴について，正しい組み合わせはどれか。

(a) 血管壁の弾力性が低下し，収縮期血圧が下降する。
(b) 骨粗鬆症をおこし，骨折しやすくなる。
(c) 視力低下は水晶体や毛様体の調節機能の低下でおこる。
(d) 聴力は加齢とともに低下し，低音域が聞き取りにくくなる。
　　(1) (a)と(b)　　(2) (a)と(d)　　(3) (b)と(c)　　(4) (c)と(d)

(3)

---

17. 薬物療法を受ける高齢者の看護で正しいものを選びなさい。

1）高齢者は，多種類の薬物を長期間服用していることが多く，自己流で服用していることがある。
2）理解力が低下していても，パッケージやヒールシートごと服用することはない。
3）高齢者の皮膚は薄く弱いため，湿布薬交換の際は必ず清拭する。
4）薬の服用指導をするときは，本人のみに指導する。

1），3）

18. 老年期の加齢に伴う睡眠の変化で正しいのはどれか。　　　　　**3**

1．レム睡眠が増加する。
2．中途覚醒の回数は減る。
3．早朝覚醒をきたしやすい。
4．就寝から入眠までの時間が短くなる。

---

19. 「高齢者虐待の防止，高齢者の養護者に対する支援等に関する法律」で，虐待を受けた高齢者を発見した者の通報先として，正しいのはどれか。　　　　　**(2)**

(1) 警察署
(2) 市町村
(3) 保健所
(4) 社会福祉協議会

虐待を受けた高齢者を発見した者の通報先は市町村や地域包括支援センターである（高齢者虐待防止法）。

---

20. 高齢者の権利擁護のための制度・事業で適切なのはどれか，その番号を記入しなさい。　　　　　**④**

① 任意後見制度は認知症などにより判断能力が低下した場合に適用される。
② 成年後見制度では家庭裁判所が任意後見人を決定する。
③ 日常生活自立支援事業は民法に定められた手続きに則って適用される。
④ 日常生活自立支援事業では日常的な金銭管理や福祉サービスの利用援助を行う。

①：任意後見制度→成年後見制度
②：成年後見制度→法定後見制度
③：日常生活自立支援事業は，民法ではなく社会福祉法で規定されている。

---

21. 老人性難聴の説明で正しいものはどれか。　　　　　**③**

① 聴力低下は低音域から始まる。
② 耳垢を除去することで改善する。
③ 感音性難聴に分類される。
④ 中耳炎で生じる。

老人性難聴は高音域（感音性難聴）から始まり，徐々に低音域に広がる。音の違いを聞き分ける能力（語音弁別能）が低下する。

母子看護
母性の看護

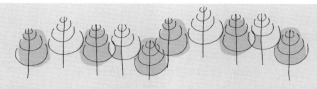

Point

母性に関する統計は毎年出題されているので，年次推移とわが国の特徴，諸外国との比較などについて把握しておく。また，法規に関連した問題，母性に関連する生理，母性各期の特徴と保健指導に関する問題も出題される。

妊娠，分娩，産褥，新生児の看護は出題数が最も多い。正常な妊娠経過と起こりやすい異常，分娩の3要素や分娩各期の定義を正しく覚えておく。さらに，産褥では正常な子宮復古過程，乳汁分泌機序とそれらに関する異常，新生児の生理的変化，アプガー・スコア，原始反射などを復習しておくこと。

Keyword

▶ リプロダクティブヘルスの定義
人間の生殖システム，その機能と過程のすべての側面において，単に疾病，障害がないというばかりでなく，身体的，精神的，社会的に完全に良好な状態にあることを指す（1994年「国際人口開発会議」）。

▶ 周産期死亡，妊産婦死亡
周産期死亡は，妊娠満22週以後の死産と生後1週未満の早期新生児死亡を合わせたものをいう。
妊産婦死亡は，妊娠中または分娩後42日未満に妊娠に関連して死亡したものをいう。

▶ 母子保健法
1965（昭和40）年制定。内容は妊娠の届出，健康診査，母子健康手帳の交付，妊産婦の保健指導，低出生体重児の届出と未熟児の訪問指導・養育医療など。

▶ 労働基準法
1947（昭和22）年制定。母性保護規定としては，産前・産後の休暇，妊婦の配置転換，育児時間など。

▶ 育児・介護休業法
1991（平成3）年制定。「育児休業，介護休業等育児又は家族介護を行う労働者の福祉に関する法律」のこと。主な内容は育児休業・介護休業についての規定である。

▶ 母体保護法
1948（昭和23）年に「優生保護法」が施行され，1996（平成8）年の改正で法律名が変更となった。**不妊手術**および**人工妊娠中絶**に関する事項などが定められている。

▶ 妊婦健康診査
母子保健法では，妊娠23週までは**4週間に1回**，24週以後36週未満は**2週間に1回**，36週以後分娩までは**1週間に1回**，健康診査受診を推奨している。

▶ 妊娠による母体の生理的変化
腟：分泌物が増加し，リビド着色する。
消化器：妊娠初期につわりが起こり，悪心・嘔吐をきたす。激しくなり，治療を必要とする場合は妊娠

悪阻と考えられる。

体重：妊娠全期間をとおして7〜15kg増加が目安である。具体的な増加量は妊娠前の体重が低体重の場合は12〜15kg，普通体重の場合は10〜13kg，肥満Ⅰ度の場合は7〜10kg，肥満Ⅱ度以上の場合は上限5kgとして個別に対応する。

基礎代謝：妊娠中に8〜15％亢進する。

▶ 妊娠高血圧症候群

　収縮期血圧が140mmHg以上または拡張期血圧90mmHg以上を妊娠高血圧症候群という。また，その分類は①妊娠高血圧，②妊娠高血圧腎症，③加重型妊娠高血圧腎症，④高血圧合併妊娠の4つである。

治療・看護のポイント：安静，食事管理。

▶ 分娩の定義・3要素

流産：妊娠22週未満の分娩。

早産：妊娠22週から37週未満の分娩。

正期産：妊娠37週から42週未満の分娩。

過期産：妊娠42週以後の分娩。

分娩の3要素：①胎児とその付属物，②娩出力，③産道。

▶ 分娩各期

分娩第1期（開口期）：陣痛開始より子宮口全開大まで。この時期に胎胞が形成され，破水が起こる。

分娩第2期（娩出期）：子宮口が全開大してから胎児が娩出するまで。児頭の排臨，発露が起こる。

分娩第3期（後産期）：胎児が娩出してから，胎盤などの胎児付属物が娩出するまで。この時期に100〜300mLの出血がある。なお分娩後2時間までに500mL以上の出血は異常出血である。

▶ 産褥の生理

産褥の定義：分娩後約6週間。

子宮復古：分娩直後の子宮底の高さ…臍下2〜3横指，産褥1日…臍下1横指，産褥2日…臍下3横指，産褥4日…臍と恥骨結合上縁との中央，産褥10日…恥骨結合上縁。

悪露：分娩直後から産褥2〜3日頃…赤色，その後1週間…褐色，産褥10日以降…黄色，産褥6週以降…消失。

乳汁分泌：下垂体前葉からプロラクチンが分泌され乳汁を産生し，下垂体後葉からオキシトシンが分泌され乳汁の放出を促す。

初乳：妊娠期および産褥初期に分泌され，たんぱく質，塩類を多く含み胎便の排泄を促す。また免疫体を多く含む（分泌型IgA）。

▶ マタニティブルーズ

　産褥3〜10日頃に一過性に生じるうつ状態。憂うつ，不安，不眠，頭痛などの症状が現れる。

看護のポイント：疲労や睡眠不足の防止，話を聞く，育児に自信をもたせる，家族を含めた継続的な援助。

▶ 新生児の生理

生理的体重減少：生後3〜4日頃まで体重の6〜8％が減少する。

産瘤：児の先進部にできる軟らかい腫瘤で，出生後24〜36時間後に消失する。

新生児黄疸：生後2〜3日より出現する黄疸，1〜2週間で消える。

臍帯脱落：生後5〜6日後に脱落。

胎便：暗緑色で粘稠な無臭の便で，出生直後から生後2〜3日間排泄される。

原始反射：モロー反射，把握反射，吸啜反射，歩行反射などがある。

▶ アプガースコア

　出生後1分の状態で新生児の心拍数，呼吸状態，筋緊張，反射，皮膚色を総合的に観察・採点し新生児仮死を評価。10〜8点（または10〜7点）が正常。

▶ 新生児仮死

　出生直後の呼吸循環不全を主徴とする症候群。アプガースコアが7〜4点を軽症仮死（または6〜4点を第1度仮死），3〜0点を重症仮死（第2度仮死）と判断する。

▶ 低出生体重児

　出生体重2500g未満の新生児をいう。原因は早産であることが多い。1000g以上1500g未満を極低出生体重児，1000g未満を超低出生体重児とする。

▶ 児童虐待

　児童虐待は年々増加傾向にあり，2000（平成12）年に「児童虐待の防止等に関する法律」が制定された。この法律において児童虐待とは，保護者がその監護する児童（18歳に満たない者）について行う，以下の行為である。①身体的虐待，②性的虐待，③ネグレクト，④心理的虐待。

母子看護／母性の看護

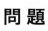

問題

1. 母性看護に関する法律について誤っているものはどれか，番号を1つ選びなさい。
 1. 妊娠した者はすみやかに，都道府県に対して妊娠の届出をしなければならない。
 2. 養育医療は母子保健法に規定されている。
 3. 妊産婦，乳幼児の健康診査は母子保健法に規定されている。
 4. 人工妊娠中絶は妊娠満22週未満とされ，指定医師によって行われる。
 　① 1　　② 2　　③ 3　　④ 4

2. 胎児付属物でないのはどれか。
 1. 胎盤
 2. 子宮筋
 3. 卵膜
 4. 羊水

3. 下記の文章の（　　）内に適切な語句を入れなさい。
 周産期死亡とは，妊娠（　①　）週以後の死産と生後（　②　）週未満の死亡である（　③　）死亡を合わせたものである。

4. 受精卵が子宮内膜に着床する時期はどれか。
 1. 受精後6〜12時間
 2. 受精後24〜48時間
 3. 受精後6〜7日
 4. 受精後14〜15日

5. 母子保健法が規定している正しい組合せのものはどれか。
 1. 母子健康手帳の交付
 2. 避妊指導
 3. 乳児健診
 4. 児童の虐待
 　A．1，2　　B．1，3　　C．2，3　　D．1，4

解答

①

1：都道府県→市町村長

2

①＝22
②＝1
③＝早期新生児

3

B

2：「母体保護法」
4：「児童虐待の防止等に関する法律」

6. **分娩経過について，正しいものはどれか。**

1）分娩第2期は，破水してから胎児が娩出されるまでをいう。
2）10分ごとに陣痛が来るようになったら分娩開始となる。
3）陣痛が来る前に破水することを早期破水という。
4）排臨は，分娩第1期におこる。

2）

1）：分娩第2期は，子宮口全開大から胎児が娩出されるまでをいう。
3）：陣痛が来る前に破水することを前期破水という。
4）：排臨は，分娩第2期に起こる。

---

7. **次の事例を読み，問題1，問題2に答えなさい。**

【事例】
28歳の経産婦。8月1日，妊娠37週6日で2,635gの男児を出産した。分娩所要時間は5時間40分でアプガースコア1分後9点，10分後9点であった。

問題1　8月4日の褥婦の状態で，異常なのはどれか。
① 赤褐色の悪露を認める。
② 子宮底の高さは臍下1横指である。
③ 授乳していると下腹部が痛くなる。
④ 水様透明で粘稠な乳汁や黄色の乳汁が，少量分泌している。

問題2　8月4日の新生児の状態で，異常なのはどれか。
① 心拍数が135回/分である。
② 呼吸が45回/分である。
③ 血清ビリルビン値が12.6mg/dLである。
④ 体重が2,350gである。

問題1
②

②：8月4日は産褥3日目であり子宮底臍下3横指が標準である。

問題2
④

④：生理的体重減少率は6～8％が生理的範囲であるが，2340gは，10.8％の減少率であるため病的である。

---

8. **流産について正しいものを選びなさい。**

a．妊娠12週未満に妊娠が終了したものをいう。
b．妊娠初期の流産は母体の過激な運動で起こることが多い。
c．妊娠7～8週で心臓の動きが確認できない場合を流産と診断する。
d．子宮口が開大し胎児が娩出しかかっているものを切迫流産とよぶ。
　　1．a　　2．b　　3．c　　4．d

3

a：12週未満→22週未満
b：妊娠初期の流産の原因は，胎芽・胎児の異常が最も多い。
d：切迫流産→進行流産

9. 子宮復古不全について，誤っているものを1つ選びなさい。

1. 授乳を中止し安静をすすめる。
2. 産褥の子宮復古が障害される状態をいう。
3. 子宮収縮促進薬の予防的投与が行われる。
4. 胎盤片，卵膜片などの子宮内残留が原因であることが多い。

1

1：乳頭の吸啜刺激により脳下垂体後葉からオキシトシンが分泌される。オキシトシンは子宮筋に作用し，子宮復古を促進するので，できるだけ母乳育児をすすめる。

10. 次のうち正しいのはどれか。

1. 前置胎盤は，妊娠後半期になると異常出血を起こすことが多い。
2. 羊水過多症は，羊水が500mL以上をいう。
3. 第1胎向とは，胎児の背部が母体の右側を向いている状態をいう。
4. 分娩時出血多量とは，分娩から産褥2時間までに350mL以上の出血を認める場合をいう。

1

2：500mL以上→800mL以上
3：右側→左側
4：350mL以上→500mL以上

11. 分娩期の看護で誤っているのはどれか。

1. 排臨・発露までを分娩第1期という。
2. 陣痛発作時に児頭の先進部が腟口から現れ，間欠時に後退し見えなくなることを発露という。
3. 分娩第2期は，口渇を訴え強いいきみにより嘔吐することがある。
4. 分娩第2期には，脱水予防のため水分摂取をすすめる。

1，2

1：排臨・発露まで→子宮口全開大まで
2：発露→排臨

12. 産褥3日目の子宮底はどの位置を示すか。①〜⑥の番号で答えなさい。

【番号が示す位置】
①臍高
②臍下1横指
③臍下2横指
④臍下3横指
⑤臍と恥骨結合上縁との中央上1横指
⑥恥骨結合上わずかに触れる

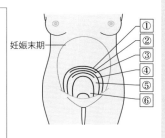

④

13. 体重3000gで生まれた新生児に、生後4日目に7％の生理的体重減少がみられた。生後4日目の体重を求めなさい。

2790g

$$3000 - \left(3000 \times \frac{7}{100}\right) = 2790$$

---

14. 妊婦・産婦・褥婦の看護について①～⑤のうち正しいものに〇、誤っているものに×をつけなさい。

① 妊娠中は貧血になりやすく、食事やサプリメントなどから鉄分を補給するとよい。

② 授乳時乳頭を痛がる場合は、深めの吸着になっていることがあるので観察する。

③ つわりの症状がある時は、食事を温めるなどの工夫をするとよい。

④ 分娩第1期には、分娩進行の妨げになるため、2～4時間毎の排尿を促す。

⑤ 食事療法だけで血糖調節できない妊娠糖尿病患者には、経口血糖降下薬を使用する。

〇＝④

×＝①，②，③，⑤

①：サプリメントの補給は主治医に相談してから摂取する。

②：深め→浅め

③：食事は温めると湯気などで臭いがきつくなるので、ごはんなどは冷やすなど食べる工夫をする。

⑤：経口血糖降下薬は胎児への影響が明確でないため、インスリン注射を行う。

---

15. 「性と生殖に関する健康と権利」（リプロダクティブヘルス/ライツ）について誤っているものを選びなさい。

a．すべての妊娠したケースにおいて出産することを選択する権利

b．満足のできる安全な性生活を営む権利

c．安全で効果的な利用しやすい家族計画指導やその情報を入手する権利

d．性感染症とヒト免疫不全ウイルス（AIDS）から予防される権利

　　1．a　　2．b　　3．c　　4．d

1

リプロダクティブヘルスは、人々が希望する数の子どもを、希望するときにもち、安全に妊娠・出産を経験して健全な子どもを産み、性感染症の恐れなしに性的関係をもてることである。このように生殖過程を安全かつ良好に営む権利を有することを含め、「性と生殖に関する健康と権利」（リプロダクティブヘルス/ライツ）と表現されている。

母子看護／母性の看護 ■

16. 次の文章を読み，正しいものに○，誤っているものに×をつけなさい。

1）母体保護法によって母子健康手帳は交付されており，母子保健対策として大きな成果を上げている。

2）1994年，カイロでの国際人口開発会議において，リプロダクティブヘルス／ライツの概念が提唱された。

3）月経前緊張症は月経に随伴して起こる病的状態であり，下腹部痛，腰痛を主とする症状が現れる。

4）思春期における貧血の多くは鉄欠乏性である。

5）正常に排卵がある場合の基礎体温は，卵胞期で高温層，黄体期では低温層を示す。

6）思春期のうちはLHサージが確立されておらず，無排卵性月経が多い。

7）性感染症の予防には経口避妊薬が有効である。

8）更年期のホルモン補充療法には，乳がんのリスクがある。

9）子宮体がんの原因は発がん性のヒトパピローマウィルス（HPV）の持続的感染であり，性交により感染する。

10）周産期死亡とは，妊娠22週以後の死産と早期新生児死亡を合わせたものである。

○＝2），3），4），6），8），10）
×＝1），5），7），9）

1）：母体保護法→母子保健法
5）：卵胞期で高温層，黄体期では低温層→卵胞期で低温層，黄体期では高温層
7）：経口避妊薬→コンドーム
9）：子宮体がん→子宮頸がん

17. ビショップスコアを評価するために，必要でない情報はどれか。

① 児頭の位置
② 子宮頸管の開大度
③ 回旋の状態
④ 子宮口の位置

③

ビショップスコアは，①②④に加えて，子宮頸管展退度，子宮頸部の硬度の5項目によって評価する。

18. 褥婦の看護について，正しいのはどれか。

(1) 子宮復古促進のため，安静にする。
(2) 乳汁分泌促進のため，早期に授乳を開始する。
(3) 月経が再開したら，受胎調節を行う。
(4) 産褥体操は，産褥1か月後から行う。

(2)

(1)：子宮復古促進のため早期離床を促していく。
(3)：月経再開の前に排卵が起こるので，月経再開の前から受胎調節が必要となる。
(4)：産褥体操は体調に問題がなければ，通常産褥1日目より開始してよい。

19. 次の文章を読み，正しいものに〇，誤っているものに×を
つけなさい。

1．「妊娠を成立させ，維持するホルモン」といわれるエストロゲン
は，受精した卵が着床しやすい環境をつくる。
2．健康成熟女性の基礎体温曲線は月経周期の前半は高温相，後半
は低温相の二相性である。
3．妊娠すると絨毛細胞から多量のヒト絨毛性ゴナドトロピン(hCG)
が産生され，母体の血中・尿中に出現してくる。
4．子宮体がんの好発年齢は30 〜 60歳であり，低年齢での初性交，
多数の性的パートナー，妊娠・出産回数が多いことが危険因子に
あげられる。
5．子宮内膜症は，20 〜 40歳代に多く，月経困難症や性交痛を訴え
る。早期発見しやすく，根治により妊娠も可能である。

〇＝3
×＝1，2，4，5

1：エストロゲン→プロゲステロン
2：月経周期の前半は低温相，後
半は高温相となる。
4：子宮体がんの好発年齢は50
〜 60歳代。危険因子として，肥満，
不妊，未経産婦などがあげられる。

20. 乳汁分泌のしくみについての文章を読み，適切な語句を
（　　）に書きなさい。

妊娠時には（　①　），（　②　），（　③　）ヒト胎盤性ラクトーゲ
ンなどの共同作用により乳汁分泌装置の成長と発育が顕著となる。
しかし，乳汁分泌そのものは胎盤から分泌される多量の（　①　）
と（　②　）により抑制されている。
分娩で（　④　）娩出によりそれらの抑制がとれ，乳汁分泌が開始
される。そして，下垂体前葉から（　③　）を放出させ乳汁産生を
促し，新生児の吸啜により下垂体後葉から（　⑤　）を分泌させ乳
汁の放出をする。

①エストロゲン
②プロゲステロン
③プロラクチン
④胎盤
⑤オキシトシン

21. 新生児の看護について，誤っているものを１つ選び番号を
記入しなさい。

①　出生後５分の新生児のアプガースコアが８点だったので，正常
と判断した。
②　出生後20時間で胎便の排泄があったので，正常であると判断した。
③　出生後２日目の新生児に手指冷感が見られたが，皮膚温が36.9
度だったので正常であると判断した。
④　3200gで生まれた新生児の体重が，2980gになったので，異常で
あると判断した。

④

④：生理的体重減少率は6 〜 8
％が生理的範囲であり，6.87％の
減少率のため正常である。

母子看護
小児の看護

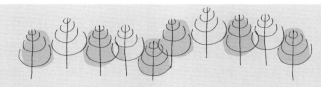

Point

小児の成長発達，解剖・生理，栄養，小児に特有な疾患と看護など全体にわたる対応が必要である。また，児童虐待や予防接種に関する法律の改正など新しい情報も得ておく。

成長発達では新生児反射，大泉門，体重・身長の増加，生歯，言語・運動発達，発達指数。生理では新生児黄疸，免疫グロブリン，呼吸，便性，体水分量，水分必要量。**栄養**では，母乳・人工栄養，離乳。基本的生活では，食事，排泄，清潔，遊び。その他，予防接種，死因原因など。

疾患では，キーワードに示したものが数多く出題されている。そのほか，ファロー四徴症，川崎病，乳児下痢症，先天性股関節脱臼，突然死，麻疹，水痘，気管支喘息などの原因，症状，治療，合併症，看護を問うものが多い。また，出生率の低下により，母子保健関連，感染症の対策なども注目しておく。**看護技術**では，バイタルサインの測定，身体計測，検査処置に関するものが多くみられる。成長発達，保健統計，生活に関する標準や正常値などの正しい知識を身に着ける必要がある。また，看護では，子どもや家族への声掛けや対応の仕方を問われる問題が多く出題されている。

Keyword

▶ 成長発達

体重増加：生後1～3か月は1日25～35g，3～6か月は1日20～25g。3～4か月で出生時体重の2倍，1年で3倍。
身長増加：4年で出生時の2倍，12年で3倍。
モロー反射：刺激により，腕を伸展し抱きつく新生児反射。4～5か月で消失。
言語：喃語は生後3か月前後，多少意味のある言葉は満1年頃，姓名，年齢が言えるのは3～4歳。
運動機能：3～4か月で首がすわり，5～6か月で寝返り，7～8か月頃にお座り，9か月頃にはいはい・つかまり立ち，12か月前後で一人立ち，12～15か月で一人歩き，3歳で三輪車に乗れ，5歳でスキップができる。

▶ 発育指数

カウプ指数：乳幼児期。〔体重(g)/身長$(cm)^2$〕×10で表し，15～19は正常。
ローレル指数：学童・思春期。〔体重(kg)/身長$(m)^3$〕×10もしくは，体重(kg)/身長$(cm)^3$×10^7で表し，100以下やせ，160以上肥満。

▶ 生歯

乳歯：6～9か月に下顎中切歯より生え，1歳で約8本，2歳頃完成し20本。

▶ 児童虐待

2000年「児童虐待の防止等に関する法律（児童虐待防止法）」が制定され，数回の改正を経て，対応が強化されている。この法律では，児童虐待の早期発見と通告義務が定められている。2007年度から開

始された乳児家庭全戸訪問事業では，2009年から生後4か月までの乳児を抱える家庭に保健師などが訪問している。2018年からは医療機関と地域の保健福祉機関が連携し，要保護児童対策地域協議会（虐待防止ネットワーク）がほぼすべての市町村に設置された。2020年からは「児童福祉法」第12条に基づき，児童相談所は，あらゆる相談対応を行っている。

▶ 予防接種

2020年に「予防接種法」が改正され，小児における定期接種は，ジフテリア，百日咳，破傷風，麻疹，風疹，急性灰白髄炎（ポリオ），日本脳炎，結核，水痘，Hib感染症，肺炎球菌感染症，HPV（ヒトパピローマウイルス）感染症（子宮頸がん），B型肝炎，ロタウイルスの14疾患が行われている。また，注射生ワクチンと注射生ワクチンは27日以上の間隔をあけるが，それ以外の組み合わせは，いつでも接種できるようになった。

▶ 母乳栄養法

母乳の利点：母乳には免疫グロブリン分泌型IgAが含まれ感染防御に役立つ。成分は牛乳に比べて糖質が多い。母子の情緒安定において優れている。
授乳方法：新生児期はおよそ3時間の間隔で授乳。その後，間隔が長くなる。母乳の分泌が十分であれば，授乳時間10〜15分で乳児は満腹になる。

▶ 離乳

開始は生後5〜6か月頃で，完了は生後12〜18か月頃が目安である。薄味にし，1日1回・1品1さじずつから始める。はちみつは乳児ボツリヌス症のリスクがあるので1歳までは与えない。また，食物アレルギーに注意する。

▶ ダウン症候群

21トリソミーによる染色体異常。鞍鼻，眼裂が狭小の特有の顔貌を呈する。筋トーヌス低下，精神遅滞，先天性心疾患などを合併する。

▶ 肥厚性幽門狭窄症

生後3週頃に急に起こる嘔吐で，胃幽門部の輪状筋が肥厚して通過障害をきたしたもの。男児に多い。非胆汁性の噴水状嘔吐が特徴で，体重減少，胃部膨満，脱水症状が起こる。絶食と輸液を行いアトロピン投与における治療を行う。無効な場合は，幽門筋切開術・ラムステッドの手術を行う。

▶ 腸重積症

口側腸管が肛門側腸管に陥入し，閉塞する。乳児期に多く，回盲部に好発し，間欠的な激しい腹痛による啼泣，苦悶様顔貌，頻回の嘔吐が起こる。高圧浣腸により内科的に整復する。内科の整復が不可能なとき，および重篤なショックや腸管壊死，穿孔，腹膜炎などを認めれば手術を行う。

▶ 急性糸球体腎炎

A群溶血性レンサ球菌感染後の発症が多い。血尿・たんぱく尿，浮腫，高血圧がみられる。急性期にはたんぱく質，塩分，水分を制限するが，浮腫，高血圧が改善すれば普通食とする。

▶ 気管支喘息

アレルギー性素因をもつ者が，ダニなどのアレルゲンを吸入して発症する。感染，気候，ストレスなどが誘因となる。気管支が発作性に収縮し，呼気性呼吸困難，喘鳴が起こる。発作時は，気管支拡張薬，ステロイド薬の吸入・内服・静注を行う。予防のため環境整備に留意する。

▶ 川崎病（MCLS）

原因不明であり，発病のピークは1歳で4歳以下が好発年齢である。全身の血管炎が主体とする疾患である。冠動脈病変が残存すると心筋梗塞発作などで死亡することがある。症状は発熱，発疹，眼球結膜の充血，口唇紅潮，いちご舌，頸部リンパ節腫脹，四肢の硬性浮腫，膜様落屑などである。治療は免疫グロブリン大量静注，アスピリン投与を行う。

▶ 白血病

小児の白血病は成人と比べて寛解率が高い。急性リンパ性白血病の割合が高い。症状は貧血，出血傾向，骨痛など。化学療法，放射線療法を行い，骨髄抑制，粘膜障害，脱毛などの副作用が出現する。それに伴う出血・貧血・感染の予防に留意する。

▶ 麻疹

麻疹ウイルスの感染である。潜伏期は9〜12日であり，発熱し解熱した後，コプリック斑が出現し，不規則な発疹が全身に拡大する。その後再度発熱し，4〜5日間続く。2次感染や合併症を予防する。

母子看護／小児の看護

問題

1. 離乳の完了について，正しいものを1つ選び，その番号の箇所に〇を記入してください。

1. 咀嚼機能が完成した状態をいう。
2. 母乳または育児用ミルクを飲んでいない状態をいう。
3. ペースト状のものが全量摂取できるようになる。
4. 必要なエネルギーや栄養素の大部分を食物から摂取できるようになった状態。

2. 小児の看護について，正しいものはどれか。

1) 清潔　　　　　　── 新陳代謝が盛んなため隔日に行う。
2) 排泄　　　　　　── 2歳からトイレトレーニングをする。
3) 遊び　　　　　　── 生活の中に取り入れる。
4) プレパレーション ── 入院病棟の説明

3. 小児の感染症について正しいのはどれか。

① ロタウイルス感染症は，夏期に流行する。
② 突発性発疹は，全身の発疹と発熱が同時にみられる。
③ RSウイルスは学童期に多く，咳嗽・喘鳴とともに呼吸困難がみられる。
④ 流行性耳下腺炎の合併症として，無菌性髄膜炎や感音性難聴がある。

解答

〇=4

離乳の完了とは，形ある食物をかみつぶすことができるようになり，エネルギーや栄養素の大部分が母乳やミルク以外の食物からとれるようになった状態をいう。その時期は12〜18か月頃を目安とする。

3)

1):隔日→毎日
2):トイレットトレーニングは，1歳を過ぎて歩行や初語が認められるころ，1〜2時間の排尿間隔が空いていれば，トイレやおまるに誘導することから始める。
4):プレパレーションとは心理的準備であり，小児と家族が積極的に状況をコントロールしながら対応していけるように支援することである。

④

①:冬から春にかけて流行する。
②:高熱後，解熱し数日後に発疹がみられる。
③:1歳までに50％，2歳までにほぼ100％の児がかかる。
④:流行性耳下腺炎（おたふくかぜ）はムンプスウィルスの感染によっておこり，潜伏期間は2〜3週間である。合併症は無菌性髄膜炎，感音性難聴である。

4. 次の文の正しいものには○，誤っているものには×を記入しなさい。

1．子どもの心肺蘇生では，胸骨圧迫と人工呼吸は，実施者が2名であれば，胸骨圧迫：人工呼吸は15：2，実施者1名であれば30：2で行う。

2．プレパレーションは，入院や医療処置によって引きおこされる子どもの心理的混乱を最小限にし，子どもなりに乗りこえるための対処能力を発揮できる環境を整えることである。

3．子どもが誤飲しやすいものはタバコが最も多い。タバコを誤飲した場合，ニコチンを薄めるために，水をたくさん飲ませる。

4．麻疹ウイルスは，空気感染によって伝播する感染力のきわめて高いウイルスで，潜伏期間は通常7〜18日である。

5．マイコプラズマ肺炎は，マイコプラズマ-ニューモニエの飛沫感染により起こり，学童期に多く発症する肺炎である。潜伏期が2〜3週間と長く，激しい咳嗽が長期にわたって続く症状が特徴である。

○＝1，2，5
×＝3，4

3：タバコを誤飲した場合は，原則何も飲ませず，吐かせる。
4：麻疹の潜伏期間は，9〜12日である。

---

5. 小児のバイタルサイン測定について，誤っているものはどれか。

1．血圧測定のマンシェットの幅は，上腕の2/3を覆うサイズを使用する。

2．呼吸数は腹部や胸部の動きを1分間観察して測定する。

3．乳児の体温測定は口腔で行う。

4．脈拍は安静時または睡眠時に測定する。

3

3：口腔検温は危険が大きいため行わない。

---

6. 乳幼児の脱水について正しいのはどれか。

1．成人と比較すると，体液における細胞内液の割合が多い。

2．熱性疾患等に合併しやすい。

3．体表面積が小さく，不感蒸泄が少ない。

4．腎機能が未熟で，腎での尿濃縮能が高い。

2

1：小児は細胞外液の割合が多い。
3：体表面積が大きく，不感蒸泄量が多い。
4：腎機能が未熟なため，尿濃縮能が低い。

母子看護／小児の看護 ■

7. 先天性心疾患について誤っているものはどれか。

1．動脈管開存症は，巨大児や過期産児に多くみられる。
2．ファロー四徴症は心室中隔欠損，肺動脈狭窄，右室肥大，大動脈騎乗の4つの特徴がある。
3．ファロー四徴症の主症状としてチアノーゼがみられる。
4．心室中隔欠損症では，欠損孔の小さいものは心雑音の他は無症状で，自然に孔が閉鎖するものもある。

1

1：動脈管開存症は正期産児の2000～5000人当たり1人に認められる。出生体重1500g未満の極低出生体重児では60％の頻度で動脈管開存症となり，在胎週数が短いほど発症しやすく重症化しやすい。

8. 次の看護のうち誤っているものはどれか。

1．川崎病では，発熱，イチゴ舌，眼球血膜の充血などの症状を観察する。
2．気管支喘息の患者には胸式呼吸を指導する。
3．腸重積の患児の診察では，間欠性腹痛，嘔吐，粘血便に注意する。
4．ネフローゼ症候群の患児の急性期の食事は水分や塩分の制限を行う。

2

2：胸式呼吸→腹式呼吸

9. 学童期の発達課題で正しいものを選びなさい。

a．基本的信頼　　　対　不信感
b．自律性　　　　　対　恥・疑惑
c．自主性（積極性）対　罪悪感
d．勤勉性　　　　　対　劣等感
　　1．a　　　　2．b　　　　3．c　　　　4．d

4

a：乳児期（0～2歳）
b：幼児期前期（2～4歳）
c：幼児期後期（5～7歳）
d：学童期（8～12歳）

10. 幼児の救急処置について，正しいものはどれか。

1．胸骨圧迫と人工呼吸を3：1の割合で行う。
2．胸の厚みの1/5の深さまで圧迫を行う。
3．二本指圧法で行う。
4．胸骨圧迫は，1分間に100～120回の速さで行う。

4

1：1名で行う場合は胸骨圧迫30回に対して人工呼吸2回，2名以上で行う場合は胸骨圧迫15回に対して人工呼吸2回を目安とする。
2：胸の厚みの1/3以上の圧迫を行う。
3：二本指圧法は乳児に行う場合である。
4：1分間当たり100～120回を目安に，絶え間なく行う。

11. カウプ指数の説明について正しいものはどれか。

1. おもに乳幼児期に用いる。
2. 体重(kg)/身長(m)^{2}で算出する。
3. 15以上22未満が正常である。
4. 単位は％で表す。
5. 肥満度の評価に用いる。

1

2：体重(g)/身長(cm)^{2}で算出する。
3：15 〜 22が正常である。
4：％は肥満度
5：発育指数

---

12. 標準的な小児の成長目安として，次のうち正しいものはどれか。

1. 体重は，生後3 〜 4か月で出生体重の約3倍になる。
2. 運動機能の発達では，7か月ではいはいができ，つかまり立ちができる。
3. 言語の発達では，1歳6か月までに2語文が可能となる。
4. 大泉門は，生後1年6か月から2年頃までに閉鎖する。

4

1：3か月の体重はおよそ6 kgで，出生時体重の約2倍である。
2：8 〜 9か月ではいはいができ，9 〜 10か月でつかまり立ちができる。
3：2歳までには2語文（「ママ オウチ」など）が可能となる。

---

13. 学校保健安全法における感染症の種類と出席停止の期間について正しいものを選びなさい。

a．インフルエンザ発症後3日を経過するまで
b．水痘ではすべての発疹が痂皮化するまで
c．百日咳は解熱した後5日を経過するまで
d．麻疹は発疹が消失するまで

　　1．a　　　2．b　　　3．c　　　4．d

2

a：発症後5日を経過し，かつ解熱後2日（幼児にあっては3日）を経過するまで。
c：特有の咳が消失するまで，または5日間の適正な抗菌性物質製剤による治療が終了するまで。
d：解熱後3日を経過するまで。

母子看護／小児の看護 ■

14. 小児の栄養について，誤っているものを１つ選びなさい。

1．離乳の開始は，生後 3 〜 4 か月あたりが適当である。
2．幼児期の栄養は，良質のタンパク質の摂取が重要である。
3．母乳中にはビタミンKが少なく，ビタミンK欠乏になりやすい。
4．2005年に食育基本法が制定され，学校においても積極的に食育が推進されている。

1

1：離乳食の開始時期は生後5，6か月頃が適切とされる。開始の目安は定頸後で寝返りができる，スプーンを口に入れても舌で押し出さない，など。
2：「日本人の食事摂取基準(2020年版)」でのたんぱく質の推定平均必要量は，1 〜 2歳児で15g/日，3 〜 5歳児で20g/日。
3：新生児のビタミンK欠乏は出血性疾患の原因となるため，ビタミンKの経口投与を行う。
4：「食育基本法」は食育の推進が国民的な課題であることを受けて制定された法律。第20条に学校における食育推進が規定されている。

15. 子どもの症状と看護について，誤っているものはどれか。

1）不機嫌，不活発時は，離れて様子をみる。
2）痙攣時は，顔を横に向けて衣服を緩める。
3）下痢のときは，臀部（肛門周囲）を清潔に保つ。
4）発疹で掻痒感があるときは，爪を切る。

1）

1）：乳幼児の不機嫌・不活発は啼泣や行動変化で示されるため，泣き止まなかったり普段と異なる行動をとる場合は心身の異常がないか観察する。ただし状況によっては，短時間，離れて様子をみることも必要である。
2）：痙攣時は吐物・唾液などの誤嚥による窒息の可能性があり，誤嚥防止・気道確保を目的に顔を横向きにする。
3）：下痢が続くと殿部に発赤など皮膚症状が生じやすくなる。二次感染防止のためにも清拭やおむつ・下着の交換を行い，殿部の清潔を保つ。
4）：掻破で皮膚に炎症・損傷のおそれがあるため，爪は短く切っておく。また患部の保湿や冷却など，掻痒感を緩和するケアを行う。

16. 小児のけいれん時の看護について，誤っているのはどれか。

① 小児のけいれんは，熱性けいれんが多い。
② 大きな声で名前を呼び，体を揺さぶったりして意識を確認する。
③ 吐物や分泌物などで気道閉塞をおこさないように，顔を横に向けて衣服を緩める。
④ 呼吸抑制やチアノーゼの出現時は，酸素吸入を行う。

②

①：小児のけいれんでは最も多い。
②：環境を静かにして，薄暗くして刺激を避ける。呼んだり，揺さぶったりしてはいけない。

---

17. 小児の身体的な特徴について誤っているものを選びなさい。

⑴ 乳児の場合，2～3日排便がなくても一般状態に異常がなければ様子をみる。
⑵ 中枢神経の発達は，学童期において最も著しく，脳の全発達の70％はこの時期までに終了する。
⑶ 体重の増加は生後1年で出生時のおよそ3倍になる。
⑷ 乳幼児の脱水は，腎機能の未熟さや腎での尿濃縮能が低いことも影響する。

⑵

⑵：幼児期において成人の値と大きな差がない。

---

18. 小児病棟における事故防止について誤っているものを選びなさい。

a．看護者がベッドから離れる時は必ずベッド柵をあげる。
b．ベッド柵の高さは70cm以上，柵の間隔は7～10cmが望ましい。
c．子どもの履物は着脱しやすいスリッパが好ましい。
d．やむをえない場合は抑制も必要となる。
　1．a　　2．b　　3．c　　4．d

3

---

19. 虐待の分類の中でネグレクトに当てはまるものを選びなさい。

a．子どもに必要な予防接種を拒否する。
b．熱したアイロンやタバコの火をあてる。
c．寒い中戸外に締め出す。
d．激しく揺さぶる。
　1．a　　2．b　　3．c　　4．d

1

必要な医療を受けさせないことを医療ネグレクトという。選択肢b，c，dは身体的虐待である。

母子看護／小児の看護 ■

20. 次のうちで正しいのはどれか。

1）先天異常とは出生以前に発生する身体の異常である。
2）潜性（劣性）遺伝は両親のうち片方からのみの遺伝子でも発病する。
3）伴性遺伝は両親両者の遺伝子がそろえば発病するが片方のみでは発病せず保菌者となる。
4）顕性（優性）遺伝はXY遺伝子に依存するため性別により異なる。

1）

---

21. 川崎病について誤っているものはどれか。

1．症状の発現が劇的で，発熱，発疹，イチゴ舌，リンパ節の腫脹等の症状がみられる。
2．合併症として，冠動脈瘤や血管の狭窄の危険がある。
3．内服薬（アスピリン）の確実な服用の継続と肝障害などの副作用に注意する。
4．学童期に多い疾患である。

4

4：川崎病は，4歳以下の乳幼児に好発する原因不明の疾患である。

---

22. 日本における2023（令和5）年の年齢階級別にみた不慮の事故について発生頻度が最も多い組み合わせとして正しいのものを選びなさい。

a．0歳児 ──────── 転倒転落
b．1〜4歳児 ──────── 火および火災への曝露
c．5〜9歳児 ──────── 溺死および溺水
d．10〜14歳児 ──────── 交通事故
1．a　2．b　3．c　4．d

3

a：2023（令和5）年の乳児の事故は，吐乳や，小さな玩具・硬貨などの異物誤嚥などによる窒息が89％を占める。
b，c，d：1〜14歳は，溺死および溺水がもっとも多い。

---

23. 小児の成長・発達と生理について，誤っているのはどれか。

① 白血球数は，新生児期に最も多くその後徐々に減少する。
② 生後3か月までの1日の体重増加は，平均25〜30gである。
③ 永久歯は乳幼児期につくられ，6〜7歳ころに第1大臼歯からはえはじめる。
④ 成長スパートがピークに達する時期は，男児は12歳前後，女児は14歳前後である。

④

④：成長スパートは，男児は14歳前後，女児は12歳前後である。

207

精神看護

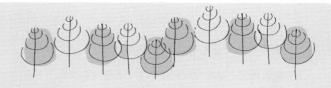

Point

　1987（昭和62）年に「精神衛生法」が改正され，「精神保健法」が制定された。"精神保健"はそれに伴って登場した言葉であるが，その意味と，欧米ならびにわが国における発展の歴史的背景を理解しておく。また心と性の発達と健康の視点から，エリクソン，フロイトのほか，精神保健思想の普及に貢献した呉秀三について理解する。乳児期・幼児期・学童期・青年期・壮年期・老年期の各発達段階の課題と生じやすい障害，特に症候群等は時期と内容が重要である。「精神保健福祉法」に規定された入院形態については種類と意味を，精神科リハビリテーションと精神保健福祉についてもその意味と内容を理解しておく。

　精神障害者の看護は，毎年の傾向として，精神症状を記述する用語，精神疾患に特徴的な症状，精神疾患と薬物の関係（たとえばバルプロ酸とてんかん）の問題が多い。最近の傾向として，患者の精神症状または状態（うつ病，妄想など）への対応の適否に関する問題が多い。

　用語については正確に内容を理解すること。そうすれば疾患との関係も自然にわかってくる。たとえば滅裂−統合失調症，思考奔逸−躁病などのように，1対1の関係を理解する。また，社会復帰，精神保健福祉法，なかでも保護室隔離，身体的拘束，精神保健指定医，看護師の権限の有無，だれが決定するのかなどの問題もよく出題される。

　正確な理解が必要であるが，問題集などで実際に練習することが対策として効果的である。

Keyword

●精神保健

▶精神保健活動と予防

　心の健康の維持・増進だけでなく，予防をも含めた考え方。その予防の考え方のなかには心の病を未然に防止するという**第1次予防**，病気を早期発見・早期治療するという**第2次予防**，リハビリテーションあるいは社会復帰という**第3次予防**などが含まれている。

▶トータル・ケア・システム

　治療的共同社会の考え方を病院外の地域社会に広げ（社会復帰療法），地域において総合的かつ一貫した精神障害者ケアを目指す。例：包括型地域生活支援プログラム（ACT）。生活技能訓練（SST）も大切。

▶エリクソン

　パーソナリティの発達理論，アイデンティティ（自我同一性）の概念を明らかにし，青年期の危機の問題を考察した。

▶ビアーズ，ブロス，フロイト

　ビアーズは，自ら精神病院に入院した体験を自叙伝『わが魂に会うまで』に著し，精神病者の処遇改善に努力した。**ブロス**は，青年期を前期（13〜15歳）・

中期（16〜18歳）・後期（19〜22歳頃）と分類した。**フロイト**は，精神分析学の創始者である。心の根源にある性的エネルギー（リビドー）が心の発達を推進するとし，精神分析理論に基づいて5つの発達段階を区別した。

▶ 呉秀三

1902（明治35）年「精神病者慈善救治会」を設立。1918（大正7）年に「精神病者私宅監置ノ実況及ビ其統計的観察」を発表した。精神病者監護法の廃止とそれに代わる「精神病院法」の制定に尽力するなど，精神保健思想の普及に貢献した。

▶ ストレスと対処行動

ストレスをもたらす因子をストレッサーといい，成人では対人関係の悩みや仕事上の困難，家庭内の問題などがある。ストレスは心身に影響を及ぼし，身体症状・精神症状につながる。ストレス対処行動（ストレス・コーピング）が必要となる。

▶ 防衛機制

ストレスに適応するために無意識に行われる反応（否認，投影，合理化，抑圧，反動形成など）。

▶ 第1反抗期

幼児期初期。今まですべて母親と共生的生活であったのが，自分でやると言って逆らったりする。この頃，幼児は親から分離した個別の人間という感覚を身につける。

▶ モラトリアム

青年期。現代の社会変化に伴い，価値観が多様化して青年が自覚的に真の大人になりきれず，成人への移行が困難である状態をいう。社会参加への猶予期間。

▶ ピーターパン症候群

青年期後期。大人になることを拒否し，いつまでも子どもでいたいという傾向をいう。

▶ 青い鳥症候群

青年期。空想の世界に閉じこもり，社会適応ができない不適応行動。

▶ 燃えつき症候群（バーンアウト）

成人期。情熱をもってがむしゃらに仕事に取り組んでいた人が，心身の疲労を募らせて無気力状態に陥ったり，仕事を拒否したりする状態のこと。

▶ 空の巣症候群，アルコール依存症

空の巣症候群は成人期から初老期の女性にみられる。夫と子どもの世話に生きがいを見出していた主婦が，子どもの成人，独立とともに生きる目的を失い，親鳥が子を巣立たせた後のような空虚感に襲われ，ぼんやりすることから名づけられた。また，**キッチンドリンカー**といわれる主婦特有のアルコール依存症となることがある。

▶ 精神保健及び精神障害者福祉に関する法律（精神保健福祉法）

1995（平成7）年7月に，「精神保健法」が改正され現在の名称になった。①精神保健福祉センター，②精神医療審査会，③精神保健指定医，精神科病院，精神科救急医療の確保，④医療及び保護（任意入院等の入院形態と処遇），⑤保健及び福祉（精神保健福祉手帳，相談指導等），⑥精神障害者社会復帰促進センターなどを規定している。精神障害者保健医療施策のほか，福祉施策の充実が図られた。

精神科病院の入院形態として，**任意入院**のほかに，精神保健指定医の診察が必要な**措置入院，緊急措置入院，医療保護入院，応急入院**がある。いずれも入院に当たってその旨を**本人に書面で告知**しなければならない。

なお入院期間の短縮，長期入院の防止のために「精神保健福祉法」が改正され，2014（平成26）年から精神科病院の医療保護入院者全員に，退院後生活環境相談員がかかわることとなった。

▶ 保健所

地域における精神保健福祉に関する第一線の行政機関として，精神保健福祉相談，社会復帰指導，訪問指導を行うとともに，地域住民の精神的健康の保持向上を図るための諸活動を行う。

▶ 精神保健福祉センター

都道府県における精神保健福祉の向上を図るための中枢機関として設けられた。保健所および市町村

への技術指導，技術援助を行う。精神医療審査会の事務を行う。

▶ ノーマライゼーション

障害のある人が，人間としての権利に基づいて，障害のない人と同じように，地域社会のなかで普通の暮らしができる社会を目指すという考え方。

▶ 障害者総合支援法

障害福祉サービスは従来，行政による措置として実施されていたが，ニーズの多様化・増大化に伴い利用者本位の制度構築が必要となった。「障害者総合支援法」では，身体障害者，知的障害者，精神障害者，難病等の患者へのサービスを一元化し，自己決定を尊重して総合的に支援する。2006（平成18）年に「障害者自立支援法」として施行され，2012（平成24）年の改正時に現在の法律名となった。

▶ 労働安全衛生法

労働者が50人以上いる事業所では，2015（平成27）年12月から，毎年1回ストレスチェックを全ての労働者に対して実施することが義務付けられた。

●精神障害者の看護

▶ 妄想，幻覚，錯覚

妄想：誤った考えを確信し，訂正不可能のもの。
幻覚：現実に存在しないものを知覚（見える，聞こえる，触れられるなど）する。
錯覚：事実を誤って知覚する（たとえば電柱を人と間違える）。

▶ 滅裂，思考奔逸

滅裂：考えのつながりが切れて，まとまりのないもの。
思考奔逸：思考の流れが速く，横道にそれるもの。

▶ 強迫観念，感情失禁

強迫観念：自分で間違っている，バカげているとわかっていても，ある考えが起こってくる状態。不潔恐怖，広場恐怖など。
感情失禁：ちょっとした刺激ですぐに泣いたり大喜びしたりする。

▶ 仮性認知症，仮面うつ病

仮性認知症：うつ病のため認知症になったようにみえるもの。
仮面うつ病：うつ病の症状が身体症状として現れ，精神症状は表面に出ないもの。身体化症状ともいう。

▶ 意識混濁・せん妄

意識混濁とは意識の清明度が量的に減少した状態で，代表的なものは昏睡，傾眠など。また軽度～中等度の意識混濁に幻覚や妄想などの症状を伴う意識障害をせん妄という。

▶ 統合失調症

妄想や幻覚などの陽性症状と意欲減退，感情鈍麻などの陰性症状を特徴とする。治療抵抗性統合失調症にクロザピンが使用されるようになった。

▶ てんかん発作

全般発作では急な意識喪失とともに強直性痙攣が生じる。強直性痙攣は徐々に間代性痙攣に移行する。この全般発作が連続して起こるものをてんかん重積状態（発作重積）とよぶ。数秒の意識喪失はあるが痙攣がないものを欠神発作，奇妙な動作をするが意識がないものを複雑部分発作（精神運動発作）とよぶ。またてんかんの部分発作のうち，単純発作では意識を失わない。

▶ 心的外傷後ストレス障害（PTSD）

極度の脅威的なストレス（戦争，地震，殺人，虐待など）により，情動の鈍麻，焦燥，自律神経過敏などの症状が，外傷後数週から数か月を経て出現するもの。何年もたってから出現することもある。

▶ うつ病

思考，行動の抑制が強い。憂うつで，口数は少なく，動きも少ない。自殺，自殺企図は発病初期または回復期に多い。執着性格はうつ病になりやすいとされる。患者を激励することは禁忌。

精神看護 ■

▶ 抗精神病薬の副作用

パーキンソン症候群：筋強剛，前屈姿勢，手のふるえ，仮面様顔貌など。

遅発性ジスキネジア：舌，口唇，顔面筋などの不随意運動。

アカシジア（静止不能）：じっとしていられない。

悪性症候群：発熱，意識障害，血圧低下，筋強剛，CPK（クレアチンホスホキナーゼ）値の上昇など。生命の危険がある。

便秘，イレウス：悪性症候群とともに現れることもある。長期服用者に多い。

▶ 精神障害者

精神障害者は，「精神保健福祉法」第5条によって，以下のように定義されている。「この法律で"精神障害者"とは，統合失調症，精神作用物質による急性中毒又はその依存症，知的障害その他の精神疾患を有する者をいう。」

▶ アルコール依存症

飲酒に対する強い渇望があり，常時飲まずにはいられない状態。アルコール依存症の身体症状は手指振戦，多発神経炎，運動失調などで，精神症状として性格変化がある。**即時断酒**が必要。治療には自助グループが有効。

▶ アルコール離脱症候群

断酒後，約3日で起こる。典型的な症状は**振戦せん妄**（意識混濁，振戦，幻覚など）で，後に**コルサコフ症候群**（記銘障害，失見当，逆向健忘，作話）を残すことが多い。

▶ 精神科デイケア施設

精神障害者が退院した後，昼間通って治療を受ける施設。集団療法，レクリエーションなどを行う。

▶ ホスピタリズム

長年の入院生活により病院への依存度が高くなり，周囲への関心が極端に低下すること。

▶ 任意入院

本人の同意に基づいて入院し，精神科病院の管理者は患者の権利について書面で告知，入院者の同意の書面を受け取る。原則として開放処遇とする。患者から退院の申し出があれば退院させる。しかし，必要な場合，72時間は退院させないことができる。

▶ 医療保護入院

精神保健指定医の診察により精神科病院に入院の必要が認められた場合，**その家族等のうちいずれかの者の同意**により（本人の同意がなくても）入院させるもの。入院時には本人に書面で告知する。

▶ 措置入院

精神障害者で，医療・保護を加えなければ自身を傷つけ，他人に害を与えるおそれのある場合，**2名以上の精神保健指定医の認定**により都道府県知事または政令指定都市市長が入院を決定する。緊急を要する場合は，指定医1名による診察の結果，72時間を限って入院させることができる（**緊急措置入院**）。

▶ 応急入院

緊急を要し，医療・保護の依頼があっても家族等の同意が得られないとき，**精神保健指定医の診察の結果，入院の必要が認められれば72時間**に限り入院させることができる。

▶ 隔離および身体的拘束

これらは，必ず精神保健指定医の判断，指示によって行う。緊急の場合，12時間を限って指定医でない医師も隔離の指示ができる。看護師の判断で隔離・拘束はできない。

▶ 通信，面会，信書，電話の自由

入院患者は，基本的には，通信，面会，信書，電話は自由である。入院の際に，その旨を本人および保護者に書面で知らせる。また，その旨を診療録に記載する。やむを得ず制限した場合は，理由を診療録に記載し，そのことを保護者に知らせる。

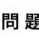

問題 / 解答

1. フロイトの心の内部構造のうち，欲求を現実原則に従って調整する働きをしているのはどれか。

1. 超自我
2. 自我
3. イド（エス）
4. リビドー

解答：2

人の心の発達はリビドーという性的エネルギーによって推進される。エスは本能的な欲望の満足を求め，快楽原則に支配される。超自我はより高い動機や道徳観などにより自我を規制する。

---

2. 精神保健福祉センターの役割はどれか。

1. 精神障害者の更生保護
2. 精神障害児の緊急一時保護
3. 精神障害者への障害年金の給付
4. 市町村への精神保健業務の技術指導

解答：4

---

3. 「仕事においてストレスの多い状況が続き，葛藤が繰り返されたのちに自信や気力を失うこと」にあたる状態を以下の中から選びなさい。

1. ワーカーホリック
2. スチューデントアパシー
3. バーンアウト
4. ピーターパン症候群

解答：3

1：度を越した仕事熱心のために家庭を顧みなくなり，仕事がすべてになってしまった状態。
2：無気力症候群ともいう。自分の本業（勉学）以外は元気にできるが，本業はどうしてもできない状態。
4：働くことや学校に通うことはしないが，外出や趣味の時間を持つことができる状態。

---

4. 精神保健福祉法について，正しいのはどれか。

1. 医療保護入院は，家族などの同意が得られなくても入院させることができる。
2. 措置入院は，都道府県知事の権限で行われる入院である。
3. 閉鎖病棟には，公衆電話を設置しなくてもよい。
4. 身体拘束は，12時間以内であれば，看護師の判断で実施できる。

解答：2

1：医療保護入院には「家族等」の同意が必要。3：閉鎖病棟内にも公衆電話を設置する。4：身体拘束は精神保健指定医の判断で実施する。

5. 強迫神経症について，正しいものはどれか。

   (1) 慢性の身体衰弱と過敏で疲れやすい精神状態が長く続く状態をいう。

   (2) 発作的に繰り返させる過食とそれに続く嘔吐，下痢というパターンで体重コントロールに没頭する。

   (3) 自分で間違っているとわかっているのにやめられない考えや行動をいう。

   (4) 他人に依存的・従属的であり，無力感がある。

       (3)

---

6. モラトリアムが特徴である時期について，正しいものはどれか選びなさい。

   1) 幼児期
   2) 児童期
   3) 青年期
   4) 中年期

       3)

---

7. ジェラルド・カプランによる予防の考えを簡単に説明せよ。

第 1 次予防（   ①   ）
第 2 次予防（   ②   ）
第 3 次予防（   ③   ）

①＝精神疾患，精神障害の発生を防ぐこと。
②＝早期発見，早期治療により精神障害の悪化を防ぐこと。
③＝長期在院による施設症（ホスピタリズム）を防ぎ，リハビリテーション，社会復帰を図ること。

---

8. 精神保健活動における第 1 次予防として，正しいものを選びその番号を記入してください。

   1 . 早期発見，早期治療により精神障害の悪化を防ぐ。
   2 . 継続治療により，精神疾患の再発を防ぐ。
   3 . 精神疾患，精神障害の発生を防ぐ。
   4 . 長期在院による施設症（ホスピタリズム）を防ぐ。

3

1 ：第 2 次予防
4 ：第 3 次予防

9. **防御機制について適切な記号を語群より選択しなさい。**

① 受け入れがたい感情を，代わりのもので満足する代償行為のこと。
② 自分の過ちに対して，もっともらしい理屈をつけ，自分の失敗や欠点を責任転嫁したり，正当化しようとすること。
③ 自分が他人にもっている憎しみなど，自分にとって不快な感情を他人が自分に対してもっていると思い込むこと。
④ 不満や葛藤などを，身体症状に置き換えること。

A．退行　　　　B．置き換え　　　C．投影
D．合理化　　　E．転換　　　　　F．昇華

①＝B
②＝D
③＝C
④＝E

A：困難に直面して，より低い発達段階に戻ること。一般的には赤ちゃん返り（幼児返り）とよばれる。
F：攻撃性や許されない欲求などを，スポーツや勉強など，ほかのより価値のあるものに打ち込むことで満足感を得ようとすること。

---

10. **精神保健福祉法において，退院後生活環境相談員が退院支援を行う対象はどれか。**

⑴ 任意入院者
⑵ 医療保護入院者
⑶ 措置入院者
⑷ すべての入院者

⑵

⑵：退院後生活環境相談員は医療保護入院者とその家族等との相談に応じ，指導を行うことにより患者の社会復帰に貢献している。

---

11. **自殺企図のある患者の看護について，誤っているのはどれか。**

① 保護室に必ず隔離し，行動を監視する。
② 自殺の兆候を把握することが，重要である。
③ ベッド周辺の環境整備や，危険物の管理を徹底する。
④ 患者の思いや話を聞いて，細心の注意をもって観察する。

①

---

12. **ストレスチェック制度を規定している法律で正しいものを選びなさい。**

a．教育基本法
b．労働安全衛生法
c．社会福祉法
d．精神保健福祉法
　　1．a　　　2．b　　　3．c　　　4．d

2

2：「労働安全衛生法」が改正され，2015年12月から労働者が50人以上いる事業所では，毎年1回ストレスチェックをすべての労働者に対して実施することが義務づけられた。

精神看護 ■

13. 行動制限について誤っているのはどれか。

1. 行動制限は患者の人権にかかわる問題であり，精神保健福祉法によって規定されている。
2. 行動制限は，一時的に患者の行動を制限し患者を保護するために行われる。
3. 任意入院患者であっても，病状によっては手続きなく閉鎖処遇とすることができる。
4. 隔離，拘束については，たとえ5 〜 10分であっても，看護師の判断で行ってはならない。

3

3：開放処遇制限の文書告知が必要である。

---

14. 精神障がい者のホスピタリズム（施設病）の予防策として，最も適切なものはどれか。

1. 病棟での日課や規則を細かく定める。
2. 病棟行事の企画運営は病棟スタッフが行う。
3. 地域住民との交流の機会を増やす。
4. 金銭は全て病棟で管理する。

3

---

15. 抗精神病薬の副作用で絶えずもじもじしたり，立ったり座ったりする静座不能がみられることを何というか。

1. ジスキネジア
2. 悪性症候群
3. アカシジア
4. コルサコフ症候群

3

1：ジスキネジアは舌，口唇，顔面筋等に見られる不随意運動。
2：悪性症候群は高熱，筋強剛，高CPK血症等の症状あり。
4：コルサコフ症候群では，記銘力障害，失見当識，逆行性健忘，作話が認められる。

---

16. 非定型抗精神病薬はどれか選びなさい。

1. SSRI
2. ブチロフェノン（ハロペリドール）
3. オランザピン（ジプレキサ）
4. 炭酸リチウム（リーマス）

3

1：抗うつ薬
2：定型抗精神病薬（従来型抗精神病薬）
4：気分安定薬

17. 3ヶ月前に交通事故を目撃した女性（16歳）。それ以来，事故の夢を見たり，事故の様子が突然よみがえることがあり，勉強に集中できなくなった。考えられるのはどれか。

1．急性ストレス障害
2．パニック障害
3．境界性人格障害（パーソナリティ障害）
4．心的外傷後ストレス障害（PTSD）

4

急性ストレス障害（急性ストレス反応）は，極度のストレスに反応して発現し，通常は，数時間か数日以内で治る。パニック障害は，反復性の重篤な不安（パニック）発作であり，発作と発作の間は比較的不安症状が認められない。境界性人格障害は，見捨てられることを恐れ，相手を理想化したりこき下ろしたりする不安定な対人関係が特徴である。

---

18. 精神看護について，次の文章を読み正しいものには〇，誤っているものには×を記入しなさい。

1．思春期・青年期の人の一部にみられる傾向として，無気力・無関心・無感動の「三無主義」がある。学生の場合はスチューデントアパシーという。
2．治療共同体とは，病院における医師 - 看護師 - 患者という階層構造を廃止して，病院内を民主化する方法である。
3．統合失調症の精神症状は，陽性症状と陰性症状とに区別される。陰性症状とは，通常の精神活動に病的な要素が加わるという性質の症状（産出的症状）をいう。
4．従来型抗精神病薬は，抗ドパミン作用に加えて，抗セロトニン作用などを併せ持つ薬物であり，副作用が従来型よりも少ないという利点がある。
5．ACT（包括型地域生活支援）とは，精神障害者が地域で安心して生活していけるように，多職種によるチームが支援を提供するプログラムである。

〇＝1，2，5
×＝3，4

3：陰性症状→陽性症状
4：従来型抗精神病薬→非定型抗精神病薬

精神看護

19. パニック発作でみられるのはどれか。

1．便秘
2．強い怒り
3．強い予期不安
4．間代性けいれん

3

3：パニック発作の特徴は，突然の強い恐怖や不快感の高まりである。その症状のピークには症状が現れてから数分以内に達する。パニック発作を経験すると「もっと発作が起こるのではないか」「心臓発作を起こすのではないか」「頭がおかしくなるのではないか」などの予期不安が生じる。

20. 次の組み合わせで最も適切なものを１つ選びなさい。

1．精神運動興奮　──　自殺企図　──うつ病
2．気分高揚　──　思考（観念）奔逸　──躁病
3．全般発作　──　対人関係障害　──　広汎性発達障害
4．電気痙攣療法　──　全身けいれん　──　興奮
5．医療モデル　──　障害　──　リハビリテーション

2

1：精神運動興奮→精神運動制止
3：全般発作→限定された反復的な行動や興味や活動
4：興奮→昏迷
5：医療モデル→障害モデル

21. 妄想のある患者の看護について正しいのはどれか。

1．「コップに毒が入っている」という訴えに対して，妄想であることを説得した。
2．「ラジオが自分を監視している」という訴えに対して，危険なので隔離した。
3．「世界が滅亡する」と怖がっているため，そばに寄り添い共感的に接した。
4．「自分はなんの価値もない人間だ」という訴えに対して，なぜそう思うのか詳しく聞いた。

3

22. 精神科病棟で，社会復帰活動としてバス旅行を企画することになりました。適切な対応を下記から選んでください。

1．事前に服装を指定する。
2．集団行動がとれるよう細かく決め事をする。
3．行き先は職員が行きたい場所を優先する。
4．患者と話し合いながら計画を立てる。

4

23. てんかん発作について，誤っているのはどれか。

1．衣類をゆるめ，身体を楽にさせる
2．顔を横に向け，気道を確保する
3．口腔内に舌圧子を入れ，舌根沈下を防ぐ
4．上肢を軽く押さえ，骨折や外傷を防ぐ

3

3：てんかん発作時に舌や口唇を噛んでいる場合は，下顎を引いてバイトブロックや舌圧子を口に挿入して保護することもある。舌圧子で舌根沈下は防げない。

---

24. 下記の説明文に当てはまる適切な語句を，下記の語群より選び記号で答えなさい。

① うつ病などに見られ，考えの進みが非常に遅いこと。
② 事実でない不合理なことを一方的に信じて，説得しても訂正できない病的な考え。
③ 感情の障害で，刺激に対し感情のこもらない機械的な笑いや泣きであり，脳炎患者の後遺症に多い。
④ 意欲・行動の障害で，一定の姿勢をとらせると，たとえ不自然であってもその姿勢を保ち続ける。
⑤ 自分だけの世界に閉じこもり外界に接触のないもの。

【語群】

ア．妄想	イ．思考制止（抑制）	ウ．強迫笑い，強迫泣き
エ．カタレプシー（強硬症）	オ．自閉	カ．無為
キ．思考途絶	ク．常同運動	ケ．離人症

①＝イ
②＝ア
③＝ウ
④＝エ
⑤＝オ

カ：無為は無精（不精）・無気力になって何もしないこと。
キ：思考途絶は思考が途中で途切れる状態。
ク：常同運動では同じ運動(動き)が繰り返される。
ケ：離人症は「花が美しい」「子どもがかわいい」などといった現実感が薄れて，生き生きと感じられない状態。

---

25. 次の文の正しいものには○，誤っているものには×をつけなさい。

1．感情障害の一つに抑うつ気分があり，そう快感や，多幸感を伴う。
2．強迫性障害とは不安を伴う強迫観念や強迫行為によって生じる障害を言う。
3．外傷後ストレス障害（PTSD）は1〜3日の潜伏期間を経て発症するため，災害等があった時は早期の対応が必要である。
4．認知行動療法はフロイトにより開発がすすめられた個人療法の設定で行われる治療法である。
5．薬物依存の依存形成は，アルコール類より短期間で形成され，身体への影響も大きいため，重い後遺症に苦しむ場合が多い。

○＝2，5
×＝1，3，4

4：フロイト→ウォルピ

精神看護 ■

26. 33歳男性，職場で上司に厳しく注意を受けることが何度も
あり退職をした。以降は自宅に引きこもるようになり，今
回の受診で統合失調症と診断された。夜中に「役立たず」「死
んでしまえ」という声が聞こえると訴えている。
この患者への看護師の声かけで最も適切なのはどれか。

1.「そんなことを言う人はいません」
2.「どこから聞こえてきますか，どんな声なのですか」
3.「夜中にそのような声が聞こえたら，眠れなくて辛いですね」
4.「医師に相談してください」

3

この症例は幻覚妄想状態である。
幻覚や妄想に対しては，現実的で
はないと否定したり，無理に説得
しようとしたりせず，そのままを
受け止める態度が必要である。幻
覚や妄想の内容を事細かに聞き出
そうとしてはならない。幻覚・妄
想を「肯定も否定もしない」こと
が原則的な対応である。そばに寄
り添い，安心できるような言葉を
かけるとともに，患者の気持ちを
受け止め，常に気にかけているこ
とを伝えるようにする。選択肢4
は，患者に寄り添う気持ちが足り
ない。

---

27. 精神疾患の薬物療法について正しい組み合わせはどれか。

① うつ病　　　　　　　―――　SSRI
② 統合失調症　　　　　―――　シアナミド
③ アルコール依存症　　―――　炭酸リチウム
④ 躁うつ病　　　　　　―――　ドネペジル

①

②：シアナミドはアルコール依存
症に用いられる。
③：炭酸リチウムは躁うつ病（双
極性障害）に用いられる。
④：ドネペジルはアルツハイマー
型認知症およびレビー小体型認知
症に用いられる。

---

28. 統合失調症の陽性症状として正しいのはどれか。

1. 幻覚
2. 感情平板化
3. 無気力
4. 感情鈍麻

1

陽性症状には幻覚や妄想などがあ
り，陰性症状には無気力，感情鈍
麻などがある。

219

入学試験
基礎科目

● Point ●
● 問題・解答 ●

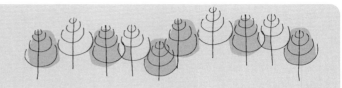

英語

Point

▶ 基本の5文型

英語の文は，次の5つの型をしている。文の意味を類推するときに役に立つので覚えておこう。

① 主語（〜は，〜が）＋動詞（〜する）
It rains.（雨が降る）

② 主語（〜は，〜が）＋動詞（〜である）＋補語（形容詞/名詞）〈補語は主語の言い換え〉
She is pretty.（彼女はかわいい）
He is Tom.（彼はトムです）

③ 主語（〜は，〜が）＋動詞（〜する）＋目的語（主語が働きかける物体・人）
I study English.（私は英語を勉強する）〈**目的語は主語の言い換えではない。主語とは別の物体・人**〉

④ 主語＋動詞＋目的語（主語が働きかける人）＋目的語（主語が働きかける物体）
I made Mary a new dress.（私はメアリーに新しいドレスを作った）

⑤ 主語＋動詞＋目的語（主語が働きかける物体・人）＋補語（目的語の言い換え 形容詞/名詞）
We call him Tom.（彼をトムと呼ぶ）
We think him tall.（彼は背が高いと思う）〈**補語は目的語の言い換え**〉

▶ 能動態と受動態

能動態を受動態に変えるには次のようにする。

[**能動態**] He built the house.（彼がその家を建てた）

[**受動態**] The house was built by him.（その家は彼によって建てられた）

① 能動態の目的語を受動態の主語にする。
② 動詞をbe ＋ 過去分詞に変える。be動詞の時制は能動態と同じ時制にする。
③ 能動態の主語は原則としてby 〜 の形で後に置く。ただし，by［us / you / them / people］は特別な意味がない場合を除き省略する。

動作の主体がby以外の前置詞で示される場合には以下のようなものがある。be covered with, be known to, のように，つなげて覚えるとよい。

[Snow covered the mountain.（雪が山を覆った）
 The mountain was covered **with** snow. （山が雪で覆われていた）

英語 ■

All of us know his name. （私たちは皆彼の名前を知っている）
His name is known **to** all of us. （彼の名前は私たち皆に知られている）
＊by以外の前置詞で慣用句のように使われている例
  I was caught in a shower. （私はにわか雨にあった）

熟語動詞の場合は語群をひとまとめにして受動態に変える。
A foreigner **spoke to** me. （外国人が私に話しかけた）
I **was spoken to** by a foreigner. （私は外国人に話しかけられた）
She **takes good care of** the children. （彼女は子どもたちの世話を十分にしている）
The children **are taken good care of** by her. （子どもたちは彼女によって十分に世話されている）

疑問文の受動態は次のようになる。
Did he find the watch? （彼は時計をみつけましたか）
Was the watch found by him? （時計は彼によってみつけられましたか）
Who invented television? （だれがテレビを発明しましたか）
Who was television invented by? （テレビはだれによって発明されましたか）

▶ 直接話法と間接話法

［**直接話法**］　He said to me, "**I** love **you**."
［**間接話法**］　He told me that **he** loved **me**.

① 直接話法を間接話法に変えるには，上の例文のように，伝達内容の人称代名詞（I，you，heなど）を，伝える人の立場で適切に変える。
② 必要に応じて伝達内容の動詞の時制を変える。伝達動詞が過去（said，toldなどのように）の場合には，原則として，伝達内容の動詞は過去または過去完了にする（時制の一致）。
③ 上の例文のように平叙文の場合はthatをつなぎの語として用いる。
④ 次の例文のように疑問文の場合には，伝達動詞は**ask**に変え，疑問詞（what，howなど）があればそれをつなぎの語として用い，疑問詞がなければ**if**でつなぐ。このifは「かどうか」という意味である。
He said to me, "What did you buy?"
He asked me **what** I had bought. 　　（彼は私に何を買ったのかたずねた）
She said to him, "Do you like my cat?"
She asked him **if** he liked her cat. 　　（彼女は彼に彼女の猫を好きかどうかたずねた）
⑤ 次の例文のように命令文の場合は，**tell**（命じる），**ask**（頼む）などの伝達動詞を用い，伝達内容を**to**のついた不定詞に変える。
He said to me, "Open the window."
He told me **to open** the window. 　　（彼は私に窓を開けるよう命じた）
He said to me, "Please lend me this book."
He asked me **to lend** him that book. 　　（彼は私に本を貸してほしいと頼んだ）
次のように否定命令の場合は，**not to** ＋ 不定詞を用いる。
He said to me, "Don't drink too much."
He told me **not to drink** too much. 　　（彼は私に飲みすぎないようにと言った）

223

▶ 仮定法

仮定法過去：現在の事実に反対の仮定を表す。

if節（条件節）の動詞は過去形（be動詞はwere）を用い，主文の動詞はwould，couldなど ＋ 動詞原形を用いる。

If I **knew** his address, I **could write** to him.

（もし私が彼の住所を知っていれば，彼に手紙を書くことができるのだが）

If it **were** true, I **would** be happy.

（もしそれが本当なら，私はうれしいのだが）

仮定法過去完了：過去の事実に反対の仮定を表す。

if節（条件節）の動詞は過去完了を用い，主文の動詞はwould，couldなど ＋ have ＋ 過去分詞を用いる。

If I **had known** his address, I **could have written** to him.

（もし私が彼の住所を知っていたら，彼に手紙を書くことができただろう）

If it **had been** true, I **would have been** happy.

（もしそれが本当だったならば，私はうれしかっただろうに）

仮定法を用いた慣用的表現

I wish ＋ 仮定法過去…「〜であればよかったのに」（現在の事実に反対の願望）

I wish my father **were** alive now.

（私の父が今，生きていればいいのに）

I wish ＋ 仮定法過去完了…「〜であったらよかったのに」（過去の事実に反対の願望）

I wish I **had bought** that book.

（あの本を買えばよかったのに）

as if ＋ 仮定法過去（または仮定法過去完了）…「まるで〜のように」（「まるで〜であったかのように」）

He speaks **as if** he **knew** everything. （彼はまるで何でも知っているかのように話す）

He spoke **as if** he **had known** everything. （彼はまるで何でも知っていたかのように話した）

▶ 重要構文

ここは，よく出題される重要な構文をあげておく。同じ意味を表す他の表現がある場合には，矢印で示してあるので，書き換え問題のために練習するとよい。

┌─ He is **so** tired **that** he cannot work.
│　　（彼は非常に疲れているので働くことができない）
└→ ＝He is **too** tired **to** work.

┌─ **It seems that** he is ill.
│　　（彼は病気らしい）
└→ ＝He seems to be ill.

┌─ **It seems that** he was ill.
│　　（彼は病気であったらしい）
└→ ＝He seems to have been ill.

＊動詞の時制が $\begin{bmatrix} 現在 \\ seems \end{bmatrix}$ と $\begin{bmatrix} 過去 \\ was \end{bmatrix}$ で一致していないので不定詞はto have beenとなる。

―**As soon as** he saw me, he ran away.
　　（彼は私を見るとすぐに逃げ去った）
→＝**No sooner** had he seen me **than** he ran away.
→＝He had **hardly** seen me **when** he ran away.
↳→＝**On** see**ing** me, he ran away.

―It is ten years since my father died.
　　（父が死んでから10年になる）
→＝My father died ten years ago.
→＝My father has been dead for ten years.
↳→＝Ten years have passed since my father died.

―Tom is the tallest boy in his class.
　　（トムはクラスのだれよりも背が高い）
→＝Tom is taller than any other boy in his class.
→＝No other boy in his class is taller than Tom.
↳→＝No other boy in his class is so tall as Tom.

―This is **less** important **than** that.
　　（これはあれほど重要ではない）
→＝This is not so important as that.
↳→＝That is more important than this.

―**It** is natural **for** him **to** get angry.
　　（彼が怒るのは当然だ）
↳→＝It is natural that he should get angry.

―**It** is kind **of** you **to** say so.
　　（あなたがそう言ってくださるのはありがたい）
↳→＝You are kind to say so.

It is「形容詞」for 人 to ～
人にとって～することは「形容詞～」だ。
「形容詞」が人間の性格を表わす時は，前置詞 for ではなく of を使う。

―**There is no** telling what may happen.
　　（何が起きるか言うことはできない）
↳→＝It is impossible to tell what may happen.

―I **never** read this book **without** remembering my mother.
　　（私はこの本を読むと，必ず母のことを思い出す）
→＝When I read this book, I always remember my mother.
↳→＝This book always **reminds** me **of** my mother.

―You **need not** work today.
　　（あなたは今日は働く必要がない）
↳→＝You **don't have to** work today.

He could not work **because of** his illness.
（彼は病気のために働くことができなかった）
→ ＝He could not work because he was ill.
→ ＝Illness prevented him from working.

He can speak **not only** English **but also** French.
（彼は英語だけでなくフランス語も話せる）
→ ＝He can speak French as well as English.

Hurry up, **and** you will be in time.
（急ぎなさい。そうすれば間に合うだろう）
→ ＝If you hurry up, you will be in time.

What makes him laugh so much?
（なぜ彼にそんなに笑うのですか）
→ ＝Why does he laugh so much?

There is no rule **but** has **exceptions**.
（例外のない規則はない）
→ ＝There is no rule that has **no exceptions**.

Generally speaking, the climate of Japan is mild.
（概して言えば，日本の気候は穏やかです）
→ ＝If we speak generally, the climate of Japan is mild.

You **had better** start at once.
（あなたはすぐ出発するほうがよい）

You **may well** say so.
（あなたがそう言うのももっともだ）

You **cannot** be **too** careful.
（あなたはいくら注意してもしすぎることはない）

The longer I stayed there, **the more** I liked the place.
（長く滞在すればするほど，私はその場所が好きになった）

Would you **mind** if I open the door?   ＊注意：肯定の返事は "Not at all."
（ドアを開けてもいいですか）

He has **twice as** many books **as** I.
（彼は私の 2 倍の本を持っている）［3 倍ならばthree times as 〜 as］

226

英語 ■

問 題

解 答

1. 次の各文の （　）に入れるのに最も適切なものを 1 ～ 4 の中から一つ選び，その番号を書きなさい。

(1) Last weekend I (　　　　) to the Ringo Park in Hirosaki with my family.
    1　go   2　goes   3　went   4　gone

(2) I have to (　　　　) care of my mother. She is sick in bed.
    1　look   2　take   3　see   4　go

(3) He usually watches TV (　　　　) more than two hours almost every day.
    1　at   2　to   3　for   4　over

(4) Have you ever (　　　　) there before?
    1　be   2　is   3　was   4　been

(5) Would you like a (　　　　) of tea?
    1　piece   2　sheet   3　slice   4　cup

(6) I must finish (　　　　) this report within 50 minutes.
    1　write   2　wrote   3　writing   4　written

(7) This school (　　　　) 100 years ago.
    1　built   2　has build   3　was built   4　was building

(8) Your letter (　　　　) me happy.
    1　told   2　made   3　gave   4　looked

(9) I have a friend (　　　　) lives in New York.
    1　who   2　whose   3　where   4　which

(10) Jackson is taking a bath, (　　　　) he?
    1　isn't   2　wasn't   3　doesn't   4　didn't

---

(1)＝ 3
(2)＝ 2
(3)＝ 3
(4)＝ 4
(5)＝ 4
(6)＝ 3
(7)＝ 3
(8)＝ 2
(9)＝ 1
(10)＝ 1

文の中にある「キーワード」を見つける。
(1)：Last week「先週」過去時制
(2)：「世話をする」
　　熟語 take care of
(3)：「～の間」前置詞 for
(4)：現在完了「経験：～へ行ったことがありますか」
　　have been to
(5)：「お茶を一杯」a cup of tea
(6)：「～することを終わりにする」
　　finish ～ ing
(7)：ago「（今より）～前に」→
　　動詞は過去形
　　「建てられた」受動態
(8)：「～を～にする」
　　使役動詞 make
(9)：先行詞 friend が人「住んでいる友達」。関係代名詞 who
(10)：付加疑問文「～ですよね」。
　　肯定文には否定形で

227

2. 次の文の空欄を埋めるのにもっともふさわしい語句を下の①〜③の中からひとつ選び，その番号を書きなさい。

(1) We _____ last night, but we went to the concert instead.
　① must have studied 　　② might study
　③ should have studied

(2) The cobra is one of the _____ snakes in the world.
　① more poisonous 　　② as poisonous as
　③ most poisonous

(3) They agreed _____ me that we should not go there.
　① with 　　　　② on 　　　　③ for

(4) This road _____ by the Town Council.
　① is being repaired 　② repaired 　③ is repairing

(5) He _____ me a favor by giving me a ride in his car.
　① did 　　　　② treated 　　　③ gave

(1)＝③
(2)＝③
(3)＝①
(4)＝①
(5)＝①

(1)：should＋have＋過去分詞(〜)
　→ 「〜すべきだったのに」
　私たちは昨晩勉強すべきだったのに，それよりもコンサートに行った

(2)：one of＋the（形容詞の最上級〜）名詞＋in the world
　→世界で一番〜な（名詞）
　コブラは世界で一番有毒な蛇の一つだ

(3)：agree with＋人　→「人に同意する」
　そこへ行くべきではないということに彼らは私に同意した

(4)：be動詞＋being＋過去分詞
　→ 進行形（〜している）の受動態「〜されている」
　この道路は，町議会によって修復されている

(5)：do＋人＋a favor　→「人の願いを聞き入れる」
　彼は車に私を乗せてくれた

3. 次の各文の（　）に入れるのに最も適切なものを 1 〜 4 の中から一つ選び，その番号を書きなさい。

(1) (　　　　) she go to Hirosaki a year ago?
　　1　Does　　2　Was　　3　Do　　4　Did

(2) Jenna (　　　　) a tennis match on TV now.
　　1　watched　　　　　2　watches
　　3　is watching　　　 4　was watching

(3) Jordan is (　　　　) of the best karate fighters in America.
　　1　one　　2　some　　3　many　　4　both

(4) How do you say "*Kanja*" (　) English?　"Patient"
　　1　from　　2　by　　3　in　　4　at

(5) (　　　　) made this lunch?　My father did.
　　1　When　　2　What　　3　Who　　4　Whose

(6) We had (　　　　) rain last night.
　　1　many　　2　a lot of　　3　few　　4　very

(7) I went to Korea (　　　　) the summer vacation.
　　1　during　　2　with　　3　about　　4　between

(8) This picture is (　　　　) beautiful than that one.
　　1　most　　2　well　　3　more　　4　as

(9) (　　　　) go outside today.　A typhoon is coming.
　　1　Please　　2　Let's　　3　Doesn't　　4　Don't

(10) There (　　　　) many cars in the street yesterday.
　　1　was　　2　were　　3　is　　4　are

(1)＝ 4
(2)＝ 3
(3)＝ 1
(4)＝ 3
(5)＝ 3
(6)＝ 2
(7)＝ 1
(8)＝ 3
(9)＝ 4
(10)＝ 2

文の中にある「キーワード」を見つける。
(1)：ago「（今より）〜前に」。過去時制
(2)：now「今〜している」。現在進行形
(3)：one of 〜「〜のうちの一人」
(4)：「英語で」。in English
(5)：答え「父が〜」。Who「誰が」と尋ねる
(6)：rainは不可算名詞。a lot of のみ使用可
(7)：「休みの間に」。during 特定期間のある時点を扱う
(8)：比較級 than：more beautiful
(9)：内容を考える→台風で外出禁止
(10)：yesterday：過去時制。cars：複数で受ける。be動詞

229

4. 次の各会話について，＿＿＿に入れるのに最も適切なものを 1 〜 4 の中から一つ選び，その番号を書きなさい。

(1) A：I saw Sabra in the library.
B：Oh, ＿＿＿＿＿＿＿＿＿＿

1　did you?　　　　　2　were you?
3　do you?　　　　　4　are you?

(2) A：We'll go to watch a baseball game tomorrow. Will it be sunny?
B：＿＿＿＿＿＿＿＿＿＿ It will be rainy.

1　Yes, it is.　　　　2　No, it isn't.
3　Yes, it will.　　　4　No, it won't.

(3) A：Good morning. ＿＿＿＿＿＿＿＿＿＿
B：Yes, please. I'm looking for a new computer.

1　Who are you?　　　2　What's that?
3　May I help you?　　4　How much?

(4) A：＿＿＿＿＿＿＿＿＿＿
B：No, thank you. I have already eaten lunch.

1　Would you like some tea?
2　Can you help me?
3　Shall we dance?
4　Shall I cook lunch for you?

(5) A：I have a lot of homework. Do you have time to help me?
B：＿＿＿＿＿＿＿＿＿＿ I'm busy.

1　All right.　　　　2　I'm sorry.
3　You're welcome.　4　I had much time.

(6) A：Do you think she likes *tempura*?
B：＿＿＿＿＿＿＿＿＿＿

1　I see.　　　　　　2　That's a good idea.
3　Oh, I like it.　　　4　I don't think so.

(7) A：Excuse me. I'd like to go to Hirosaki Park.
B：Oh, I'm sorry ＿＿＿＿＿＿＿＿＿＿

1　I can't tell you the way.　2　I didn't go with you.
3　I came here.　　　　　　4　I know it.

---

(1)＝ 1
(2)＝ 4
(3)＝ 3
(4)＝ 4
(5)＝ 2
(6)＝ 4
(7)＝ 1

日本語で「受け答え」の内容を考える。

(1)：「見た」→「見たの？」
(2)：「晴れますか」→「(雨だから)晴れません」同じ時制で
(3)：「どういったご用件で」(決まり文句 May I help you?)→「コンピュータを探しています」
(4)：「作りましょうか」→「いいえ，食べたから」
(5)：「時間ある？」→「ごめんなさい。忙しい」
(6)：「彼女は天ぷら好きだと思う？」→「そうは思わない」
(7)：「道を教えて」→「ごめんなさい。教えられない」

5. 次のEメールの内容に関して，(1)～(3)の質問に対する答えとして最も適切なものを 1 ～ 4 の中から一つ選び，その番号を書きなさい。

From: Hazuki<hazuki@zmail.com>
To: Powell<powell@yahooo.com>
Subject: English speech

Dear Mr. Powell,

How are you doing? Three weeks have passed since you went back to America. It is always fun for me to send an e-mail. I want to tell you about my English speech.

Do you remember that we had an English club after school? I could not give my speech very well, so I was very sad. Then, I thought, "I don't like English!" After that, you came to me and said, "Don't be afraid of making mistakes. If you practice more, you'll become better." I thought, "I didn't practice enough."

Today I had a chance to give my English speech. I remembered your words. I practiced my speech hundreds of times at home. Last night I also gave the speech in front of my parents. It was a really good way of practicing.

In today's class, I made a good speech in English! Everyone said, "You are a wonderful speaker !" I have learned that practicing is very important. I'd like to try something new in the future.

Thank you very much, Mr. Powell. I'm waiting for your next mail.

Best,
Hazuki

---

(1) Who wrote this mail?
1   Hazuki did.　　　　2   Her classmate.
3   Mr. Powell did.　　4   No one did.

(2) What is Mr. Powell's advice?
1   I don't like English.　　2   Give up!
3   If you practice more, you'll become better.
4   You are a wonderful speaker!

(3) What did Hazuki learn?
1   We should sometimes give up.
2   We should practice in front of our parents.
3   Practicing is very important.
4   We don't have to use English.

---

(1)＝ 1
(2)＝ 3
(3)＝ 3

Eメールの形式を確認しよう。宛名（to）・差出人（from）・内容（subject）を最初に確認する。
(1)：差出人（from）
(2)：7行目　you came to me and said, " ～ ." に答え
(3)：15行目　I have learned that ～ に答え

6. 次の英文のQuestionの答えとして適切な英文を 1 ～ 4 の中から一つ選び，番号で答えなさい。

(1) I came to this school from America last month. At first I was surprised by the cleaning at school. In America, students don't usually clean the classrooms at school. Japanese students clean the schools after class every day.

Question: What do Japanese students do after class?

1 They study again.
2 They clean the classrooms at school.
3 They join the club activity.
4 They go home.

(2) The Internet is very useful. We can find a lot of information about sports or food. We can also buy books or shoes. But there are some problems with the Internet. First, some people use the Internet for many hours. It is not good for their health. Second, the Internet sometimes has bad or wrong information.

Question: What can you do with the Internet?

1 You can buy books or shoes.
2 It is very useful.
3 Some people use it for many hours.
4 It is not good for our health.

(3) Ken stayed in Germany for two weeks last summer. One day he went to Berlin with his father. His father's friend lives there. When they got there, he was surprised. There were only a few cars, and many people were riding bikes.

Question: Why was Ken surprised?

1 Because Berlin was a big city.
2 Because there were many cars.
3 Because there were many bikes.
4 Because there were only a few cars.

(1)＝2
(2)＝3
(3)＝4
(4)＝2
(5)＝4

最初にQuestionを読み，何を問われているのかを意識して問題文を読む。必ず文中に解答がある。
(1)：最後の文が解答
(2)：Question→Whatで始まる疑問文のdo with：（どう）扱う
(3)：最後の文が解答
(4)：最後の文が解答
(5)：最初の文が解答

英語 ■

(4) In the 16th century tomatoes were brought to Europe from
Central America. At first people in Europe just enjoyed planting
tomatoes in their garden because they were pretty. Later, some
of them began to eat tomatoes.

Question: Did people in Europe eat tomatoes first?

    1   Yes, they did.   2   No, they didn't.
    3   They grew tomatoes.   4   They liked to eat them.

(5) Today, many people around the world enjoy eating ice cream.
We love ice cream. In summer, it makes us cool. Some people
also enjoy ice cream in winter. Me, too. I once read a book
about the history of ice cream.

Question: What do many people around the world enjoy?

    1   Making ice cream.   2   Making us cool.
    3   In summer.   4   Eating ice cream.

7. 日本語を参考にして，それぞれの英文の空欄に入る適切な英語を，下のボックスの中から選びなさい。ただし，文頭で大文字になる語も小文字にしてある。

(1) Trial and error would have played a (　　　) in medicine in prehistory, but there was no research, as such.
（先史時代の医療で試行錯誤が大きな役割を担っていたと考えられているが，そのような研究はされていない）

(2) The ancient Greeks embraced the (　　　) of "a healthy mind in a healthy body."
（古代ギリシャ人は健康な体に健康な心が宿るという考えを持っていた）

(3) Doctors and other health professionals use medications in the medical diagnosis, treatment, and (　　　) of disease.
（医者やその他医療従事者は，医療診断，治療，病気の予防で薬を使う）

(4) (　　　) to a 2018 national survey, almost 70% of people in the United States are worried about climate change, and around 51% feel "helpless."
（2018年の全国調査で，ほぼ70%のアメリカ人が気候変動について不安に思っており，また約51%の人は「絶望的」と回答している）

(5) The average mattress lasts for around 7 years before (　　　) replacement.
（マットレスは取り替えるまで平均で7年前後もつ）

according	requiring	concept	role	prevention

---

(1)＝role　(2)＝concept
(3)＝prevention
(4)＝According
(5)＝requiring

単語や熟語を問う問題。日本語にもなっている単語なので，思い出して答えることもできる。

(1)：trial and error 試行錯誤
play a role 役割を演じる（日本語でもロールプレイングとして使われている）
medicine 医学，医療
pre 以前の
prehistory 先史時代
as such それ自体，ふつうの意味での

(2)：ancient 古代の
Greek ギリシャ人
embrace （信仰・考えなどを）受け入れる
concept 日本語のコンセプトと同じ意味
〈動詞形〉conceive （考えなどを）いだく，（計画などを）思いつく

(3)：medicine 医学→medication 薬物
〈形容詞〉medical 医療の
diagnosis 診断
treatment 治療
disease 病気
prevention 予防
〈動詞形〉prevent 防ぐ

(4)：according to ～によれば
national 全国的な
survey 調査
almost＝very nearly ほとんど
be worried about ～について心配している
climate change 気候変動
around＝about およそ

(5)：average 普通の，平均の
last 持ちこたえる
require 必要とする
replacement 取り換え

234

英語 ■

8. 次の英文を読み，下の(1)～(4)の問題に答えなさい。

Researchers have been looking at the differences in sleep patterns between humnas and other animals. Now they have found (ア) that humans need less sleep, but sleep better than other mammals. 21 primate species were studied, including monkeys, chimpanzees and lemurs.

Human sleep is (イ) higher quality. One of the big differences is the time we spend in REM sleep, a kind of intensive, deep sleep, in which we dream a lot. While, for example, monkeys spend only 5% of their total sleep in REM status, we humans reach 25%, the highest rate of any primate species. According (ウ) scientists, REM sleep is good for brain development.

We can get along (エ) about 7 hours of sleep a day, while other primates need much more. Lemurs, for example, can sleep for (オ) to 17 hours while chimpanzees sleep around 11 hours a day.

Over millions of years of evolution our sleeping patterns have changed. Our ancestors, millions of years ago, could not sleep as deeply as we do. [①] The first humans probably slept in trees, where they built platforms to rest properly.

About 2 million years ago the homo erectus left the trees. As they got heavier they started sleeping on the ground where they gathered in groups around fires. [②] They could sleep more deeply because they took turns protecting themselves from enemies around them.

We could imagine that street lamps, computer screens and other forms of artificial lighting are responsible for people sleeping for shorter periods of time, but researchers have found out that this is not necessarily true.

The report shows that hunters and gatherers in Africa and South America, who don't have that much access to electricity and artificial lighting, sleep even less than people in modern societies. [③]

---

(1) ㋐④ ㋑② ㋒①
　　㋓③ ㋔⑤

(2) ③

(3) ①＝1 ②＝4

(4) ○＝①，②
　　×＝③，④

英文長文問題の解法
しっかりと内容を把握する。
意味がわからなかった単語を丁寧
に覚える。
＊第1行目から「人間と動物の睡
　眠の違いを述べている」を確認
　する。
mammal 哺乳類
primate species 霊長類
brain development 脳の発達
over＝more than
millions of years 何百万年
ancestor 祖先
artificial lighting 人工光
be responsible for 　～の原因で
ある
not necessarily 必ずしも～では
ない

235

(1) ㋐㋑㋒㋓㋔にもっとも適する語を次の [　] の中から選んで番号を書きなさい。

[① to 　② of 　③ with 　④ out 　⑤ up]

(2) 次の一文を入れるのに，最もふさわしいのは [①] ～ [③] のどこですか。番号で答えなさい。

They had to spend most of their time in the wilderness and be aware of enemies at all times.

(3) 本文中の研究結果の記述と一致するように，[ ] の中から最も適切な値を選んで番号を書きなさい。
　① 猿の睡眠時間全体におけるレム睡眠の割合は，人間のそれの（　　）倍である。
　② キツネザルは，多い時は一日の（　　）以上寝て過ごす。
　[① 五分の一 　② 四分の一 　③ 三分の一 　④ 三分の二 　⑤ 四分の三]

(4) 次の①～④の中で，本文で述べられている研究結果の内容とあっているものには〇，違っているものには×を書きなさい。
　① 人間は，他の哺乳類と比べて必要な睡眠時間が少ない。
　② レム睡眠は，脳の発達に役立つ。
　③ 街灯やパソコンの光などの人工光が睡眠時間の短さに深く関係している。
　④ 電気や人工光がほとんどないアフリカや南アメリカの狩猟民族は，現代社会の住人よりも睡眠時間が長い。

(1)：㋐ find out（～について）事実を知る　第5パラグラフ2行目にもfind outが出ている
㋑ of higher qualityより質が高い
㋒ according to ～　～によれば
㋓ get alongどうにかやっていく
㋔ up to～　～まで

(2)：①か③で悩むところだが，アフリカや南米のhunters and gatherers（狩猟採集生活者）の睡眠が短い理由を述べると英語長文の主旨が繋がる

(3)：第2パラグラフ　猿は睡眠時間の5％がレム睡眠，人間は25％

(4)：① 第1パラグラフ
humans need less sleep
② 第2パラグラフ　REM sleep is good for brain development
③ 第5パラグラフ
computer screens and other forms of artificial lighting are responsible for people sleeping for shorter periods of time, but researchers have found that this is not necessarily true.
④ 第6パラグラフの文

英語 ■

9. 青森県を訪れた外国人に対して，自己紹介として下表の内容を伝えるとき，①から⑥に当てはまる適切な語を書き入れなさい。

(1)	出身地	青森市
(2)	大好きな食べ物	リンゴ
(3)	青森県内で訪れるべき場所	白神山地
(4)	趣味	映画を見ること

(1) I (①) (②) Aomori City.

(2) I (③) apples very much.

(3) You (④) (⑤) Mt.Shirakami in Aomori.

(4) (⑥) movies is my hobby.

(1) ①come ②from
(2) ③like
(3) ④should ⑤visit
(4) ⑥Seeing

自己紹介の時にどう表現しているかを思い出してみよう。
(1)：come from 〜 出身地を述べる
(2)：like 〜 very much ＝love
(3)：〈助動詞〉should 〜するのが当然
(4)：see a movie 映画を見る（主語なので動名詞［〜ing形］にする→「映画を見ることが私の趣味です」）

---

10. 下線部の発音で異なるものを，それぞれ①〜④の中から一つ選びなさい。

(1) ① s<u>i</u>ng ② r<u>i</u>de ③ g<u>i</u>ve ④ v<u>i</u>sit
(2) ① play<u>ed</u> ② walk<u>ed</u> ③ stopp<u>ed</u> ④ look<u>ed</u>

(1) ②
(2) ①

発音を日本語で表すと
(1)：①〔イ〕②〔アイ〕③〔イ〕
　　④〔イ〕
(2)：①〔ド〕②〔ト〕③〔ト〕
　　④〔ト〕

237

11. 次の英文を読んで，下の問いに答えなさい。

> *Noriko is a junior high school student. She is going to Kyoto during her summer vacation.*
> *She meets a man named John on the Shinkansen from Tokyo.*
>
> Noriko : Excuse me. Is this seat taken?
> John　 : No, it isn't. (　　ア　　)
> Noriko : Thank you. I'm glad I found a seat.
> John　 : Where are you going?
> Noriko : I'm going to Kyoto to visit my aunt. I visit her every summer. Where are you going?
> John　 : I'm going to Kyoto too. I stayed in Tokyo for one week and now I want to see another part of Japan. I'm interested in Japanese culture. I have read some books about it and I want to know more.

⑴　下線部（　ア　）の中にあてはまる最も適切なものを，次の中から選びなさい。

　　① Please go there.
　　② I'm sorry it's taken,
　　③ Please stand there.
　　④ Please sit down.

⑵　本文の内容と合う文を次の中から 1 つ選びなさい。

　　① Noriko is going to Kyoto with her aunt this summer.
　　② John is going to Kyoto to visit his aunt this summer.
　　③ John stayed in Tokyo for one week and now he is going to Kyoto.
　　④ Noriko is going to introduce Japanese culture to her aunt.

⑴＝④
⑵＝③

会話で何を尋ね，何を答えているか理解するために前後の文を読む。
⑴：「この座席誰かに使われてますか」→「いいえ，お座りください」
⑵：最後のJohnの言葉に解答

英語 ■

12. 次の各問について語・句を並べ替えて適切な英文にし，下線付き括弧（　　）に入る語・句の番号を書きなさい。

(1) 昨夜は楽しかったよ。
I (　　) (＿＿) (　　) (　　) (　　) night.
① time　② good　③ had　④ last　⑤ a

(2) このバスに乗れば空港に行けます。
This bus (　　) (　　) (＿＿) (　　) (　　) (　　).
① to　　② will　③ you
④ airport　⑤ take　⑥ the

(3) この歌は世界中で歌われていると聞いています。
I hear (　　) (　　) (　　) (＿＿) (　　) (　　) the world.
① sung　② this　③ all
④ is　　⑤ over　⑥ song

(4) 妹は3日間朝食をとっていません。
My sister (　　) (　　) (＿＿) (　　) (　　) (　　) days.
① breakfast　② three　③ had
④ for　　　⑤ not　　⑥ has

(5) 何か熱い飲み物を持って来てください。
Bring (　　) (　　) (＿＿) (　　) (　　).
① hot　② something　③ to
④ me　⑤ drink

(1)　⑤
(2)　③
(3)　①
(4)　③
(5)　①

英作文を作ってから，下線の（　）に入る単語を確認しよう。
(1)：I had <u>a</u> good time last night.
have a good time ＝ enjoy oneself 楽しい思いをする
(2)：This bus will take <u>you</u> to the airport.
無生物主語（人間以外の主語）の簡潔な文→「バスが連れてゆく」
(3)：I hear this song is <u>sung</u> all over the world.
受動態「歌われている」be 動詞＋sung（singの過去分詞）
(4)：My sister has not <u>had</u> breakfast for three days.
現在完了have+had（have＝食べるの過去分詞）
(5)：Bring me something <u>hot</u> to drink.
somethingは形容詞が後ろにつく　熱い（hot），飲むべき（to drink）

239

13. 教員が夏休みに行われるキャンプについて生徒に説明をしています。
次の英文を読み，後の問いに答えなさい。

We will have Summer Camp next week. We will meet at Tosu Station at 7:00 in the morning. If you can't come, please call me at school before 6:30. Our train leaves at 7:15 and we get off at Kumamoto Station at 8:45. From the station, we well walk to the camping place. It takes about 2 hours.

Don't forget to bring something warm to wear because it is going to be cold at night. You can bring your watch and camera if you want. In the afternoon, you can enjoy walking, fishing, or riding a bike. After that, we are going to cook dinner.

Do you have any questions? No? Ok, now in your groups, please talk about what to cook for dinner.

(1) 電車に乗っている時間はどれくらいですか。次の中から選びなさい。
　① 1時間15分　② 1時間30分
　③ 1時間45分　④ 2時間

(2) この説明の後，グループで話し合うことは何ですか。最も適切なものを次の中から選びなさい。
　① 集合時刻について
　② 午後の活動内容について
　③ 夕食を作る場所について
　④ 夕食の献立について

(1) ②
(2) ④

(1)：Our train leaves at 7:15 （7時15分発の電車）
we get off at Kumamoto Station at 8:45. （8時45分下車）

(2)：in your group, please talk about what to cook for dinner
「グループで夕食に何を作るか話し合ってください」

14. 次の各語群の中で，下線部の発音が左端の語と同じ語を1つ選び，記号で答えなさい。

1. br<u>oa</u>d ア．all<u>ow</u> イ．b<u>oa</u>t ウ．l<u>aw</u> エ．l<u>ow</u>
2. st<u>ea</u>k ア．br<u>ea</u>k イ．m<u>ea</u>nt ウ．st<u>ea</u>dy エ．cr<u>ea</u>te
3. fl<u>oo</u>d ア．f<u>oo</u>l イ．b<u>u</u>ry ウ．f<u>oo</u>t エ．h<u>u</u>ngry
4. <u>ch</u>orus ア．heada<u>ch</u>e イ．ma<u>ch</u>ine ウ．<u>ch</u>oice エ．<u>ch</u>eese

1＝ウ
2＝ア
3＝エ
4＝ア

1：[brɔːd]
ア[əláu] イ[bout]
ウ[lɔː] エ[lou]
2：[steik]
ア[breik] イ[ment]
ウ[stedi] エ[kriéit]
3：[flʌd]
ア[fuːl] イ[béri]
ウ[fut] エ[hʌngri]
4：[kɔ́ːrəs]
ア[hédèik] イ[maʃíːn]
ウ[tʃɔis] エ[tʃíːz]

---

15. (1)～(5)の英文に続く文を◯◯◯の中から選び，①～⑥の数字で答えなさい。

(1) If you run,
(2) I was so tired
(3) This camera is more expensive
(4) They were surprised
(5) Look at the house

①	which has a large window.
②	to read the letter.
③	that I couldn't get up this morning.
④	you'll catch the last train.
⑤	than that one.
⑥	as the camera.

(1)＝④
(2)＝③
(3)＝⑤
(4)＝②
(5)＝①

(1)：もし走れば（最終列車に間に合います）。
(2)：私はたいへん疲れていたので（今朝起きることができなかった）。so ～ that can't ... 「たいへん～なので…できない」
(3)：このカメラは（あちらのより）値段が高い。比較級 ... than ～ 「～より…」
(4)：(その手紙を読んで) 彼らは驚いた。be surprised to ～ 「～して驚く」
(5)：(大きな窓のある) 家を見なさい。人以外の名詞＋which 動詞 「～する名詞」

16. 適切な前置詞を下の a ～ h の語群から選び，記号を解答用紙に書きなさい。

1．You are (　　　) trouble with your father, aren't you?
2．I can never see this picture (　　　) thinking of a sweet time with you.
3．You must be worried (　　　) your father's illness.
4．Don't be afraid (　　　) making mistakes when you speak English.
5．I've had a headache (　　　) a week.

a．of	b．since	c．into	d．in
e．about	f．without	g．for	h．with

1：d
2：f
3：e
4：a
5：g

前置詞を問う問題で，熟語になっている。確認したら覚えておこう。

1：in trouble with ～と面倒なことになっている

問題文訳：お父さんと揉めていますね。

2：never ～ without … ～すれば必ず…する

問題文訳：この絵を見ると，必ずあなたとの楽しい時を思う。

[参考] Pointの重要構文：11番目の例文

I never read this book without remembering my mother.

（訳：私はこの本を読むと，必ず母のことを思い出す）

3：be worried about ～について心配する

問題文訳：君はお父さんの病気を心配しているに違いない）

4：be afraid of ～ ing ～することを恐れる

問題文訳：英語を話すとき，間違えることを恐れるな。

5：for ～の間（期間を表す前置詞）

問題文訳：私は1週間，頭痛がしている。

17. 次の日本語に合う英文になるように（　　）内の語句を並べかえなさい。ただし，文頭に置く語も小文字にしてあります。

1．喫煙はがんと関係があると私たちは信じています。
   We believe that (has, something, do, with, to, smoking, cancer).
2．彼に必要なのは十分な睡眠と栄養のかたよらない食事です。
   All he (diet, is, balanced, sleep, needs, and, enough, a).
3．1万円は彼女がその指輪を買うのに十分なお金であった。
   10,000 yen was (her, for, buy, money, to, enough, the ring).
4．交通手段がなくて，彼は遅れそうだった。
   The lack of (him, going, to, transportation, late, was, make).

1 ＝smoking has something to do with cancer
2 ＝needs is enough sleep and a balanced diet
3 ＝enough money for her to buy the ring
4 ＝transportation was going to make him late

1：have something to do with 「〜と関係がある」
2：all（関係代名詞thatの省略）〜 need「〜が必要なのは」enough「十分な…」
3：enough —for ... to 〜 「…が〜するのに十分な—」
4：the lack of 〜「〜がなくて」make 〜 ... 「〜を…させる」

243

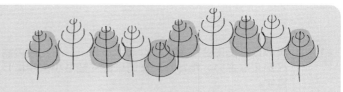

数学

Point

▶ 展開

1 指数法則

　　[1]　$a^m \times a^n = a^{m+n}, \ a^m \div a^n = a^{m-n}$　　[2]　$(a^m)^n = a^{mn}$　　[3]　$(ab)^n = a^n b^n$

2 式の展開……基本は分配法則

　　$(A+B)(C+D) = AC + AD + BC + BD$ ……かけて加える。

3 乗法公式

　　[1]　$(A+B)^2 = A^2 + 2AB + B^2$　$(A-B)^2 = A^2 - 2AB + B^2$　　[2]　$(A+B)(A-B) = A^2 - B^2$

▶ 因数分解

1 共通因数でくくる

　　$AB + AC = A(B+C)$ ←共通因数A

2 因数分解の公式

　　[1]　$x^2 + 2ax + a^2 = (x+a)^2$　$x^2 - 2ax + a^2 = (x-a)^2$　　[2]　$x^2 - a^2 = (x+a)(x-a)$

3　$x^2 + px + q = (x+a)(x+b)$

　　たして p，かけて q となる a と b を求める。

4 たすきがけの方法

　　例　$2x^2 - 5x - 3$

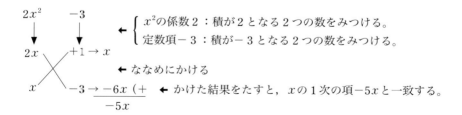

　　以上より　$2x^2 - 5x - 3 = (2x+1)(x-3)$

▶ 平方根の計算

❶ 平方根の計算規則($a>0$, $b>0$ のとき)

[1] $\sqrt{a^2}=(\sqrt{a})^2=a$　　[2] $\sqrt{a^2b}=a\sqrt{b}$　　[3] $\sqrt{a}\times\sqrt{b}=\sqrt{ab}$　　[4] $\dfrac{\sqrt{a}}{\sqrt{b}}=\sqrt{\dfrac{a}{b}}$

❷ 分母の有理化……分母を整数にかえること。

[1]　$\dfrac{b}{\sqrt{a}}=\dfrac{b\sqrt{a}}{\sqrt{a}\sqrt{a}}=\dfrac{b\sqrt{a}}{a}$

[2]　$\dfrac{c}{\sqrt{a}\pm\sqrt{b}}=\dfrac{c\,(\sqrt{a}\mp\sqrt{b}\,)}{(\sqrt{a}\pm\sqrt{b}\,)(\sqrt{a}\mp\sqrt{b}\,)}=\dfrac{c\,(\sqrt{a}\mp\sqrt{b}\,)}{a-b}$　　　（複号同順）

▶ 1次方程式・1次不等式

❶ 1次方程式の解法

与えられた方程式を，移項して $ax=b$ の形に変形する。両辺を a で割って，解 $x=\dfrac{b}{a}$ となる。

❷ 1次不等式

方程式と同じように移項できる。両辺を負の数で割ると不等号の向きが変わる。負の数をかけるときも，不等号の向きが変わる。

▶ 文章題

❶ 速さ$=\dfrac{距離}{時間}$…$\begin{array}{l}距離の単位：\mathbf{km,\ m}\\時間の単位：時，分，秒\end{array}$ に注意。速さの単位は，距離と時間の単位によって決まる。

❷ 食塩水の濃度$=\dfrac{食塩の重さ}{食塩水の重さ}$

　・食塩水＝食塩＋水
　・濃度：％を小数で表した数字
　〈例〉15％の場合は0.15

▶ 2次方程式の解法

❶ 因数分解による方法

$ax^2+bx+c=0$ の左辺が，$a(x-\alpha)(x-\beta)=0$ のように因数分解できるときは，解　$x=\alpha,\ \beta$

❷ 解の公式

$ax^2+bx+c=0$ の解　$x=\dfrac{-b\pm\sqrt{b^2-4ac}}{2a}$

❸ 判別式

$D=b^2-4ac$

実数の解の個数　　$D>0$ のとき2個

　　　　　　　　　$D=0$ のとき1個

　　　　　　　　　$D<0$ のとき0個

▶ 1次関数のグラフ

$y = ax + b$

$a > 0$ のとき
右上がりの直線

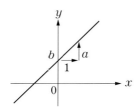

$a < 0$ のとき
右下がりの直線

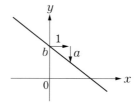

▶ 2次関数のグラフ

1 $y = a(x-p)^2 + q$

$a > 0$ のとき

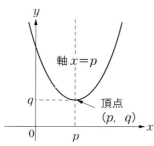

$a < 0$ のとき

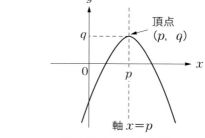

最小値 q ($x=p$ のとき)

最大値　なし

最大値 q ($x=p$ のとき)

最小値　なし

（注）　$a \leq x \leq b$ のときの最大値・最小値

$x = a, b$ のときの y の値，変域内にある頂点の y の値を比較する。

2 $y = ax^2 + bx + c$ のグラフ

$y = a(x-p)^2 + q$ の形に変形する（平方完成するという）。

例　$y = -2x^2 - 4x - 3$

　　　$= -2(x^2 + 2x) - 3$　　　左の変形より

　　　$= -2\{(x+1)^2 - 1\} - 3$　　頂点 $(-1, -1)$

　　　$= -2(x+1)^2 - 1$　　　軸の式　$x = -1$

▶ 2次不等式の解

$y = ax^2 + bx + c = a(x-\alpha)(x-\beta)$ のグラフを用いて（ただし，$a > 0$，$\alpha < \beta$ とする），

$a(x-\alpha)(x-\beta) > 0$

の解は　$x < \alpha,\ x > \beta$

$a(x-\alpha)(x-\beta) < 0$

の解は　$\alpha < x < \beta$

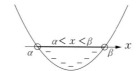

▶ 三角比

1 $\sin A = \dfrac{a}{c}$ $\cos A = \dfrac{b}{c}$ $\tan A = \dfrac{a}{b}$

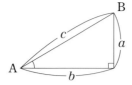

2 30°，45°，60° の三角比

三角定規の辺の長さから求められる。

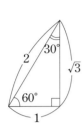

$\sin 30° = \dfrac{1}{2}$ $\sin 60° = \dfrac{\sqrt{3}}{2}$

$\cos 30° = \dfrac{\sqrt{3}}{2}$ $\cos 60° = \dfrac{1}{2}$

$\tan 30° = \dfrac{1}{\sqrt{3}}$ $\tan 60° = \sqrt{3}$

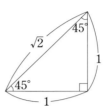

$\sin 45° = \dfrac{1}{\sqrt{2}}$

$\cos 45° = \dfrac{1}{\sqrt{2}}$

$\tan 45° = 1$

3 三角比の相互関係

［1］ $\sin^2\theta + \cos^2\theta = 1$ ［2］ $\tan\theta = \dfrac{\sin\theta}{\cos\theta}$ ［3］ $\tan^2\theta + 1 = \dfrac{1}{\cos^2\theta}$

4 三角比と座標

$\sin\alpha = \dfrac{y}{r}$

$\cos\alpha = \dfrac{x}{r}$

$\tan\alpha = \dfrac{y}{x}$

（注）α が鈍角のとき

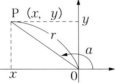

$\cos\alpha$，$\tan\alpha$ の符号は － になる。

x 座標が － になることに注意。

（例）$\cos 150° = -\cos 30°$
$= -\dfrac{\sqrt{3}}{2}$

▶ 三角比の応用

1 三角形の面積

$S = \dfrac{1}{2}bc\sin A$

$\left(= \dfrac{1}{2}ca\sin B = \dfrac{1}{2}ab\sin C\right)$

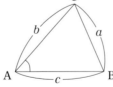

2 正弦定理

$\dfrac{a}{\sin A} = \dfrac{b}{\sin B} = \dfrac{c}{\sin C} = 2R$

（R は外接円の半径）

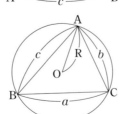

3 余弦定理

$a^2 = b^2 + c^2 - 2bc\cos A$

$b^2 = c^2 + a^2 - 2ca\cos B$

$c^2 = a^2 + b^2 - 2ab\cos C$

▶ 場合の数

1 順列
異なるn個のものからr個をとったときの並べ方の総数は　$_n\mathrm{P}_r = \underbrace{n(n-1)\cdots\cdots(n-r+1)}_{r個}$

2 いろいろな順列
［1］　重複順列（同じものをくり返して使える場合の順列）　n^r（n個からr個とる重複順列の数）
［2］　円順列（n個のものを円形に並べる順列）　$(n-1)!$　（n個の円順列の数）

3 組合せ
異なるn個のものからr個とってつくる組合せの総数は
$$_n\mathrm{C}_r = \frac{_n\mathrm{P}_r}{r!} = \frac{n(n-1)\cdots\cdots(n-r+1)}{r!}$$

▶ 確率

1 事象Aの確率 P(A)

$\mathrm{P}(A) = \dfrac{a}{N} = \dfrac{n(A)}{n(S)}$　…事象Aが起こる場合の数　　　$0 \leqq \mathrm{P}(A) \leqq 1$
　　　　　　　　　　…起こり得るすべての場合の数

2 和事象の確率 P(A∪B)
$\mathrm{P}(A \cup B) = \mathrm{P}(A) + \mathrm{P}(B) - \mathrm{P}(A \cap B)$

（注）

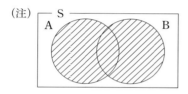

AまたはB

A，Bの一方
あるいは両方

場合の数については
$n(A \cup B) = n(A) + n(B) - n(A \cap B)$
例：3 または 4 の倍数の個数＝3 の倍数の個数＋4 の倍数の個数－12の倍数の個数

3 排反事象の確率
事象AとBが同時には起こらないとき，事象AとBは互いに排反という。このとき
$\mathrm{P}(A \cup B) = \mathrm{P}(A) + \mathrm{P}(B)$
（注）　$n(A \cup B) = n(A) + n(B)$
　　　　（$n(A \cap B) = 0$ に注意）

4 余事象を利用する確率
・事象Aに対して「Aではない」事象をAの余事象$\overline{A}$という。
　$\mathrm{P}(A) = 1 - \mathrm{P}(\overline{A})$

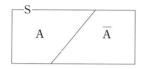

全体の事象の中で，事象Aでないものが余事象 $\overline{A}$
（注）"少なくとも A である確率"は A の余事象 $\overline{A}$ を調べ，
　　　$\mathrm{P}(A) = 1 - \mathrm{P}(\overline{A})$ を利用して求める。

5 確率の乗法定理
・（独立な試行の確率）事象 A に引き続き，事象 B が起こる確率

$P(A \cap B) = P(A) \times P(B)$
- （条件付確率）事象Aが起こったという条件のもとで，事象Bが起こる確率$P_A(B)$
$P(A \cap B) = P(A) \times P_A(B)$

▶ 図形

1 角と平行線

$\ell /\!/ m \iff \begin{cases} \angle a = \angle c \,(同位角) \\ \angle b = \angle c \,(錯角) \end{cases}$

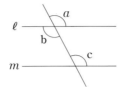

（なお，$\angle a = \angle b$（対頂角）でも，これは平行線とは関係ない。）

2 多角形の角

[1] 三角形の内角の和は$180°$
[2] 三角形の外角は，それと隣り合わない2つの内角の和に等しい。
[3] n角形の内角の和は$2(n-2)\angle R$

3 平行線と線分の比

DE$/\!/$BC
$\iff \begin{cases} \dfrac{AD}{AB} = \dfrac{AE}{AC} = \dfrac{DE}{BC} \\ \dfrac{AD}{DB} = \dfrac{AE}{EC} \end{cases}$

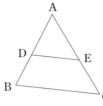 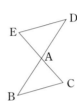

4 三平方の定理

$a^2 + b^2 = c^2$

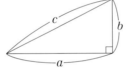

5 円

[1] 円周の長さ$=2\pi r$　（rは円の半径）
[2] 円の面積$=\pi r^2$
[3] 円周角

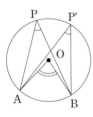

- $\angle APB = \angle AP'B = \dfrac{1}{2}\angle AOB$
- ABが直径のとき$\angle P = 90°$

[4] 円に内接する四角形

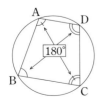

- 円に内接する四角形の対角の和は$180°$

249

［5］ 扇形

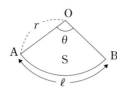

・円弧の長さ
$$\ell = 2\pi r \times \frac{\theta}{360}$$
（注）θ の単位は「度」

・面積
$$S = \frac{1}{2} r \ell$$

6 球

球の体積　$V = \frac{4}{3}\pi r^3$

球の表面積　$S = 4\pi r^2$　　（r は半径）

7 柱体と錐体

［1］ 円柱
体積　$V = \pi r^2 h$
表面積　$S = 2\pi r(r+h)$

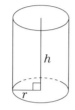

［2］ 円錐
体積　$V = \frac{1}{3}\pi r^2 h$
表面積　$S = \pi r^2 + \pi r l$

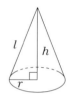

（注）底面積が等しいなら，その形がどうであれ，錐体の体積は柱体の体積の3分の1。

▶ 図形と方程式

1 直線の方程式

［1］ 傾きm，切片nの直線；$y = mx + n$

［2］ 点(x_1, y_1)を通り，傾きmの直線；$y - y_1 = m(x - x_1)$

（注）2点 (x_1, y_1)，(x_2, y_2) を通る直線；傾き$m = \dfrac{y_2 - y_1}{x_2 - x_1}$に注目

2 円の方程式

中心(a, b)，半径rの円；$(x-a)^2 + (y-b)^2 = r^2$

3 数直線上の内分・外分

数直線上に2点P(x_1)，Q(x_2)があるとき，線分PQを

$m:n$に内分する点Rの座標は $\dfrac{nx_1 + mx_2}{m+n}$

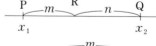

$m:n$に外分する点Rの座標は $\dfrac{-nx_1 + mx_2}{m-n}$

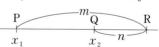

（注）PQの中点座標は $\dfrac{x_1 + x_2}{2}$

問題

1. 80gの水に濃度2%の食塩水と濃度6%の食塩水を混ぜて、濃度4%の食塩水を500g作りたい。このとき次の問いに答えなさい。

(1) 濃度2%の食塩水の量をxg、濃度6%の食塩水の量をygとしたとき、食塩水の量[g]に関するxとyの関係を方程式で書きなさい。
(2) 濃度4%の食塩水500gの中に食塩は何[g]入っているか？
(3) (2)の答えを使って、食塩の量[g]に関するxとyの関係を方程式で書きなさい。
(4) (1)と(3)の連立方程式を解いて、濃度2%の食塩水の量xを求めよ。

2. 大小2つの正八面体にそれぞれ1から8まで数を書き正八面体のサイコロをつくった。この2つのサイコロを同時に投げるとき、次の問題を解きなさい。ただしどの目が出ることも同様に確からしいとする。

(1) 出る目のすべての組合せは何通りあるか？
(2) 同じ目が出る組合せは何通りあるか？
(3) 異なる目が出る確率を求めよ

3. 次の(1)〜(4)に答えなさい。

(1) 底辺の半径が5cm、高さが12cmの円すいがあります。この円すいの体積を求めなさい。ただし、円周率はπとする。

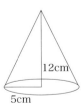

解 答

(1) $x+y+80=500$
(2) $20(g)$
(3) $2x+6y=2000$
(4) $130(g)$

(1) 64通り
(2) 8通り
(3) $1-\dfrac{8}{64}=\dfrac{7}{8}$(余事象の確率)

(1) $V=\dfrac{1}{3}\times 5^2\times\pi\times 12$
$=100\pi\,(\text{cm}^3)$

(2) 次の図で，∠xの大きさを求めなさい。

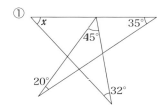 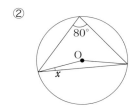

(3) 相似な2つの角すいA，Bがあり，高さはAが6cm，Bが10cmです。次の①，②に答えなさい。

① Aの表面積が180cm²であるとき，Bの表面積を求めなさい。

② Aの体積が540cm³であるとき，Bの体積を求めなさい。

(4) 直角三角形ABCがあります。辺ABは辺BCより1cm長く，辺BCは辺ACより7cm長いです。このとき，辺ACの長さを求めなさい。

(2) ①**48°** ②**10°**
中心角は円周角の2倍で160°

(3) 相似図形において，
面積は相似比の2乗
体積は相似比の3乗
相似比は $\dfrac{10}{6} = \dfrac{5}{3}$

① $S = 180 \times \left(\dfrac{5}{3}\right)^2 = 20 \times 25$
$= \mathbf{500 (cm^2)}$

② $V = 540 \times \left(\dfrac{5}{3}\right)^3$
$= 540 \times \dfrac{125}{27}$
$= \mathbf{2500 (cm^3)}$

(4) AB=c，BC=a，CA=b
とすると
条件より
$c = a+1$ ——①
$a = b+7$ ——②
このことから，cが一番長いので
∠C=90°なので
$a^2 + b^2 = c^2$ ——③
①，②の式を③に代入して
$a^2 + (a-7)^2 = (a+1)^2$
$a^2 + a^2 - 14a + 49 = a^2 + 2a + 1$
$a^2 - 16a + 48 = 0$
$(a-4)(a-12) = 0$
$a = 4, 12$
$a=4$は②を満たさないので$a=12$のみ
②より$b=5$
AC=5cm

4. A君は10:00に駅を出て10:20分に家に着いた。弟は10:10に家を出て毎分80[m]で駅へ向かった。駅から帰ってくるA君と駅へ向かう弟が10:16にすれ違った。このとき次の問いに答えなさい。

(1) A君と弟がすれ違ったのは家から何[m]の地点か？

(2) A君の歩く速さは毎分何[m]か？

(3) 駅と家との距離は何[m]か？

(4) 弟が駅に到着するのは何時何分か？

(1) $80(\text{m}/\text{分}) \times 6(\text{分})$
$= \textbf{480}$ **(m)**

(2) $480(\text{m}) \div 4(\text{分})$
$= \textbf{120}(\textbf{m}/\textbf{分})$

(3) $120(\text{m}/\text{分}) \times 20(\text{分})$
$= \textbf{2400}(\textbf{m})$

(4) 要した時間
$2400(\text{m}) \div 80(\text{m}/\text{分}) = 30$
分よって，**10時40分**

---

5. トランプの4から8までの5枚から1枚ずつ選び出し順に並べて2ケタの整数をつくるとき，次の問題を解きなさい。

(1) 出来る整数は全部で何通りあるかを求めよ。
(2) 出来た整数が偶数である確率を求めよ。
(3) 出来た整数が5の倍数である確率を求めよ。

(1) **20**

(2) $\dfrac{\textbf{3}}{\textbf{5}}$

(3) $\dfrac{\textbf{1}}{\textbf{5}}$

---

6. △ABCにおいて，AB$=2\sqrt{3}$，BC$=6$，∠C$=30°$とするとき，次の問いに答えよ。

(1) ∠Aは何度か。
(2) 辺ACの長さを求めよ。

(1) 正弦定理より

$$\dfrac{6}{\sin A} = \dfrac{2\sqrt{3}}{\sin 30°}$$

$$2\sqrt{3} - \sin A = 6 \times \dfrac{1}{2}$$

$$\sin A = \dfrac{3}{2\sqrt{3}}$$

$$= \dfrac{\sqrt{3}}{2}$$

∠A$=60°$, $120°$

(2) ∠A$=60°$のとき∠B$=90°$
直角三角形なので
AC$=4\sqrt{3}$
∠A$=120°$のとき∠B$=30°$
二等辺三角形なので
AC$=2\sqrt{3}$

7. 右の直角三角形ABCで，点Pは秒速2cmでBを出発して辺BC上をCまで動き，点Qは秒速1cmでCを出発して辺AC上をAまで動きます。

△PCQの面積が4cm²となるのは，P，QがそれぞれB，Cを同時に出発してから何秒後になるか。

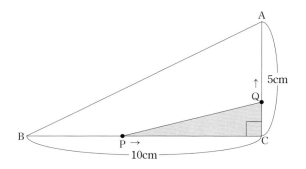

x秒後のPCの長さは $(10-2x)$ cm
x秒後のQCの長さは x cm
△PCQの面積Sは
$S = \frac{1}{2} \times (10-2x) \times x = 4$
$(10-2x) \times x = 8$
$-2x^2 + 10x - 8 = 0$
$x^2 - 5x + 4 = 0$
$(x-1)(x-4) = 0$
$x = 1, 4$
1秒後と4秒後

8. 右の図で，円すいAは底面の半径9cm，高さ12cm，母線の長さは15cmです。また，円柱Bの高さは9cmです。これについて，次の問いに答えなさい。

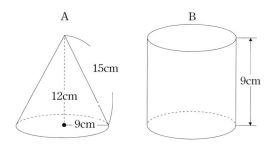

(1) 円すいAの表面積を求めなさい。（ただし，円周率はπとして答えなさい。）

(2) 円すいAと円柱Bの体積が等しいとき，円柱Bの底面の半径の長さを求めなさい。

(1) $9\pi(15+9)$
$= \mathbf{216\pi \ (cm^2)}$

(2) $\frac{1}{3}\pi \times 9^2 \times 12 = \pi r^2 \times 9$
$r = \mathbf{6 \ (cm)}$

数学 ■

9. 次の計算をしなさい。

(1) $\left(-\dfrac{1}{3}\right)^2 \times \dfrac{3}{4} + \dfrac{1}{2} \div \dfrac{2}{3}$

(2) $3xy^3 \times (-6x^2y) \div (-2xy)$

(3) $(2\sqrt{3}+1)(\sqrt{12}-1) - (\sqrt{8}+\sqrt{3})^2$

(1) $\dfrac{1}{9} \times \dfrac{3}{4} + \dfrac{1}{2} \times \dfrac{3}{2} = \dfrac{1}{12} + \dfrac{3}{4}$

$= \dfrac{1+9}{12}$

$= \dfrac{10}{12}$

$= \boldsymbol{\dfrac{5}{6}}$

(2) $\dfrac{3xy^3 \times (-6x^2y)}{-2xy}$

$= \boldsymbol{9x^2y^3}$

(3) $(2\sqrt{3}+1)(2\sqrt{3}-1) - (8+2\sqrt{24}+3)$

$= (12-1) - (11+4\sqrt{6})$

$= \boldsymbol{-4\sqrt{6}}$

---

10. 赤玉2個と白玉1個が入っているAの袋と赤玉1個と白玉1個が入っているBの袋がある。次の問いに答えなさい。

(1) Aの袋から玉を1個取り出すとき，赤玉が出る確率を求めなさい。

(2) Aの袋から玉を同時に2個取り出すとき，赤玉と白玉が1個ずつ出る確率を求めなさい。

(3) A，Bの袋から玉をそれぞれ1個ずつ取り出すとき，白玉が2個出る確率を求めなさい。

(1) $\dfrac{{}_2C_1}{{}_3C_1} = \dfrac{2}{3}$

（約66.7%）

(2) $\dfrac{{}_2C_1}{{}_3C_2} = \dfrac{2}{3}$

（約66.7%）

(3) $\dfrac{{}_1C_1}{{}_3C_1} \times \dfrac{{}_1C_1}{{}_2C_1} = \dfrac{1}{3} \times \dfrac{1}{2}$

$= \dfrac{1}{6}$

（約16.7%）

---

11. 実数aを超えない最大の整数を記号〔　〕を使って，〔 a 〕のように表す。

〈例〉〔3.2〕＝3，〔0〕＝0，〔1.8〕＝1，〔−2.5〕＝−3，〔−5〕＝−5である。

(1) 次の値を求めよ。
　　$a.$ 〔11.9〕＝　　　$b.$ 〔−7.5〕＝　　　$c.$ 〔3〕＝

(2) 〔9.2〕＋x＝〔−2.1〕のとき　x＝□である。

(1) $a=11$，$b=-8$，$c=3$

(2) $x=-12$

12. 次の各問に答えよ。（各問とも，必要な説明や計算過程を記入のこと。）

(1) $\sqrt{11-\sqrt{120}}$の2重根号をはずして簡単にせよ。

(2) 2次不等式 $3x^2+20x-7\leqq0$ を解け。

(3) 2次方程式 $x^2-ax+2=0$ が実数解を持たないような整数値aをすべて求めよ。

(4) $0°\leqq\theta\leqq180°$で$\cos\theta=-\dfrac{\sqrt{3}}{2}$のとき，$\sin\theta$と$\tan\theta$の値を求めよ。

(1) 因数分解できる形に変形する
$$=\sqrt{(6+5)-2\sqrt{6\times5}}$$
$$=\sqrt{(\sqrt{6}-\sqrt{5})^2}$$
$$\boldsymbol{=\sqrt{6}-\sqrt{5}}$$

(2) 方程式として解を求める
$$3x^2+20x-7=0$$
$$(x+7)(3x-1)=0$$
$$x=-7,\ \frac{1}{3}$$
$3x^2+20x-7\leqq0$なので
$$\boldsymbol{-7\leqq x\leqq\frac{1}{3}}$$

(3) 判別式 $D=a^2-8<0$ である。
このaの2次不等式の解は
$$(a+\sqrt{8})(a-\sqrt{8})<0$$
$$-\sqrt{8}<a<\sqrt{8}$$
$$-2\sqrt{2}<a<2\sqrt{2}$$
$-2.8<a<2.8$ より
$$\boldsymbol{a=-2,\ -1,\ 0,\ 1,\ 2}$$
の5個

(4) $\sin^2\theta+\cos^2\theta=1$より
$$\sin^2\theta=1-(-\frac{\sqrt{3}}{2})^2=\frac{1}{4}$$
$$\sin\theta=\pm\frac{1}{2}$$
$0\leqq\theta\leqq180°$ より
$$\boldsymbol{\sin\theta=\frac{1}{2}}$$

$\tan\theta=\dfrac{\sin\theta}{\cos\theta}$より
$$\tan\theta=\frac{1}{2}\div(-\frac{\sqrt{3}}{2})$$
$$=-\frac{1}{\sqrt{3}},$$
$$\boldsymbol{\tan\theta=-\frac{1}{\sqrt{3}}}$$

数学 ■

13. 次の連立方程式の y の値を解きなさい。

$$\begin{cases} x + 2y = -5 \\ 0.2x - 0.15y = 0.1 \end{cases}$$

① 1　　② −1　　③ 2　　④ −2

④

$$\begin{cases} x + 2y = -5 & \cdots\cdots① \\ 0.2x - 0.15y = 0.1 & \cdots② \end{cases}$$

$$\begin{array}{r} ①\qquad x + 2y = -5 \\ -)②×5\quad x - 0.75y = 0.5 \\ \hline 2.75y = -5.5 \\ y = \mathbf{-2} \end{array}$$

---

14. A店とB店のどちらかでシャツを買おうとしたところ，それぞれの店でセールを行っていました。
　同じ定価のシャツを3着買うとき，どちらの店で買う方が安くなりますか。また，その理由も説明しなさい。

全品！ 定価の40% 引き！	2着以上 お買い求めの場合 もう1着サービス！
【A店】	【B店】

A店

定価 a 円のシャツを3枚買うとすると
A店では　$3a \times 0.6 = 1.8a$
B店では　$2a$
よって　$1.8a < 2a$
であるから　**A店の方が安い**

---

15. 時計の長針は1分間に6度まわる。時計の短針が1分間にまわる角の大きさを求めなさい。

① 0.5度　　② 1度　　③ 1.5度　　④ 2度

①

---

16. 鉛筆4ダースを何人かの子どもに同じ本数ずつ配ったら，1人分の本数は人数より2だけ小さくなって，余りなくちょうど配れた。子どもは何人いたか求めなさい。

① 6人　　② 7人　　③ 8人　　④ 9人

③

257

17. 1から5までの整数が1つずつ書かれた5枚のカードが箱の中に入っている。この中から無作為に2枚のカードを取り出すとする。

(1) 取り出した2枚に書かれた数が両方とも奇数である確率を求めなさい。
(2) 取り出した2枚に書かれた数の和が3の倍数である確率を求めなさい。
(3) 取り出した2枚に書かれた数のうち，大きい方が4以下である確率を求めなさい。

(1) $\dfrac{3}{10}$

(2) $\dfrac{2}{5}$

(3) $\dfrac{3}{5}$

---

18. 下の図のように，放物線 $y=-x^2$ と傾き -1 の直線 l が異なる2点で交わっている。直線 l と x 軸の交点をA，放物線と直線 l の交点の1つをB$(3, b)$ とするとき，次の問いに答えなさい。

(1) b の値を求めなさい。
(2) 直線 l の式を求めなさい。
(3) Aの座標を求めなさい。
(4) △OABの面積を求めなさい。

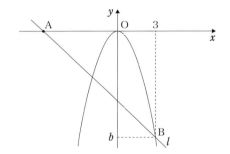

(1) 放物線 $y=-x^2$ に点Bの x の値3をいれ，b の値を求める。
$b=-9$

(2) 直線 l の傾きは -1 なので直線 l は $y=-x+b$ となり，この式に点B $(3, 9)$ をいれ y 軸との交点を求める。この式を解くと y 軸との交点 -6 を求められる。
$y=-x-6$

(3) 点Aは $x=0$ なので，$y=-x-6$ の x に0をいれると -6 が求められる。
$(-6, 0)$

(4) OA=6となる。OBの長さは，点Bの y の値になるので9となる。三角形の面積の公式に当てはめると $6×9×\dfrac{1}{2}=$**27**となる。

作文　■

11. 作文
面接

・「私の弱点」
・六項目のテーマから一項目を選び、三〇秒以内で自分の意見を述べる。

1. 二〇二五年　　2. 健康寿命
3. スマートフォン　4. LGBT
5. ボランティア　6. モラル

・与えられた質問に対する回答（三〇秒以内）

12. 問
あなたの考える、これからの看護に必要な「ケアのあり方」とはどのようなものですか。これまでの自身の経験や学びを具体的な根拠として示しつつ、八〇〇字程度で述べなさい。

13. 次の題目について八〇〇字以内で論じなさい。
『医療人としてのマナー』について

14. 次の題目について八〇〇字以内で論じなさい。
『災害と医療の関わり』について

15. （問題）
高度に医療が進歩している現代社会において、「インフォームドコンセントの意義と医療従事者の看護師として行う役割」について、あなたの考えを五〇〇字以内で述べなさい。

259

問題

1. 最近、清拭にディスポーザブルの不織布のおしぼりを使用する病院が増えてきています。ディスポーザブルの不織布のおしぼりで清拭することについてあなたの考えを五百字以上～六百字以内で述べなさい。

2. あなたが将来なりたい看護師像を書いてください。〈字数は四百字以内〉

3. テーマ「准看護師から看護師になって、めざしたい看護」
看護師免許を取得した後に、あなたがめざす看護及びその理由を具体的に述べてください。六〇〇～八〇〇字以内で記述すること。

4. 平成二十三年三月十一日以降、災害に関する意識が高まっています。災害時、自分の命を守り、周囲の人々も守るための行動をとるため、日頃から自分が備えるべき知識とは何か、「テーマ」をつけて、八百字以内で論じなさい。（表題は字数に含めません）

5. 在宅介護について知るところと、自己の考えを書きなさい。

6. 題「ルールを守ることの必要性」について、書いてください。（四〇〇字以内）

7. 近年報道された出来事を一つ挙げ、そのことについてどのように考えるか、看護を学ぶ者としての立場から八〇〇字程度で述べなさい。

8. 題「現代社会における個人情報の取り扱い」について、あなたの考えを書いてください。〈字数は四〇〇字以内〉

9. 作文・「看護と介護の違い」
面接
・六項目のテーマから一項目を選び、三〇秒以内で自分の意見を述べる。
1. 二〇二五年　2. オリンピック
3. 災害　4. 健康寿命
5. 多職種連携　6. マナー
・与えられた質問に対する回答（三〇秒以内）

10. 作文・「最近辛かったこと」
面接
・六項目のテーマから一項目を選び、三〇秒以内で自分の意見を述べる。
1. 二〇二五年　2. ボランティア
3. LGBT　4. 傾聴
5. 終活　6. ルール
・与えられた質問に対する回答（三〇秒以内）

作文

Point

作文や小論文に対する、基本的な心構え。

●ラジオのニュースに耳を傾ける

毎日の生活の中で、豊かな観察力・想像力をもって様々なものに触れておくことが、文章力を高める第一歩です。自由題の作文では、これがすべてを決めます。常に書くべき題材や書きたいという気持ちを、自分の中に持っていることが大事です。まず、新聞の社会面やコラムに目を通す習慣をつけましょう。さらに、ラジオのニュースを聞くことをお勧めします。テレビやインターネットのニュースを見るより、ラジオで聞くほうが想像力が働き、ちょっとした言葉の意味や文字にも関心が向くからです。また、どのようなメディアの情報に対しても、それらをそのまま受け取るのではなく、自分の頭脳を使って判断することが大切です。

●書く前に構想を練る

だらだらと思いつくままに書かれた文章は、他人にとっては魅力のないものです。特に試験の際の作文や小論文では、**自分の述べたいことをどんな順序で書くのかをまず決めてから書き出しましょう。**

全体の構成は、四部構成（①問題提起、②意見提示、③根拠説明、④結論）または、①を序論、②と③を本論、④を結論とする三部構成にするとよいでしょう。根拠説明は、説明だけでなく、具体例をあげ、できれば反対意見を考慮しながら結論に導く書き方をしましょう。

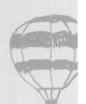

注　課題文のある場合は、①の部分にその要約を記し、問題提起をすればよいのです。

●原稿用紙の使い方の基本

① 題名は一行目に、三マス程度あけてから書きます。

② 自分の名前を書く欄が別に設けられていない場合は、二行目に姓と名をーマス離して書きます。縦書きの場合は、題名より下の位置から書き、横書きの場合は、右に寄せて書きます。段落を改める場合も同じく、書き出しはーマスあけます。

③ 書き出しはーマスあけます。

④ 「　」『　』などの句読点や符号も、原則として一マスずつ使います。ただし、会話文を閉じる時の。と」は同じマスに入れます。たとえば、「何とか試験に合格してみせます。」というように書きます。また、、や。や、が行の先頭にきてしまう場合は、前の行の最後のマスか欄外に、やを入れます。

⑤ 指定された字数の九割程度は書くことが原則です。文の要約などで二百字以内などの制限がある場合も、九割を目安にまとめましょう。

三マス程度あけます

		少	子	化	に	つ	い	て	思	う	こ	と	
										石	野		友	子

姓と名の間は一マスあけます

書き出しは一マスあけます

	近	年	、	我	が	国	で	は	さ	か	ん	に	少	子	化	に	つ	い	て
論	じ	ら	れ	る	よ	う	に	な	っ	て	き	た	。	少	子	化	の	要	因
は	様	々	あ	る	と	思	う	が	、	そ	の	中	で	も	私	は	…		

大きなテーブルは、しかし、いとこが言うほど「立派」なしろものではなかった。物のない貧しい時代のこと、無垢の板などではなく、安物の合板でできていたのだ。十年、二十年と、年を経るごとに、薄っぺらな突板（つきいた）には、ひびやささくれが目立つようになる。だが、何といっても、③「父のテーブル」なのである。④

と思っているうちに、父が亡くなって二十年がたった。母と娘のささやかな暮らしが長くなるにつれ、そのごついばかりのテーブルの存在が、何とも鬱陶（うっとう）しく感じられるようになった。もっと小さくていいんじゃないかしら。もっと軽い方が楽じゃないかしら……。

そしてある日、木目の美しいカバを譲り受けたのを潮に、大工さんに小ぶりの円テーブルを作ってもらい、大御所には引退を願うことにした。

引退といっても何しろ図体（ずうたい）が大きいものだから、隠居先が無い。仕方なくしばらく雨ざらしにしておいたら、安物の悲しさ、わずか二週間にして、突板がベロベロに剥（は）がれ、見る影もない哀れな姿と成り果ててしまった。結局、行き着く先は「粗大ごみ」である。係の人がバリバリと脚を折り、あっという間に片付けて行ったという話を母から聞いて、私はなんだか胸が痛かった。こうして父の世界がだんだんと消えてゆく……。

だから、いとこの家の大きなテーブルが、私にはとても嬉（うれ）しかった。有り難かった。⑤バトンは父からいとこへと、しっかり手渡されているのだった。

（檀ふみ『父の縁側、私の書斎』新潮文庫刊）

問1　波線部a〜jの漢字をカタカナに、カタカナを漢字に直しなさい。

問2　空欄　1 〜 5 それぞれに適切な語句を補いなさい。

※ 1 には「唱える」以外の語句を入れなさい。

問3　傍線①「ちょっとはにかんだように言葉を続けた」とあるが、この表情から読み取れるいとこのこの心情を想像して三〇字以内で述べなさい。

問4　四角に囲った部分の内容と表現から、当時の父に対する筆者の心情を想像して三〇字以内で述べなさい。

問5　「団欒」の意味を、「父」の発言を参考にして三〇字以内で述べなさい。

問6　傍線②「断固としていとこを引きずり帰る叔母」から読み取れる「叔母」の「いとこ」への心情を三〇字以内で述べなさい。

問7　傍線③「父のテーブル」という表現の核心にある一文を文中から抜き出し、初めと終わりの五字でしめしなさい。

問8　傍線④「簡単に見限るわけにはいかない」の「見限る」とほぼ同じ意味の擬人的表現（五字）を、文中から抜き出しなさい。

問9　傍線⑤「バトンは父からいとこへと、しっかり手渡されているのだ」の「バトン」とは、「父」と「いとこ」のど・んな思いを指しているのか、文中の言葉を使って二〇字以内で述べなさい。

問10　このエッセイ全体に流れている筆者の心情を二〇字以内で述べなさい。

「すごーい、高かったでしょう?」

と、喚声を 5 と、いとこは苦笑した。

「ウン、家のローンを組むドサクサでね、お金の桁に鈍感になってたんだ……」

そして、①ちょっとはにかんだように言葉を続けた。

「ホラ、お宅にあったでしょう、もっとずっと立派なテーブルが。あれに憧れてて、ずーっと欲しいと思ってたからサ」

子どもの目にはなんでも大きく見えるものだが、私と同い年のいとこが憧れたというそのテーブルは、実際、大きかった。両端に引き板がしまわれていて、それをのばせば全長二メートルはあったろう。何十年も前に、父が特注で作らせたものである。椅子もテーブルに合わせてしつらえており、我が家では、父の席、母の席、そして子供たちひとりひとりの席が、きちんと決まっていた。

食事どきにみんながちゃんとその席についていないと、父は機嫌が悪かった。

食事中のテレビは厳禁である。好き嫌いは容赦なく糾弾された。おふざけも、鼻歌も、だんまりも、言語道断だった。早く自分の時間を持ちたいと、御飯をかきこみ、先に席を立とうとすると、厳しい声で咎められた。

「御飯は、みんなでお喋りしながら、ゆっくり楽しく食べるものです。勝手に立ってはいけません」

結局のところ、父がこだわっていたのは、家族の「団欒」というものだったのかもしれない。

この「団欒」に父は恵まれなかった。九歳の時に母親に家出され、一家は離散の憂き目を見たのである。妹たちは田舎に引き取られ、父は祖父との仕出し弁当の生活に明け暮れる。

大きな食卓はきっと、父の憧れる「団欒」の象徴だったのだろう。

いとこも、ある意味で「団欒」には恵まれていなかったのだろう。両親のこぼれるような愛情を受けてはいたが、大家族がおりなす悲喜劇、奪い合い、喧騒、裏切りなどからは、縁遠かった。彼は一人っ子だったのだ。

いとこが、そんな騒々しい「団欒」を、ほんの一かけらにしても味わったのは、我が家ではなかったかと思う。

いとこがちょくちょく家に来ていたのは、下の兄、私、妹の、年子の三兄妹がまだ小学生の頃だった。玄関に人の気配がすると、たちまち子供たちが駆けつけ、叔母の手からいとこを奪い取る。そして「御飯」の号令が掛かるまで、くんずほぐれつの遊びを続けた。

こういう日、テーブルは目いっぱいに引き出される。

父もニコニコと子供に甘く、うるさいことは言わない。毒舌家の叔母と、ひょうきん者のいとこのお蔭で、食卓はいつもの倍賑やかで、いつもの倍楽しかった。帰る段になると必ず「泊っていって!」の大合唱が起こった。②断固としていとこを引きずり帰る叔母に、「オニババー!」と罵声を浴びせたことも、一度や二度ではない。

いとこが帰ると、火が消えたようだった。私たちでさえそうだったのだから、いとこは一体どんな気持ちだったのだろうと、今にして思う。私たちには、少なくとも喧嘩相手がいた。たたんでも十分に大きい食卓があった。

問9　家族の団欒を大切にしたいとの思い。(17字)
問10　二十年以上前に他界した父への愛惜の情。(19字)

ラ熱は、死者が900人に近づき、いよいよ深刻だ。チシリツが最高90％という凶暴さに加え、根本的な治療法は確立されていない。1976年にウイルスが発見されてから最大規模の感染だという。治療にあたる医師たちの感染も伝えられる。スタッフの苦難に思うのは、野口英世のことだ。「宿敵」だったオウネツビョウの研究でアフリカに渡り、その病に倒れて命を落とした。終焉の地となったガーナは、エボラ熱の拡大している地域に近い。現地の医師に英世の面影を重ねれば、遠い国々のできごとも少し近くなる。「コレラ船」の時代より世界はぐっと狭くなった。人や物の行き交うところ、獰猛なウイルスは、いつどこへ飛び火しても不思議はない。

（朝日新聞2014年8月7日　天声人語）

〈第1問〉　左のカタカナを漢字に直し、意味を内に書きなさい。

(1) キゴ…漢字（　　）
　　…意味（　　）
(2) カンセンショウ…漢字（　　）
　　…意味（　　）
(3) ケンエキ…漢字（　　）
　　…意味（　　）
(4) チシリツ…漢字（　　）
　　…意味（　　）
(5) オウネツビョウ…漢字（　　）
　　…意味（　　）

〈第2問〉　左の太字（ゴシック）の漢字の読みと意味を内に書きなさい。

(1) 黒死病…読み（　　）
　　…意味（　　）
(2) 凶暴…読み（　　）
　　…意味（　　）
(3) 宿敵…読み（　　）
　　…意味（　　）
(4) 終焉…読み（　　）
　　…意味（　　）
(5) 獰猛…読み（　　）
　　…意味（　　）

19.

次の文章を読んで、後の問いに答えなさい。（なお、字数制限のある場合は、句読点も字数に含めます。）

叔母の三回忌の法要は、いとこの家で[a]イトナまれた。法要といっても叔母は無宗教だったから、お経を[1]わけでも、線香を[b]手向けるわけでもない。ただ、親戚一同が久し振りに顔を揃えて、くさぐさの思い出話に花を[2]だけである。そして会はいつの間にか、いとこの新築祝いのようになっていた。[c]カタムかんばかりに古かったその家は、叔母の死後、外壁の[d]煉瓦も美しい。[e]瀟洒な住宅に生まれ変わっていたのだ。

いとこの奥さんが三十人からの客に、[f]ジマンの料理の腕を[3]。まだ小さい娘たちがそれを手伝う。「厳しい父親なのよ」と奥さんが笑う。明るく、[g]セイケツな台所、陽当たりのよい居間。すべてがいとこ一家同様、好ましく思われた。

なかでも目を[4]のが、食堂にデンと置かれた、[h]無垢の大テーブルだった。厚さが十センチはあるだろうか。ケヤキの[i]褐色の[j]キハダがツヤツヤと輝いている。

---

(4)＝しゅうえん・①死に臨むこと。末期。臨終。②隠居して余生を過ごすこと。
(5)＝どうもう・性質が荒くたけだけしいこと。

⑲

問1　a＝営　b＝タム　c＝傾　d＝レンガ　e＝ショウシャ　f＝自慢　g＝清潔　h＝ムク　i＝カッショク　j＝木肌
問2　1＝あげる　2＝さかせた　3＝ふるう　4＝ひいた　5＝あげる
問3　大人になっても幼い頃の憧れに拘っている自分を少し恥じる心情。(30字)
問4　窮屈で居心地の悪い食事を強いる父の言動を迷惑に思う心情。(28字)
問5　家族など親しい人たちが集まってなごやかに時を過ごすこと。(28字)
問6　我が子を一晩でも手放したくない叔母の、いとこへの溺愛ぶり。(29字)
問7　初め＝大きな食卓　終わり＝のだろう。(各5字)
問8　引退を願う (5字)

イ（医院長に）お戻りになったばかりの時にすみません。

ウ（患者からの電話に）医院長は、今いらっしゃいません。

エ（患者に）○○の件、承りました。

オ（患者に）粗品をいただき、ありがとうございます。

問2 次の①～③の故事成語の意味として適切なものを、次のア～エからそれぞれ一つずつ選び、符号で答えなさい。

① 画竜点睛　② 漁夫の利　③ 玉石混交

ア 人生の栄華のはかないこと

イ 第三者が利益を独占してしまうこと

ウ 肝要な最後の仕上げ

エ よいものと劣ったものがまじって区別のないこと

問3 次の文から主語と述語を選び、符号で答えなさい。

ア社会生活では、イ仲間に ウ対する エマナーこそ オ大切だ。

問4 次の①～③の作品の冒頭文を次のア～エから、それぞれ一つずつ選び、符号で答えなさい。

① 源氏物語　② おくのほそ道　③ 平家物語

18.

次の文章を読み、各設問に答えなさい。

ア 月日は百代の過客にして、いきかふ年もまた旅人なり。舟の上に生涯を浮かべ、馬の口とらへて老いを迎ふるものは、日々旅にして旅をすみかとす。

イ いづれの御時にか、女御・更衣あまたさぶらひたまひけるなかに、いと、やんごとなき際にはあらぬが、すぐれて時めきたまふありけり。

ウ 祇園精舎の鐘の声、諸行無常の響きあり。沙羅双樹の花の色、盛者必衰のことわりをあらはす。おごれる人も久しからず、ただ春の夜の夢のごとし。

エ 春はあけぼの。やうやう白くなりゆき山ぎは、すこしあかりて、紫だちたる雲の細くたなびきたる。夏は夜。月のころはさらなり。

手もとの辞書にはなく、実物を見たこともないが、「コレラ船」という夏のキゴがある。外国航路の船舶で、コレラ患者が出て入港を止められ、沖に停泊している船をいう。《月明や沖にかゝれるコレラ船》日野草城。

1960年代頃まで本紙記事にも登場していた。

古来、人の移動とともに、カンセンショウは世界に散らばった。中世欧州をふるえ上がらせた黒死病（ペスト）は、アジアとの交易ルートから入ったらしい。この疫病をきっかけに、災いを水際で止めるケンエキが広まる。入境する者を40日間も止め置いて、発病の有無を確かめた」という。時は移り医学は進んだが、疫病相手の闘いは尽きない。西アフリカで新たな災いが広まっている。ギニア、リベリアなど4カ国のエボ

⑱

第1問

（1）＝季語・俳句などで季節を示すために詠み込むことを定められた言葉。

（2）＝感染症・ウイルス、細菌などの病原体が生体に侵入して引き起こされる病気。

（3）＝検疫・感染症の予防のため、人、貨物、家畜などの検査を行い、必要に応じて消毒、隔離などの措置をとること。

（4）＝致死率・ある疾患による死亡者数を患者数で割った数値。

（5）＝黄熱病・黄熱ウイルスが病原体である感染症。発熱、黄疸、嘔吐、肝臓、腎臓の障害をきたし、死亡率も高い。

第2問

（1）＝こくしびょう・ペストの和名。ペスト菌の感染による急性感染症。高熱、頭痛、めまいを起こし、皮膚は乾燥して紫黒色を呈する。死亡率が高く、かつて欧州では、たびたび流行した。

（2）＝きょうぼう・凶悪で乱暴なこと。

（3）＝しゅくてき・年来の敵。ずっと以前からのかたき。

ウ　成算　　エ　青酸

2　試合のタイセイが決まる。
ア　体勢　　イ　体制
ウ　大成　　エ　大勢

3　危険をオカす。
ア　冒　イ　犯　ウ　侵　エ　推

4　峠をコえる。
ア　請　イ　超　ウ　越　エ　踰

5　原文と訳文を比較タイショウする。
ア　対照　　イ　対象
ウ　対称　　エ　対償

問2　次の各文の傍線部について、カタカナは楷書の漢字に直し、漢字は読みを平仮名で答えなさい。

1　水質をケンサする。
2　ケンアクな雰囲気。
3　キズグチを消毒する。
4　ユウゲンな趣きのある庭。
5　キュウリョウ地帯に立つ団地。
6　湖畔のホテルに宿泊する。
7　遺漏のないように準備する。
8　温厚篤実な人柄。
9　成分を抽出する。
10　栄養をバランスよく摂取する。

17.
語句・文法・文学史の問題です。後の問いに答えなさい。

問1　次のア〜オの中で言葉遣いが違っているものの三つ選び、符号で答えなさい。
ア　（患者に電話で）医院長が、ご自宅に今日参られます。

問3　次の空欄に適切な語を入れ、熟語を完成させなさい。
1　暗中（　）索
2　（　）心伝心
3　画竜（　）睛
4　夏炉（　）扇
5　五里（　）中

問4　次の意味を表す言葉を後の選択肢から選び、記号で答えなさい。
1　社会的な義務や責任を果たせるようになるまでの猶予期間。
2　同じ種類のものの分類範囲。範疇。
3　評価。査定。
4　心の中のしこり・こだわり。劣等感。
5　修辞法。言葉を効果的に表現する技法。

ア　コンプレックス　イ　アンチテーゼ
ウ　アセスメント　　エ　モラトリアム
オ　テーゼ　　　　　カ　シニカル
キ　レトリック　　　ク　カテゴリー

17
問1　ア　ウ　オ
（解説）ア　「参られます」は「うかがいます」が正しい。ウ　「いらっしゃいません」が正しい。オ　「おります」は「結構なお品」などがよい。
問2　①＝ウ　②＝イ
③＝エ
問3　主語＝エ　述語＝オ
（解説）主語を示す助詞は「は」「が」以外にも「こそ」「も」などがある。
問4　①＝イ　②＝ア
③＝ウ
（解説）エ　は「枕草子」の冒頭。

問3　次のア～オの単語の意味を後の語群から選び、記号で答えなさい。

ア　アセスメント　イ　カタルシス
ウ　イリュージョン　エ　コンセプト
オ　パラドックス

語群　A　幻想　B　逆説　C　評価
　　　D　概念　E　浄化作用

15.

問1　次の──線部に該当する漢字を選び、番号で答えなさい。

(1)　核のキョウイ
　①驚異　②脅威　③強意　④恐囲

(2)　条件にカナう
　①協　②叶　③適　④敵

(3)　土地カンがある
　①感　②観　③勘　④肝

(4)　損害のホショウ
　①補償　②補障　③保償　④保障

問2　次の──線部の漢字の読みとして正しいものを選び、番号で答えなさい。

(1)　十人十色
　①といろ　②としょく　③じゅういろ　④じゅっしょく

(2)　一期一会
　①いっかい　②いちえ　③ひとかい　④ひとえ

問3　次の（　）に入る語句を選び、文章を完成させなさい。

(1)　大声を上げて注意を（　）する。
　①喚起　②模索　③促進　④進展

(2)　確かな根拠に基づいて（　）を下す。
　①肯定　②限定　③確定　④断定

問4　次の──線部に該当する最も適当な漢字を選び、番号で答えなさい。

(1)　興味──々　①心　②深　③津　④進

(2)　厚顔無──　①恥　②知　③智　④稚

(3)　意味深──　①重　②張　③長　④超

問5　次の俳句の作者は誰か。下の選択欄から番号で答えなさい。

(1)　名月や　池をめぐりて　夜もすがら

(2)　をととひの　へちまの水も　取らざりき

(3)　朝顔に　つるべとられて　もらい水

〔①松尾芭蕉　②与謝蕪村
　③正岡子規　④加賀千代女〕

16.

次の設問に答えなさい。

問1　次の各文の傍線部について、正しい漢字を下の選択肢からそれぞれ選び、記号で答えなさい。

1　運賃をセイサンする。
ア　清算　イ　精算

---

⑮

問1　(1)=②　(2)=③
問2　(1)=①　(2)=①
問3　(1)=①　(2)=④
問4　(1)=③　(2)=①　(3)=④
問5　(1)=①　(2)=②　(3)=③

⑯

問1　1=イ　2=エ
　　3=ア　4=ウ
　　5=ア

問2　1=検査　2=険悪
　　3=傷口　4=幽玄
　　5=丘陵　6=こはん
　　7=いろう
　　8=とくじつ
　　9=ちゅうしゅつ
　　10=せっしゅ

問3　1=模　2=以
　　3=点　4=冬
　　5=霧

問4　1=エ　2=ク
　　3=ウ　4=ア
　　5=キ

267

【友人の家で、その家の人に夕食を勧められて】
「ありがとうございます。それでは、お言葉に甘えて（　）ます。」
1　いただき　2　お食べし
3　召し上がり　4　お伺いし（うかがいし）

4　急がば回れ
5　猿も木から落ちる

12. 次の──線部を漢字で書きなさい。

① 能にはジョハキュウがある。
② ムツキを手縫いする。
③ 子どもをヨウチエンに入れる。
④ アクジュンカンに陥る。
⑤ 解決にフカケツな条件。
⑥ 人間にとって、死はフカヒだ。
⑦ カクカゾクの時代。
⑧ ケンビキョウで観察する。
⑨ カンゴカンを書く。
⑩ フォントウな発言を訂正。
⑪ 結論をボウトウに述べる。
⑫ あまりにもセンパクな考え。
⑬ フエテな科目を克服する。
⑭ 甲状センに異常がみられる。
⑮ 豊かな語イ力を持つ人。

13. 次のことわざの意味として適当なものをア〜クの中から選び、記号で答えなさい。

1　医者の不養生
2　とびがたかを生む
3　犬も歩けば棒に当たる

ア　何事も人よりも先に行えば、有利な立場になれる。
イ　平凡な親から非凡な才能の子が生まれる。
ウ　どんな名人でもまれに失敗することがある。
エ　専門家は、かえって自分のことにはかまわない。
オ　幸福な気分でいれば、実際に幸福がやってくる。
カ　わずかな元手で大きな得をする。
キ　確実な道をとる方が、かえってはやい。
ク　行動すれば、何か災いや幸せにあうものだ。

14.

問1　次の各文の傍線部を漢字に直しなさい。楷書で丁寧に書くこと。
ア　妹を愛ショウで呼ぶ。
イ　教育機カンが発達する。
ウ　月刊紙にキ稿する。
エ　生物学の講ギを聴く。
オ　親のイ光を利用する。

問2　次の傍線部の読みをひらがなで答えなさい。
ア　地図を添付する。
イ　文化を踏襲する。
ウ　いちだんと拍車をかける。
エ　謙虚に受け止める。
オ　エビは甲殻類に属する。

浅薄　⑬＝不得手　⑭＝腺
⑮＝彙

⑬
1＝エ　2＝イ　3＝ク
4＝ウ　5＝キ
（解説）ほかの選択肢に該当することわざや故事成語を参考までにあげる。
ア　先んずれば人を制す
オ　笑う門には福来たる
カ　海老（えび）で鯛（たい）を釣る

⑭
問1
ア＝称　イ＝関　ウ＝寄
エ＝義　オ＝威
問2
ア＝てんぷ　イ＝とうしゅう
ウ＝はくしゃ　エ＝けんきょ
オ＝こうかく
問3
ア＝C　イ＝E　ウ＝A
エ＝D　オ＝B

問6 次の漢字は、同じ部首がつくことで別の漢字になる。その部首はどれか。

化　之　牙　可　古

1　やまいだれ　　　2　のぎへん
3　おんなへん　　　4　なべぶた
5　くさかんむり

問7 「回顧─追憶」の関係にある組み合わせはどれか。

1　対立─妥協　　　2　解散─集合
3　栄誉─恥辱　　　4　混乱─秩序
5　庶民─大衆

問8 使うべき敬語で、明らかに間違ったものはどれか。

1　またお目にかかれれば幸いです。
2　私は患者様を診察室までご案内になりました。
3　こちらに山田様はおいでになりますか。
4　それでは、お茶を召し上がってお休みください。
5　さっそくお話をおうかがいします。

問9 次の言葉の意味はどれか。

「口幅ったい」

1　おしゃべりで、何でも話す
2　つらくて言いたくない
3　口が重くてよく話せない
4　言うことが身の程を知らない
5　口先ばかりで真実味がない

問10 次の慣用句の空欄に共通する言葉はどれか。

（　）がつく・（　）を洗う・あげ（　）を取る

1　腰　　2　手　　3　足
4　肩　　5　指

11.

【　】のような場面において、（　）に入る敬語を使った適切な言い方を一つ選んで、番号で答えなさい。

1
【新聞部の取材で校長先生にインタビューして】
校長先生は、この学校のよさはどんなところだと（　）か。

（1　お考えしています　2　お考えです
3　考えております）

2
【面接の場で、高校生活で印象に残っていることを聞かれて】
「新聞部の取材で、小説家の○○先生と（　）たことが印象に残っています。」

（1　話された　2　お話しいただい
3　お話し）

3
【一人暮らしを始めたという年上のいとこに電話で】
「今度、弟と一緒に、おうちに（　）てもいいですか。」

（1　お邪魔になっ　2　伺（うかが）っ

⓫
1＝選択肢2　　2＝選択肢3
3＝選択肢2　　4＝選択肢1

（解説）問1は主語が「校長先生」なので尊敬語を使う。ほかはすべて主語が自分なので謙譲語を使用する。ただし問3については選択肢3「お伺いし」も謙譲表現だが、「おうちにお伺いし」という表現は年上のいとこに対しては過剰敬語となり、不適と考えられる。一般に動詞の連用形の前後に「お〜になる」（お聞きになる）を付けると尊敬、「お〜する」（お聞きする）を付けると謙譲表現になる。また単独の敬語動詞として「おっしゃる」（「言う」の尊敬語）、「伺う」（「聞く、訪問する」の謙譲語）などもある。なお、「お伺いする」は二重の謙譲表現になり、この場合は過剰敬語にあたると考えられる。

⓬
①＝序破急　②＝襦袢　③＝幼稚園　④＝悪循環　⑤＝不可欠　⑥＝不可避　⑦＝核家族　⑧＝顕微鏡　⑨＝看護観　⑩＝不穏当　⑪＝冒頭　⑫＝

9.

文学史に関する次の問いに答えなさい。

問1 次の文章の ア ～ ウ に入れるのに最も適当なものを、次の中からそれぞれ一つずつ選びなさい。

自然主義文学全盛期に、夏目漱石と森鷗外はそれぞれ独自の道を歩んだ。 ア で文壇に登場した漱石は、その後、初期三部作である『三四郎』 イ 『門』において、自我に苦しむ知識人を描いた。鷗外も漱石に呼応するように、『三四郎』を意識した ウ を発表した。

a 『高瀬舟』　b 『青年』
c 『吾輩は猫である』　d 『それから』
e 『草枕』

問2 次の文章の ア ・ イ に入れるのに最も適当なものを、次の中からそれぞれ一つずつ選びなさい。

大正末期から昭和の初めにかけてプロレタリア文学運動が盛んになった。プロレタリア作家としては、『太陽のない街』を書いた ア 、『海に生くる人々』を書いた イ らがいた。

a 葉山嘉樹　b 小林多喜二
c 中野重治　d 徳永直
e 平林たい子

10.

問1から問10の各問題に答えよ。

問1 二字熟語の組み立てが「緩急」と同じものはどれか。
1 父母　2 換気　3 飢餓
4 潮風　5 国営

問2 三字熟語の作り方が「序破急」と同じものはどれか。
1 未成年　2 感受性　3 真善美
4 超一流　5 倫理観

問3 間違った四字熟語はどれか。
1 理路整然　2 不眠不救
3 自縄自縛　4 温厚篤実
5 意気投合

問4 冬の季語はどれか。
1 夜長　2 春眠　3 団扇
4 小春　5 潮干狩り

問5 間違った漢字を使ったものはどれか。
1 横車を推す　2 根掘り葉掘り
3 虎の尾を踏む　4 借りてきた猫
5 心血を注ぐ

---

❾

問1 ア＝c　イ＝d　ウ＝b
問2 ア＝d　イ＝a

❿

問1 1
（解説）「緩急」は反対の意味を持つ漢字の組み合わせ。

問2 3
（解説）「序破急」は三字ともそれぞれ独立した意味を持つ漢字の組み合わせ。

問3 2
（解説）「不眠不休」が正しい。

問4 4
（解説）「夜長」は秋、「春眠」「潮干狩り」は春、「団扇（うちわ）」は夏の季語。

問5 1
（解説）「横車を押す」が正しい。

問6 5

問7 5
（解説）ほぼ同じ意味の熟語を選ぶ。

問8 2
（解説）「ご案内いたしました。」が正しい。

問9 4

問10 3

問4 傍線④「そこにいわば煮つめられた人生がある」とはどういうことか。その説明としてもっとも適切なものを、次の中から一つ選んで、記号で答えなさい。

ア 賭博とは、人生のなかでもっとも熱く燃えたぎる場面であるということ。

イ 賭博とは、人生における熱中のように、中毒性を持った存在であるということ。

ウ 賭博では、人生で味わう充実感以上の興奮を味わうことができるということ。

エ 賭博では、人生の濃密な瞬間に得られるのと似た感覚を味わうことができるということ。

問5 傍線⑤と同じ意味の「おく」を次の選択肢から一つ選び、記号で答えなさい。

ア ここに荷物をおいてください。

イ そのことを念頭において判断する。

ウ 攻撃にウエイトをおいて試合する。

エ 彼女をおいて他に適任者はいません。

問6 傍線⑥の〈ある〉と同じ用法の〈ある〉を次の選択肢の傍線部から選び、記号で答えなさい。

そのことがァありました。

ィある日の午後のこととで、ゥありました。

問7 空欄X、Y、Zに入るもっとも適切な言葉を、次の中からそれぞれ一つずつ選び、記号で答えなさい。

ア 人生　イ 肉体　ウ 文化　エ 宗教　オ 秩序　カ 現実

問8 本文を二つの意味段落に分けた場合、後段はどこからか。後段の初めの五文字を抜出しなさい。（句読点は含まない）

問9 次の各文について、本文の内容に合っていればA、合わなければBと記号で答えなさい。

ア 人間の行うことは、運やつきに支配される博奕の要素を持つということができる。

イ 自分の思うようにならないのが人の世の常態なのだから、結果を素直に受け入れることが大切である。

ウ 希望と違った結果にくよくよするより、博奕のように、大事を決行する際の戦慄と快感を重視するべきだ。

エ 人生は思い通りにならないものだという前提に立って、努力し前進し、そこから何かをつかむことが大切だ。

ではなく、したがって人生でもなくなるでしょう。
このような人生に処するには、どうすればよいかと
いう問題ですが、それについては別に名案はないとい
うほかありません。

むろん、右にのべたような人生のいわば裸の素地は、
決して、僕らを満足させるものではありません。こ
れを何とか僕らの納得ゆくようなものにしたい、その
不確実、不安定な性格を、少しでも安定した確かなも
のにしたいという要求からさまざまの（　X　）が生
まれ、そのお蔭で、僕らは力と自然法則の支配する動
物の世界とは、かなり離れた、正義と公平が、建前と
しては、支配する文明の社会に住んでいることは事実
です。

しかし、一方から考えると、文明や文化が僕らの生
の根本条件を変えることができない以上、人生が本題
において、太古と同様に、自然と偶然の支配をうける、
未知の要素に満ちた冒険であることに変わりはないの
です。

生きることに関する知恵が、もしあるとすれば、そ
れはこのような生の素地をいつも忘れず、しかも高い
理想をもって現実に臨むことでしょう。「思うように」
ならないことが、人生の常態であることを知りながら、
自分の「思うこと」が（　Y　）とふれあい、両方の
摩擦から、新しい別のものが生まれる過程を大切にす
ることです。それが（　Z　）から何かを本当に貰う、
一番たしかなやりかたと思われます。

（中村光夫『老いの微笑』より。問題作成上改めたところ
がある）

注　山門の衆徒＝比叡山の僧兵

問1　傍線①「鴨川の水と双六の賽」とあるが、その
内容を的確に言い換えた語句を、問題文中から五
字以内で抜き出しなさい。（句読点も一字と数え
る）

問2　傍線②「この当然を不当と考えるのもまた僕ら
にとって自然です」とあるが、どういうことか。
説明として正しいものを次の選択肢から一つ選び、
記号で答えなさい。

ア　人間は、自分の考えを実現するために努力す
るから、人生は自分の考え通りにはいかないと
いう生の条件に納得できないのも道理だという
こと。

イ　人生にはギャンブル的な要素があるが、人が
計画を立てるときにギャンブルをしている気持
ちはないので、結果を不当だと感じるのも当然
だということ。

ウ　現代社会は公正と正義の支配する社会なので、
正義を求めた結果が思い通りにならないと、公
正さに欠けると不満が出るのも納得できるとい
うこと。

エ　人間は、自分の考えに従い実現可能だと信じ
て行動するので、思い通りにいかないときに理
解不能になるのも自然の感情だということ。

問3　傍線③〈られ〉について、次の選択肢の傍線部
から同一用法のものを一つ選び、記号で答えなさ
い。

ア　もう帰られるのですか。
イ　人に道を聞かれる。
ウ　一人でお使いに行かれる年になった。
エ　秋が感じられるこの頃です。

問9　ア＝A　イ＝B
　　　ウ＝B　エ＝A

8. 次の文章を読んで、後の問いに答えなさい。

むかしある権勢並びない法皇が、意のままにならぬものとして、①鴨川の水と双六の賽、それに山門の衆徒をあげたそうですが、これは考えようによれば、いまも真実です。

鴨川の水とは、つまり自然現象ですが、自然が僕らの意にまかせないのは、毎日の天気で、経験していることです。

僕らの肉体もまた自然の一部であり、それが健康に生きたり、病気したりするのも、一種の自然現象と考えられますが、そうなれば僕らの生命も——もっとも貴重でありながら——僕らの自由にならないものの随一です。

すでにこの一番大切なものが、思うにまかせぬ以上、人生が僕らの考える通りに運ばないのは当然のことでしょう。

しかし②この当然を不当と考えるのもまた僕らにとって自然です。

自分の考えにしたがって生き、正しいと信ずることを行なうために、僕らの本然に備わった要求であり、それを実現するために僕らはさまざまな計画をたて、努力も惜しみません。人生の意味あるいは生き甲斐はここにあると一般にされていますが、その計画と、それによって実現し得た結果とは、いつも必ず食い違います。

計画は、それが現実を、正確に土台にしているだけ、成功の可能性が高い筈ですが、現実の完全な認識の上にこのような計画をたてることは人間の能力を超えたことです。

だから僕らが何かことを行なうときは、必ず不完全な計画で、充分に知ることのできない現実にいどみ、さまざまの危険を冒し、ときには挫折を経験しながら、やって行くほかはないので、どんなに周到に準備されても、冒険なしにすまされぬところに、実行の本題がありますが、これはすべて人間のすることは賭の一面を、運に支配される博奕の要素を持つとも言いかえ③られます。

賭博という、冷静に考えれば損にきまっている遊びが、しばしば人々を夢中にさせるのは、④そこにいわば煮つめられた人生があるからでしょう。

偶然というか、運というか、眼に見えぬ何かに挑み、ともかくそれを支配する、あるいはつきとぶか、金銭というはっきりした形で勝をしめようとするとき、人は人生の大事を決行するときに似た、戦慄と快感を味わう筈で、この日常生活では得られぬ充実した生の感覚が(たとえ本当は贋物であっても)賭博の最大の魅力なのでしょう。

さて山門の衆徒は、宗教的権威を背景にする暴力集団と考えれば、現代の僕らの生活にも決して無縁でない筈ですが、これは少し性質がちがうので、しばらく⑤おくことにします。

しかし前の二つだけでも、この「思うようにならぬもの」は、僕らのおかれた生の条件を象徴しているように思われます。

僕らはその機能を充分意識することもできない頼りない自然物である肉体を頼りに、不完全な認識しかできない外界に戦いをいどみ、それを自分の「思うように」するために生きているので、このような僕らの欲求は、みたされないのが、むしろ当然なのです。

人生という博奕で、もし賽の目が僕らの思いのままに出続けるようなことがあったら、それはすでに博奕

---

❽

問1　自然と偶然

問1
(解説)「鴨川の水とは、つまり自然現象」、賭博については「偶然というか、運というか」という表現に着目。

問2　ウ

問3　ア
(解説)傍線③の「られ」は可能の助動詞。アは尊敬、イは受け身、ウは可能、エは自発の助動詞。

問4　エ
(解説)傍線④の直後の段落に説明されている。

問5　エ
(解説)傍線⑤の「おく」は「さしおく」「除く」「見捨てる」などの意の「措く」。ア、イ、ウはすべて「置く」の意。エのみ「措く」の意。

問6　ウ
(解説)傍線⑥の「ある」は形式(補助)動詞で動詞本来の意味はない。アは動詞、イは連体詞、ウは形式(補助)動詞。

**問7　X＝ウ　Y＝カ
Z＝ア**

問8　このような
(解説)前段は具体例、後段は筆者の意見。

7. 次の設問に答えなさい。

① あちこち忙しく走り回ること
→ □奔□西□

② はじめに決めたことを最後まで貫き通すこと
→ □初□貫徹

③ 頼るものがなく、一人ぼっちで助けのないさ
ま
→ □孤□無□

④ 非常にくるしい戦いをすること
→ 悪戦□□

⑤ 宇宙に存在する一切のもの
→ □羅万□

問1 次の表現で、正しいものはどれですか。次から一つ選び、記号で答えなさい。
ア 歯目をはずす。
イ 武者修業に出る。
ウ すでに疲労困憊だ。
エ 末後の水をとらせる。

問2 次の表現で、誤っているものはどれですか。次から一つ選び、記号で答えなさい。
ア 君子は食言せず。
イ 腹が煮えかえる。
ウ 内職で糊口をしのいだ。
エ 首をかしげる。

問3 四字熟語「一知半解」の正しい意味を、次から一つ選び、記号で答えなさい。
ア 十分に理解できていないこと
イ なかなか解決策が見つからないこと
ウ 少し聞いただけで大体理解すること
エ 相手の悩みを半分解決すること

問4 次の四字熟語の表記で、正しいものはどれですか。次から一つ選び、記号で答えなさい。
ア 晴天白日　イ 一連托生
ウ 半信半擬　エ 不倶戴天

問5 次の（　）に入らない言葉はどれですか。次から一つ選び、記号で答えなさい。
（　）が差す
ア 眠気　イ 嫌気
ウ 間　エ 光

問6 次の表現で、正しいものはどれですか。次から一つ選び、記号で答えなさい。
ア 先生に、拝見していただきました。
イ 先生は、なにか飲みますか。
ウ 先生に、ご覧いただきました。
エ 先生が、ご案内いたされます。

問7 次の──線「れる」の中で、性質の異なるものはどれですか。次から一つ選び、記号で答えなさい。
ア 謎が解き明かされる。
イ 名前を呼ばれる。
ウ 故郷での日々がしのばれる。
エ 突然雨に降られる。

---

❻
問1
エ
問2
①＝東、走 ②＝初、③＝立、援 ④＝苦、闘 ⑤＝森、象

❼
問1
ウ
（解説）アは「羽目」、イは「修行」、エは「末期」が正しい。
問2
イ
（解説）イは「腹（はらわた）が煮えくり返る」が正しい。
問3
ア
問4
エ
（解説）アは「青天白日」、イは「一蓮托生」、ウは「半信半疑」が正しい。
問5
ウ
（解説）「魔が差す」が正しい。
問6
ウ
（解説）アは「ご覧いただきました」、イは「召し上がりますか」、エは「案内してくださいます。」が正しい。
問7
ウ
（解説）ア、イ、エは受け身の助動詞。ウのみ自発の助動詞。

3.

次の言葉に関する問1～3について、それぞれ答えなさい。

問1 二つの文を適切な接続詞でつなぎなさい。

① 彼は熱心だ。□□、ゲームに関してだけだがね。

② 自分なりに頑張った。□□、よい結果が出ない。

③ やあ、ひさしぶり。□□、お父さんはお元気ですか。

④ 雪が降ってきた。□□、強い風まで吹いてきた。

⑤ インフルエンザに罹った。□□、外出ができない。

問2 □の中に、漢数字を補って四字熟語を完成しなさい。

⑥ □人□色　⑦ □寒□温　⑧ □臓□腑

問3 慣用表現の傍線部の間違いを正しなさい。

⑨ 痛くもない腹をなでられる

⑩ 命の危険を投げ打って

4.

次の各文における――線部の漢字の読み仮名を書きなさい。

1 変更点について緊急に連絡する。

2 相手の発言の意図を悟る。

3 細菌の培養に取り組む。

4 この先は、緩い坂になっている。

5 薬品の用途を確かめる。

5.

次の①～⑤の各文には一カ所ずつ誤字がある。例にならって間違っている漢字を一文字ずつ抜き出し、→の下に正しく書き直しなさい。

（例） 昨日、病院で偶然旧友に出会った。（隅 → 偶 ）

① 我が町は、有名人を多く配出している。

② 彼はいつも多数派意見に不和雷同している。

③ 世界の違人の伝記を弟に読ませる。

④ 天文台の望遠鏡で天体観側を行う。

⑤ 伝染病に寒染するのを防ぐため、手洗いを励行する。

6.

次の問いに答えなさい。

問1 次の慣用句の意味を次から選び、記号で答えなさい。

① 言葉を濁す　② 敷居が高い

③ しのぎを削る　④ 気が置けない

⑤ お茶を濁す

ア 曖昧な言い方をする

イ その場を適当にごまかす

ウ 遠慮をする必要がない

エ 激しく争う

オ 義理などを欠き、行きにくい

問2 □に漢字を入れ、文の意味を表す四字熟語を完成させなさい。

---

❸

問1
①＝ただし　②＝しか
し（だが、けれども、でも）
③＝ところで（ときに）
④＝おまけに（そのうえ）
⑤＝だから（それゆえ）

問2
⑥＝十、十　⑦＝三、四
⑧＝五、六

問3
⑨＝探られる
⑩＝顧みないで

❹

1＝きんきゅう　2＝さと
（る）　3＝ばいよう　4＝ゆ
（い）　5＝ようと
(解説) これらの漢字は書くことともできるようにしておこう。

❺

①（配→輩　）
②（不→付　）
③（違→偉　）
④（側→測　）
⑤（寒→感　）

(解説) これらの熟語は書けるようになるだけでなく、また意味も理解しておこう。
「輩出」続々と連なり出ること。才能あるすぐれた人材にいう。
「付和雷同」自分に一定の見識がなく、ただ他の説にわけもなく賛成すること。

て適当なものを次の①〜⑤の中から一つ選び、そ
の番号を書きなさい。

① 心優しい金持ちの農家として、多くの人に慕
われ頼りにされること。

② 農家のリーダーに勝手に祭り上げられ、様々
な仕事を押し付けられること。

③ 真面目で誠実な農家として、地域の人々に信
頼してもらおうと大々的に宣伝すること。

④ 熱心で研究心にあふれた農家として、大げさ
に持ち上げられ報道されること。

⑤ 金儲けのことしか関心がない貪欲な農家とし
て、多くの人々の偏見にさらされること。

問3 傍線部②「自分の一身上の鬱憤をはらした」と
あるが、「私」の「一身上の鬱憤」とは何か。本
文の内容から考えて、三十字以内で書きなさい。

問4 傍線部③「あの、芭蕉翁の古池の句を理解でき
た」とあるが、「私」は「芭蕉翁の古池の句」を
どのように理解したのか。四十字以内で書きなさ
い。

問5 傍線部④「名物にうまいものなし」とあるが、
この句の无文口の意味として適当なものを、次の
①〜⑤の中から一つ選び、その番号を書きなさい。

① 皆がもてはやす有名な俳句にろくなものはな
い。

② 名作といわれる俳句の本当の良さを分かる人
は少ない。

③ 偉い俳人の詠んだ俳句でも取るに足らない句
もある。

④ 芭蕉の名作を真似て素人が俳句を詠んでも必
ず失敗する。

⑤ その地方で評判になっている俳句に優れたも
のはない。

問6 傍線部⑤「一鳥啼きて山さらに静かなり」とあ
るが、これはどういう情景を述べたものか。次の
①〜⑤の中で適当なものを一つ選び、その番号を
書きなさい。

① 鳥の威厳に満ちた一声が山に響き渡ることに
よって、他の生き物の声がぴたりと止む緊張感
がみなぎる情景。

② 鳥が一声鳴いてもそれに答える声がしないこ
とによって、生き物の孤独や自然の厳しさが実
感できる情景。

③ 静けさの中に一羽の鳥が鳴いて飛び立つこと
によって、別れの哀しさがしみじみと伝わって
くる情景。

④ 朝早く一羽の鳥が鳴きだすことによって、静
かだった山が活き活きと始める躍動感に満ち
た情景。

⑤ 山が静まり返る中に鳥の一声が響き渡ること
によって、さらにものさびしい感じが深まる情
景。

問7 傍線部⑦「破格の着想」とあるが、その内容を
具体的に説明した語句を、本文中から十一字で抜
き出しなさい。

とたんに私は、あの、芭蕉翁の古池の句を理解できた。③私には、あの句がわからなかった。どこがいいのか、さっぱり見当もつかなかった。④名物にうまいものなし、と断じていたが、それは私の受けた教育が悪かったせいであった。あの古池の句に就いて、私たちは学校で、どんな説明を与えられていたか。森閑たる昼なお暗きところに蒼然たる古池があって、そこに、どぶんと（大川へ身投げじゃあるまいし）蛙が飛び込み、ああ、余韻嫋々（じょうじょう）、⑤一鳥啼きて山さらに静かなりとはこの事だ、と教えられていたのである。なんという、思わせぶりたっぷりの、月並な駄句であろう。いやみったらしくて、ぞくぞくするわい。⑥鼻持ちならん、と永い間、私はこの句を敬遠していたのだが、いま、いや、そうじゃないと思い直した。どぶうん、なんて説明をするから、わからなくなってしまうのだ。余韻も何も無い。ただの、チャボリだ。いばば世の中のほんの片隅の、実にまずしい音なのだ。貧弱な音なのだ。芭蕉はそれを聞き、わが身につまされるものがあったのだ。古池や蛙飛び込む水の音。そう思ってこの句を見直すと、わるくない。いい句だ。当時の談林派のにやけた※マンネリズムを見事に蹴飛ばしている。いわば⑦破格の着想である。月も雪も花も無い。風流もない。ただ、まずしいものの、まずしい命だけだ。当時の風流宗匠たちが、この句に愕然（がくぜん）としたわけも、それでよくわかる。在来の風流の概念の破壊である。革新である。いい芸術家は、こう来なくっちゃ嘘だ、とひとりで興奮して、その夜、旅の手帳にこう書いた。

「山吹や蛙飛び込む水の音。其角、⑧ものかは。なんにも知らない。われと来て遊べや親の無い雀。すこし近い。でも、あけすけでいや味。古池や、無類なり」

（太宰治「津軽」による）

◎芭蕉の古池の句…古池や蛙（かわず）飛びこむ水の音

※談林派…西山宗因らを中心にして江戸時代に栄えた俳諧の一派。

※マンネリズム…芸術家が一定の技法や形式を惰性的に繰り返すだけで、独創性や新鮮みを失うこと、またその状態。

※其角…宝井其角。江戸時代の俳諧師。松尾芭蕉の門に入り俳諧を学んだ。

問1　傍線部(6)「鼻持ちならん」、傍線部(8)「ものかは」の本文中の意味として適当なものを、それぞれ次の群の①〜⑤の中から一つずつ選び、その番号を書きなさい。

(6) 鼻持ちならん
① 不当で正義に反する。
② 前衛的で常識を逸脱している。
③ 不快で見聞きするに耐えない。
④ 卑屈でみじめな感じがする。
⑤ 難解で理解に苦しむ。

(8) ものかは
① 問題にならない。
② 甲乙つけがたい。
③ 敵としてあっぱれだ。
④ 完全に勝っている。
⑤ 惜しいが劣っている。

問2　傍線部(1)「篤農家としてあまり大きいレッテルをはられる」とはどういうことか。この意味とし

問4　蛙の飛び込む音を世の片隅の貧しい音と聞き、貧者の命と我が身を重ねた句と理解した。(40字)
（解説）芭蕉の「古池や」の句について、筆者が一般とは異なる解釈をしていることを読み取る。
問5　①
問6　⑤
問7　在来の風流の概念の破壊（11字）

3 科学を道具に使うことが原爆開発につながったことに対する反省からの帰結として認めつつも、社会における科学の有用性だけに関心が集まる風潮に警鐘を鳴らしている。

4 科学が原理の追究に偏りすぎたことで原爆開発の道具になってしまったことへの批判と受け止めつつも、科学を道具に使う傾向は改まっていないことを嘆かわしく思っている。

問10 E にあてはまる最も適切なものを、次の中から一つ選び、その番号を書きなさい。
1 よもや　　2 かえって
3 さぞかし　4 ともすれば

問11 F にあてはまる最も適切なものを、次の中から一つ選び、その番号を書きなさい。
1 科学の進歩に役立つ
2 文化の発展に役立つ
3 社会の拡大に役立つ
4 何の役にも立たない

2. 次の文章を読んで、後の問いに答えなさい。

小説家の「私」（太宰治）は、久しぶりに故郷の金木町（青森県）の実家に帰った。父は既に亡くなり、兄が跡を継いでいる。兄には、いろいろと迷惑をかけており、わだかまりが解けていない。「私」は、兄の長女の婿と世間話をしている。「私」は、婿に話しかける。

「この地方に、これは偉い、としんから敬服出来る
ような、隠れた大人物がいないものでしょうか。」
「さあ、僕なんかには、よくわかりませんけど、篤農家などと言われている人の中に、ひょっとしたら、あるんじゃないでしょうか。」
「そうでしょうね」私は大いに同感だった。「僕なんかも、理窟は下手だし、まあ篤文家とでもいったような痴（こけ）の一念で生きて行きたいと思っているのですが、どうも、つまらぬ虚栄などもあって、常識的な、きざったらしい事になってしまって、ものになりません。しかし、篤農家も、 E だめになりはしませんか」
「そう。そうです。新聞社などが無責任に矢鱈（やたら）に騒ぎ立て、ひっぱり出して講演をさせたり何かするので、せっかくの篤農家も妙な男になってしまうのです。有名になってしまうと、駄目になります」
「まったくですね」私はそれにも同感だった。「男って、あわれなものですからね。名声には、もろいものです。ジャアナリズムなんて、もとをただせば、アメリカあたりの資本家の発明したもので、いい加減なものですからね。毒薬ですよ。有名になったとたんに、たいてい腑抜けになっていますからね」私は、へんなところで、自分の一身上の鬱憤をはらした。「こんな不平家は、しかし、そうは言っても、内心では有名になりたがっているというような傾向があるから、注意を要する。」
ひるすぎ、私は傘さして、雨の庭をひとりで眺めて歩いた。一木一草も変っていない感じであった。こうして、古い家をそのまま保持している兄の努力も並たいていではなかったからうと察した。池のほとりに立っていたら、チャボリと小さい音がした。見ると、蛙（かえる）が飛び込んだのである。つまらない、あさはかな音である。

---

❷

総じて記述問題は制限字数の九割以上十割以内でまとめる。また抜き出し問題は、解答の際の大きな手がかりになるので活用しよう。

問1 (6)＝③ (8)＝①
（解説）(8)「ものかは」の「もの」は名詞、「かは」は係助詞「か」に係助詞「は」がついたもので、反語を表す。「大したことではない。ものの数ではない。」などの意。

問2 ④
（解説）「篤農家」は「熱心で研究的な農業者。」のこと。

問3 小説家として有名になりたいと思いながらも果たせない心中の不満（30字）
（解説）「鬱憤」は「心に積もる怒り。抑えに抑えたうらみ。」などの意。傍線部直後の文中にある「内心では有名になりたがっている」という記述に注目する。

3 アインシュタインだとしても

4 アインシュタインでなくても

問3 傍線②の内容の説明として最も適切なものを、次の中から一つ選び、その番号を書きなさい。

1 科学者は、実験の結果がイメージ通りでないときに、芸術家と同じように、感覚的に仮説を変更すること。

2 科学者は、直感的な発想から筋道を立てて理論を組み立てる際に、実際の計算や実験の結果を尊重すること。

3 科学者は、試行錯誤を繰り返せば、いつかは計算や実験の結果が予想通りになるはずだと考えること。

4 科学者は、現象を統一的に説明することを目指しており、既に発見された自然の法則は疑わないこと。

問4 A にあてはまる最も適切なものを、本文中から三字を抜き出して書きなさい。

問5 B にあてはまる最も適切なものを、本文中から三字を抜き出して書きなさい。

問6 C にあてはまる最も適切なものを、本文中から二字を抜き出して書きなさい。

問7 D にあてはまる最も適切なものを、次の中から一つ選び、その番号を書きなさい。

1 もちろん　　　2 あるいは

3 しかも　　　　4 ましてや

問8 傍線③の内容の説明として最も適切なものを、次の中から一つ選び、その番号を書きなさい。

1 科学者が好奇心に基づいて研究の自由を主張するばかりで、社会からの期待や評価に関心を持たなくなること。

2 科学者が研究に全てをささげる一方で、創出した知識の使い方についての責任がなおざりになっても気にしなくなること。

3 科学者が研究に対して純真であろうとするあまり、社会の一員として認められなくなっても平然としていること。

4 科学者が人々の知識欲に応えることに気を奪われて、自然の法則を解明するという科学本来の目的を見失いがちになること。

問9 傍線④について、筆者はどのように考えているか。次の文章の空欄に入る内容として最も適切なものを、次の1～4の中から一つ選び、その番号を書きなさい。

「社会のための科学」がひろく言われるようになったことを、 空欄 。

1 科学と技術が近接している場合には原爆開発のようなことが起こり得るという教訓の共有として尊重しつつも、技術から遠い分野のことは見逃してしまっていると警告している。

2 原爆開発につながる原理を発見した科学者の責任を追及する世論を許容しつつも、何の害もないものだけを求めることが科学者の自由を奪っていると反発している。

学のための科学」に殉じているのだ。「文化としての科学」と言ってもいいかもしれない。科学は文化の一部門として、主として人々の精神的活動に寄与するためである。

その意味では純粋ではあるが、危うさもある。パンドラの箱と同様、箱を開けることのみに夢中になって、そこからどのようなものが飛び出してくるかについて一切頓着しなくなるからだ。そして、自分が創り出したものがいかに醜悪で害悪を与えるばかりではあっても、それを研究する自由はあって誰も阻止できないと言い、その使い方は社会の選択だから自分には責任がないとうそぶくことになる。それは無責任だと言えるのではないだろうか。社会と切り離された科学はないからだ。科学者も社会の一員であり、その選択に関与しているのは確かで自分に責任はないとは言えないのである。

また、応用から極めて遠い分野なら、そのような懸念は不必要だが、技術に近接している場合には、どのように科学が使われるかを予想する心構えが求められる。「道具としての科学」という側面が避けられなくなる。原理を求める科学そのものが目的なのではなく、科学を道具に使うということに陥りやすくなるからだ。マンハッタン計画における原爆の開発は、そのような科学の「デンケイテキな利用であった。核分裂の連鎖という原理的な科学の法則はわかっていて、それをいかに効率的に爆弾として実現するかに科学が動員されたからだ。

現在は、「社会のための科学」が広く言われるようになった。科学の社会的効用（社会に役立つ）という意味もあるが、広く社会との関係を強く意識した科学研究であるべきという意見である。社会との接点や社

会への還元を意識すること、社会からの信頼や付託に応えられること、社会的要請に応じることなど、現実社会との関係を抜きにした科学はないというわけだ。単なる「道具としての科学」ではなく、積極的に科学の社会的機能を考える上では重要な観点である。しかし、 E 社会や技術開発に役立つ科学に偏りがちになることを用心しなければならない。科学研究が国家の「庇護を受け、知的財産という側面が強調されるようになり、現実社会における科学の有用性のみが問われるような状態になりつつあるからだ。ニュートリノの検出でノーベル賞を授与された小柴氏に対して新聞記者が最初に発した質問は、「ニュートリノはどんな役に立つか？」であった。（それに対し、小柴氏は言下に「 F 」と答えたそうだ）。「社会のための科学」は社会的実利のことではなく、社会に息づく文化への寄与としての科学であることこそが科学の不可欠な要件なのではないだろうか。

もっとも、「科学のための科学」であっても「社会のための科学」と本質的な違いはないとも言える。文化の創造も社会のためであり、科学は社会とは無縁に存在するものではないからだ。

（池内了「科学・技術と現代社会」から。）

問1　ア～オの傍線部分を、カタカナは漢字で、漢字はひらがなで書きなさい。

問2　傍線①を言いかえた表現として最も適切なものを、次の中から一つ選び、その番号を書きなさい。
1　アインシュタインでないなら
2　アインシュタインでないと

（解説）問3、問9の正解以外の選択肢は、いずれも後半部分に問題文に合致しない不適切な内容が記述されている。

問題

1.

次の文章を読んで、あとの問いに答えなさい。

科学の研究の発端は、科学者個人の好奇心に基づいている。「なぜそうあるのか」を問い質そうとする心の働きである。アインシュタインは子どもの頃、磁石の動きを見てその「ア フシギさをずっと忘れないでいた」という。アインシュタインならずとも、見えない部分で何が起こり、どのような仕組みが働いているのかを知りたいと誰しもが思う。それは人間が獲得した未知のものへの探求心であり、なんとかしてその謎を明らかにしたいという願望が研究に駆り立てるのである。

そこには想像力が重要な役割を果たしている。科学の発想は想像力に基づく。「仮説」が出発点となるからだ。「仮説」は現象を統一的に説明できるよう設けた仮定のことであり、最初の段階で何らの「イ コンキョ」を持たない。その意味では、出発点において全く同じであるからだ。このような発想が起こるに際して、実験による現象を見つけて、思考実験によって、旧理論の矛盾を見つけて、さまざまな契機がある。また、思いつき、勘、インスピレーション、ひらめき、というようななんとも形容しがたい心的過程を経ており、その背景には見えない部分で起こっている事柄に対する意識せざる想像力が働いていると考えてよいだ

ろう。

そのようないささか漠とした想像が土台となり、そこから論理を組み立てて筋道をつけ、実験や理論の構築へと進んでいく。その思考過程においては、常にある種のイメージを頭に生起させて試行錯誤を続けている。そのイメージと実際の計算や実験結果が生じた場合、想像していた仮説を変更するか、論理の筋道をたどり直すか、計算や実験を再構築するか、のフィードバックが入る。②ここにおいて科学者は真実に忠実である。例えば、仮説が間違っていると気づけば、それに固執するのではなく、素直に変更する。イメージ通りでなければ必ず違和感を持つから、潔く新しい仮説に乗り換えもする。この作業も芸術家に似て極めて感覚的なように見えるが、論理に従うとはそのような過程が自然に進むということでもあるといえる。

つまり、知識の創出においては、│A│によって問題に気づき、│B│によって仮説を抱き、│C│性によって筋道を鍛え上げるというプロセスをとっており、その各々の能力が科学的研究の要件となるのだ。

ところで、研究者の純真な意識において科学はいかなる意味を持っているだろうか。その第一は、純粋な好奇心のみに基づいた探求の欲求である。自然の法則を明らかにしたいとの一念で謎に挑んでいるからだ。結果やその応用については何ら気にせず、│D│名声や褒賞への欲望もなく、ひたすら研究に集中する。「科

解答

❶

問1 ア＝不思議　イ＝根拠　ウ＝けねん　エ＝典型的　オ＝ひご

問2 4

問3 2

問4 好奇心

問5 想像力

問6 論理

問7 4

問8 2

問9 3

問10 4

（解説）選択肢1、4は前半部分が、3は後半部分が不適切な内容である。

問11 4

（解説）選択肢の語の意味。
1　まさか。きっと。
2　反対に。逆に。
3　さぞ。さだめし。
4　どうかすると。ややもすれば。

281

袖すり合うも多（他）生の縁　蛇足　朝三暮四　手前味噌
隣の花は赤い　情は人のためならず　二階から目薬　糠に釘
濡れ手に粟　猫に小判　暖簾に腕押し　花に嵐
庇を貸して母屋をとられる　百聞は一見にしかず
覆水盆に返らず　仏の顔も三度　餅は餅屋
柳の下に（いつも）どじょうはおらぬ　羊頭をかかげて狗肉を売る
類は友を呼ぶ　渡る世間に鬼はない

●文学史

文学史は、ごく基本的なレベルのものを押さえておきましょう。

●その他の言葉の知識

慣用句（足元を見る・気が置けない・目に余るなど）、対義語（急性⇔慢性・主観⇔客観・絶対⇔相対など）、外来語（アイデンティティ・カテゴリー・リテラシーなど）は、「国語便覧」などを利用して意味を理解しておきましょう。

① 三大和歌集の特徴

作品	歌風	修辞	代表歌人
万葉集	雄大　素朴　ますらおぶり	枕詞　序詞	柿本人麻呂　大伴家持
古今和歌集	理知的　優美　たおやめぶり	掛詞　縁語	小野小町　紀貫之
新古今和歌集	幽玄　有心　物語的	本歌取り	西行　藤原定家

② 著名な古典文学作品名・（）内は作者名

土佐日記（紀貫之）　伊勢物語　枕草子（清少納言）
源氏物語（紫式部）　大鏡　今昔物語集　方丈記（鴨長明）
平家物語　太平記　増鏡
徒然草（兼好法師）
風姿花伝（世阿弥）
好色一代男・世間胸算用（井原西鶴）

奥の細道（松尾芭蕉）　曽根崎心中・国性爺合戦（近松門左衛門）
雨月物語（上田秋成）　南総里見八犬伝（曲亭馬琴）

③ 著名な近現代の詩歌人、小説家名、文芸評論家名・『』内は作品名

〈詩〉
島崎藤村『若菜集』　上田敏『海潮音』（訳詩）
北原白秋『邪宗門』　高村光太郎『道程』
宮沢賢治『春と修羅』　萩原朔太郎『月に吠える』
三好達治『測量船』　中原中也『山羊の歌』

〈短歌〉
与謝野晶子『みだれ髪』　石川啄木『一握の砂』
斎藤茂吉『赤光』　若山牧水『別離』
塚本邦雄『水葬物語』　寺山修司『空には本』　俵万智『サラダ記念日』

〈俳句〉
高浜虚子『五百句』

〈小説〉
森鷗外『舞姫』『青年』『雁』『阿部一族』『高瀬舟』
樋口一葉『にごりえ』『たけくらべ』
夏目漱石『吾輩は猫である』『坊っちゃん』『三四郎』『こころ』『明暗』
田山花袋『蒲団』　島崎藤村『破戒』『夜明け前』
谷崎潤一郎『刺青』『痴人の愛』『細雪』
芥川龍之介『羅生門』『鼻』『侏儒の言葉』
川端康成『伊豆の踊子』『雪国』　太宰治『斜陽』『人間失格』
葉山嘉樹『セメント樽の中の手紙』　志賀直哉『暗夜行路』
三島由紀夫『金閣寺』　井伏鱒二『山椒魚』『黒い雨』
大江健三郎『飼育』　安部公房『砂の女』
村上春樹『ノルウェイの森』　宮本輝『泥の河』

〈評論〉
正岡子規『歌よみに与ふる書』　小林秀雄『無常といふ事』
山崎正和『劇的なる精神』

国語

Point

●四字熟語

四字熟語の書き取りや意味を問う問題は、たいへん出題頻度が高いので、必ず学習しておく必要があります。出題形式も様々ですが、特に日常生活で使われるような四字熟語は習得しておきましょう。

① 意味や書き取りで、多く出題されている四字熟語

悪戦苦闘　阿鼻叫喚　暗中模索　異口同音　一網打尽
一喜一憂　一騎当千　一触即発　一朝一変　有為転変
右往左往　有象無象　一挙両得　因果応報　以心伝心
我田引水　海千山千　雲散霧消　温故知新　花鳥風月
疑心暗鬼　勧善懲悪　閑話休題　危機一髪　起死回生
厚顔無恥　奇想天外　行住坐臥　驚天動地　金科玉条
才気煥発　荒唐無稽　呉越同舟　古色蒼然　空前絶後
取捨選択　才色兼備　三寒四温　自画自賛　言語道断
青天白日　首尾一貫　枝葉末節　心機一転　五里霧中
朝令暮改　絶体絶命　千載一遇　神出鬼没　質実剛健
馬耳東風　沈思黙考　大器晩成　森羅万象　七転八倒
付和雷同　天衣無縫　大言壮語　単刀直入　起承転結
唯我独尊　波瀾万丈　難攻不落　日進月歩　白砂青松
　　　　美辞麗句　百花繚乱　風光明媚
　　　　茫然自失　百鬼夜行　平身低頭
　　　　未来永劫　無我夢中　無味乾燥
　　　　優柔不断　用意周到　羊頭狗肉　粒々辛苦　臨機応変

② 読みを確認しておきたい四字熟語

一期一会（いちごいちえ）　因循姑息（いんじゅんこそく）　隔靴掻痒（かっかそうよう）　画竜点睛（がりょうてんせい）　興味津々（きょうみしんしん）　群雄割拠（ぐんゆうかっきょ）

③ 空欄補充で、同じ漢字を入れる形式の出題

鶏鳴狗盗（けいめいくとう）　権謀術数（けんぼうじゅつすう）　虎視眈々（こしたんたん）　斎戒沐浴（さいかいもくよく）　周章狼狽（しゅうしょうろうばい）　主客転倒（しゅかくてんとう）
順風満帆（じゅんぷうまんぱん）　千客万来（せんきゃくばんらい）　泰然自若（たいぜんじじゃく）　八面六臂（はちめんろっぴ）　傍若無人（ぼうじゃくぶじん）　有職故実（ゆうそくこじつ）

一進一退　空理空論　再三再四　自縄自縛　自業自得　自暴自棄
四苦八苦　適材適所　徹頭徹尾　半死半生　半信半疑　不即不離

④ 二つの空欄に、反対の意味をもつ漢字をそれぞれ入れて完成させる形式の出題

外柔内剛　夏炉冬扇　玉石混淆　自問自答　弱肉強食　針小棒大
晴耕雨読　先憂後楽　東奔西走　内憂外患　有名無実　理非曲直

●ことわざと故事成語

ことわざや故事成語の意味を問う問題や空欄補充も、多く出題されます。以下の言葉の意味を知っておきましょう。

あばたもえくぼ　蛇蜂（あぶはち）とらず　医者の不養生　一寸先は闇
魚心あれば水心　氏より育ち　溺れる者は藁をもつかむ
蛙の子は蛙　臥薪嘗胆（がしんしょうたん）　果報は寝て待て
枯木も山のにぎわい　漁夫の利　腐っても鯛
郷に入（い）って（は）郷に従え　弘法にも筆の誤り　紺屋の白袴（こうやのしろばかま）
虎穴に入らずんば虎子を得ず　五十歩百歩
猿も木から落ちる　四面楚歌　知らぬが仏　釈迦に説法
上手の手から水がもれる　知らぬが仏　水魚の交わり
栴檀（せんだん）は双葉より芳し　船頭多くして船山にのぼる

全国看護学校 進学コース 入学試験問題・解答集

2025年4月25日　第1版第1刷発行　　　　　　　　　　　　　　　定価（本体3,600円＋税）

編　集　メヂカルフレンド社編集部©

発行者　亀井　淳

発行所　株式会社メヂカルフレンド社

東京都千代田区九段北3丁目2番4号

〒102-0073　麹町郵便局私書箱第48号

電話(03)3264-6611　振替00100-0-114708

https://www.medical-friend.jp

Printed in Japan　落丁・乱丁本はお取り替えいたします。　　　印刷／㈱太平印刷社　製本／㈲井上製本所

ISBN978-4-8392-1752-5　C3047　　　　　　　　　　　　　　DTP／㈲マーリンクレイン　301000-121

- ●本書に掲載する著作物の著作権の一切〔複製権・上映権・翻訳権・譲渡権・公衆送信権（送信可能化権を含む）など〕は，すべて株式会社メヂカルフレンド社に帰属します。
- ●本書および掲載する著作物の一部あるいは全部を無断で転載したり，インターネットなどへ掲載したりすることは，株式会社メヂカルフレンド社の上記著作権を侵害することになりますので，行わないようお願いいたします。
- ●また，本書を無断で複製する行為（コピー，スキャン，デジタルデータ化など）および公衆送信する行為（ホームページの掲載やSNSへの投稿など）も，著作権を侵害する行為となります。
- ●学校教育上においても，著作権者である弊社の許可なく著作権法第35条（学校その他の教育機関における複製等）で必要と認められる範囲を超えた複製や公衆送信は，著作権法に違反することになりますので，行わないようお願いいたします。
- ●複写される場合はそのつど事前に弊社（編集部直通TEL03-3264-6615）の許諾を得てください。